脑血管病
介入技术与并发症防治

路 华 主 编

东南大学出版社
SOUTHEAST UNIVERSITY PRESS
·南京·

图书在版编目（CIP）数据

脑血管病介入技术与并发症防治 / 路华主编 . —南
京：东南大学出版社，2023.5

ISBN 978-7-5766-0736-9

Ⅰ . ①脑… Ⅱ . ①路… Ⅲ . ①脑血管疾病 – 介入性治
疗 – 并发症 – 防治 Ⅳ . ① R743.05

中国国家版本馆 CIP 数据核字（2023）第 074933 号

责任编辑：张　慧　责任校对：张万莹　封面设计：企图书装　责任印制：周荣虎

脑血管病介入技术与并发症防治

Naoxueguanbing Jieru Jishu Yu Bingfazheng Fangzhi

主　　编	路　华
出版发行	东南大学出版社
社　　址	南京市四牌楼 2 号
经　　销	全国各地新华书店
印　　刷	南京迅驰彩色印刷有限公司
开　　本	787 mm × 1092 mm　1/16
印　　张	16.25
字　　数	311 千字
版　　次	2023 年 5 月第 1 版
印　　次	2023 年 5 月第 1 次印刷
书　　号	ISBN 978-7-5766-0736-9
定　　价	110.00 元

东大版图书若有印装质量问题，请直接与营销部联系。电话：025-83791830

编 者 名 单

主　编 路　华
副 主 编 顾宇翔　李　强　李　征
编委名单（按姓氏拼音为序）

常晗晓　江苏省人民医院

陈　锷　厦门大学附属中山医院

方　淳　同济大学附属同济医院

高　歌　安徽省立医院

顾宇翔　复旦大学附属华山医院

何旭英　南方医科大学珠江医院

李　强　海军军区大学第一附属医院

李　侠　空军军医大学西京医院

李　征　江苏省人民医院

林　超　江苏省人民医院

路　华　江苏省人民医院

马晨城　江苏省人民医院

毛　磊　江苏省人民医院

毛更生　中国人民解放军总医院第三医学中心

毛国华　南昌大学第二附属医院

潘剑威　浙江大学医学院附属第一医院

沈榆棋　江苏省人民医院

舒　航　广东省人民医院

孙　丹　安徽理工大学第一附属医院

万杰清　上海交通大学医学院附属仁济医院

徐修鹏　江苏省人民医院

杨　华　贵州医科大学附属医院

张广见　江苏省人民医院

前　言

脑血管病已经成为我国城乡居民致死、致残的最重要原因，严重威胁着人民健康。神经介入是治疗脑血管相关疾病的最重要手段之一，伴随着科学技术的发展，神经介入技术的发展也日新月异。对于许多初学者和经验不丰富的医生来说，要安全、有效地开展这一技术，除了参加专项培训外，还需要借助一本面向临床、内容详实的书籍来缩短学习曲线。鉴于此，我们参考了近年的国内外文献，邀请众多国内知名专家结合各自的临床经验共同编写了《脑血管病介入技术与并发症防治》，希望为这一领域的医生提供更加全面的理论知识、操作技巧和临床经验。

本书是一本重视基础技术的脑血管病介入治疗参考书，从临床工作的角度详细叙述操作中的每一环节，并引用真实的案例，宛若师长手把手地现场指导医师从事神经介入工作。本书立足于基础，注重细节，图文并茂，对于神经介入工作者尤其是初学者一定大有裨益，有助于其更快、更安全地掌握神经介入技术，为脑血管患者的健康保驾护航。

本书第一章主要介绍从事神经介入工作所必备的脑血管解剖知识，包括动脉系统及静脉系统解剖。第二章主要归纳神经介入治疗中的相关技术。该章节按照疾病种类进行分类，分别阐述每种疾病治疗过程中所涉及的技术，包括治疗过程中材料的选择、材料特性、材料的应用、应用的策略等等。我们博采众长，在吸纳该领域先进经验的基础上总结个人的实用技巧，将临床操作的细节更加真实地展现在读者面前。第三章重点介绍神经介入工作中常见的疾病，对疾病的病因、临床表现、诊断、影像学检查等分别进行介绍。该章节的特色是对于疾病的术前准备、术中操作、术后护理做了详细介绍，更像各疾病的标准操作程序（standard operation procedure, SOP）。第四章重点介绍神经介入工作中所遇到的并发症及相关防治策略。该章节图文并茂，用图片将各种并发症更加直观地展现出来，力求给读者留下深刻印象。

本书适用于神经外科、神经内科以及介入科从事神经介入治疗的医师以及对神经介入治疗感兴趣的相关专业临床医师。

本书总体成稿于新冠肺炎疫情肆虐的2020年，由于疫情反反复复，其间不断小修，最终成书。最后想说的是，虽然我们仔细推敲，力求准确，但由于编者的临床经验和写作水平有限，而神经介入技术仍在快速发展，书中涉及的内容难免存在不足和纰漏，希望读者在阅读时给予批评指正。

路华
2023 年 5 月 1 日

目　录

第四章　并发症

附录

第一章　脑血管解剖

第一节　动　脉

一、脑动脉两大体系

颈内动脉系

颈内动脉系供血：以小脑幕为界的幕上部分；以顶枕沟为界，脑的前 3/5（大脑的前部和部分间脑）。

椎—基底动脉系

椎—基底动脉系供血：以小脑幕为界的幕下部分；以顶枕沟为界，脑的后 2/5（大脑后部和部分间脑、脑干、小脑）。

颈内动脉系、椎—基底动脉系以及连接他们的大脑动脉环（Willis 环）均位于脑的腹侧面，然后绕行到脑的背侧面，沿途发出分支。动脉未入脑实质之前为脑实质外动脉，入脑实质后成为脑实质内动脉。脑实质外动脉的分支可以分为两类，即中央支（或旁中央支）和皮质支（或回旋支）。中央支和皮质支之间彼此几乎不相衔接，各成体系（图 1-1-1，图 1-1-2）。

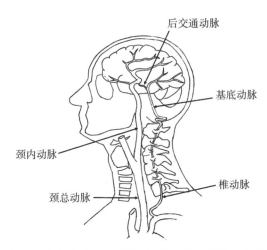

图 1-1-1　前循环（颈动脉）和后循环（椎-基底动脉）供血范围示意图

中央支发自 Willis 环和大脑前、中、后动脉邻近 Willis 环的动脉主干上。它们几乎垂直穿入脑实质，供应间脑、基底核和内囊等，又称穿动脉、纹状体动脉、豆纹动脉。

皮质支进入软膜后先吻合成网，然后从吻合网上发出细小的分支，以垂直方向进入皮质。各皮质支之间广泛吻合，侧支循环容易建立。

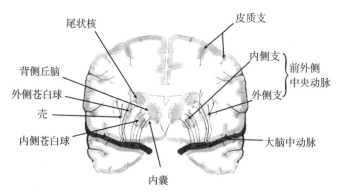

图 1-1-2　大脑中动脉穿支（冠状面）

二、主动脉弓

颈内动脉系和椎—基底动脉系均由主动脉弓发出，主动脉弓位于上纵隔，平胸骨角平面（或第 4 胸椎）以上水平，并于右侧第 2 胸肋关节水平从右前方走行至左后方。根据主动脉弓及不同分支之间的起源及位置关系的不同，解剖学上通常将其分为两型：标准型和变异型。其中，标准型即自主动脉弓凸面从右向左依次发出 3 支血管分支：右侧头臂动脉（BT）、左侧颈总动脉（LCCA）、左侧锁骨下动脉（LSA），见图 1-1-3。头臂动脉向右上斜行至右胸锁关节后方分为右颈总动脉和右锁骨下动脉。其他类型则均为变异型。

主动脉弓常见变异型分型：

（1）牛型主动脉弓（bovine aortic arch）：无名动脉与左颈总动脉共干，或左颈总动脉由无名动脉发出，见图 1-1-4。

（2）迷走右侧锁骨下动脉：左椎动脉在左锁骨下动脉之前发出，右锁骨下动脉为主动脉弓的最后分支；此变异型主动脉弓常常与唐氏综合征有关（图 1-1-5）。

（3）左侧椎动脉起自主动脉弓：左椎动脉作为第三分支由主动脉弓发出，或左椎动脉作为最后的分支直接由主动脉弓发出（图 1-1-6）。

主动脉弓分型：基于无名动脉起点与主动脉弓顶点的距离进行分型。

（1）Ⅰ型弓：无名动脉起点位于主动脉弓弯曲上缘水平线以上（图 1-1-7）。

（2）Ⅱ型弓：无名动脉起点位于主动脉弓弯曲上、下缘水平线之间（图1-1-8）。

（3）Ⅲ型弓：无名动脉起点位于主动脉弓弯曲下缘水平线以下（图1-1-9）。

主动脉弓的弓型解剖对于进行脑血管介入诊疗十分重要的，因为主动脉弓的变异可能影响导管的到位。主动脉弓的形状越陡，手术的难度越大。

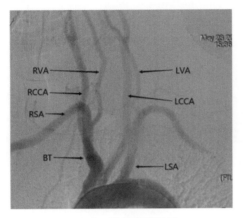

1-1-3 标准主动脉弓

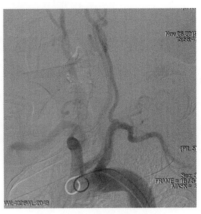

图 1-1-4 牛型主动脉弓

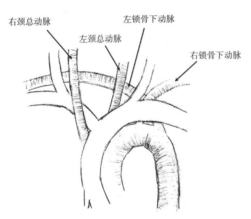

1-1-5 迷走右侧锁骨下动脉

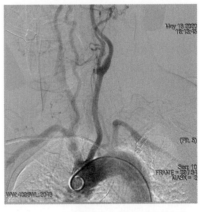

1-1-6 左侧椎动脉起自主动脉弓

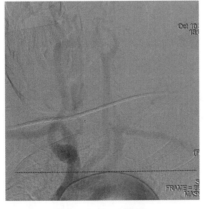

图 1-1-7 Ⅰ型弓

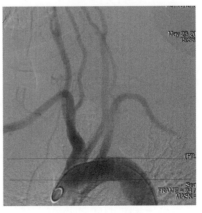

图 1-1-8 Ⅱ型弓

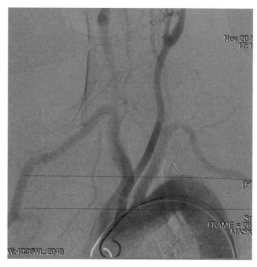

图 1-1-9 Ⅲ型弓

三、颈总动脉

颈总动脉（CCA）走行于颈动脉鞘内，一般在 C3—C4 水平（甲状韧带上缘）分叉，分出颈内动脉与颈外动脉，但有时分叉也可位于 T2—C2 之间的任何水平。CCA 一般没有分支，但在变异的情况下，甲状腺上动脉、咽升动脉及枕动脉可自 CCA 发出。

四、颈外动脉系统

颈外动脉平甲状软骨上缘从颈总动脉分出，开口于颈内动脉的内侧向前弯曲，行向后外，终于上颌骨后，共有 9 个分支（图 1-1-10 显示颈外动脉的 7 个分支）。

1. 甲状腺上动脉（superior thyroid artery） 在舌骨大角下方从颈外动脉起始部前壁发出，沿甲状软骨侧面下行供应颈前的软组织结构。主要分支有：舌骨支、喉上动脉、环甲肌支、胸锁乳突肌支、腺支。

2. 咽升动脉（ascending pharyngeal artery） 起自颈外动脉近端后方的细长动脉，与颈内动脉伴行向上，终于咽上，形成向前内的直角。主要分支有：咽支、鼓室下动脉、脑膜后动脉。

3. 舌动脉（lingual artery） 起自颈外动脉的腹侧，向前下，形成一"U"形弯，在正位及侧位造影片上均可见到。然后向上弯曲成弓形行至舌部，成为舌背动脉，发出特征性的放射状分支，血流供应舌部。主要分支有：舌骨支、舌背动脉、舌下动脉、舌深动脉。

4. 面动脉（facial artery） 位于舌动脉上方，起自颈外动脉前壁，经过下颌下腺、下颌角下，向前头侧走行，向内侧沿鼻角上行。主要分支有：腭升动脉、扁桃体动脉、腺支、须下动脉、下唇动脉、鼻外侧支及内眦动脉。

5. 枕动脉（occipital artery）　颈外动脉后部的大分支，行向后上，在行经颈上部时相对平直，在后部头皮部走行迂曲。主要分支有：胸锁乳突肌支、乳突支、耳支、肌支、降支、脑膜支、枕支。

6. 耳后动脉（posterior auricular artery）　是颈外动脉远段的后支，通常较小，在造影片上仅见在耳后蜿蜒上行的头皮支。主要分支有：茎乳突动脉、耳支、枕支。

7. 颞浅动脉（superficial temporal artery）　颈外动脉的两终支之一（另一为颌内动脉），续于颈外动脉并上行。颞浅动脉起自下颌骨颈后部的腮腺内，蜿蜒行向头侧，具有典型的头皮血管走行特征。主要分支有：腮腺支、面横动脉、耳前支、额眶动脉、颞中动脉、顶支、额支。

8. 上颌动脉（maxillary artery）　为颈外动脉的另一终末支，在下颌颈处由颈外动脉呈直角分出，从解剖角度可分出三段：下颌近段、翼中段、翼腭远段。主要分支有：耳深动脉、鼓室前动脉、下牙槽动脉、脑膜中动脉、脑膜副动脉。

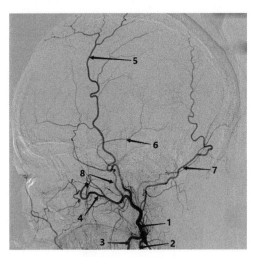

1—颈外动脉；2—舌动脉；3—面动脉；4—上颌动脉；5—颞浅动脉；6—耳后动脉；7—枕动脉；8—脑膜中动脉
图 1-1-10　颈外动脉

9. 脑膜中动脉（MMA）　颌内动脉的第一支经破裂孔进入颅内的实质性上升支，成特殊的直弯，矢状面上向前，冠状面上向外（图 1-1-11）。

表 1-1　颅内硬脑膜的血供

经脑膜结构／区域	供血动脉	一般源自
颅前窝	筛支、脑膜返动脉、镰前动脉	眼动脉
	蝶支、额顶支	脑膜中动脉

续表

经脑膜结构/区域	供血动脉	一般源自
颅中窝	下外侧干	颈内动脉海绵窦段
	脑膜副动脉、颞枕支	脑膜中动脉
	脑膜返动脉	眼动脉
	颈动脉支	咽升动脉
颅后窝	岩支	脑膜中动脉
	乳突支	枕动脉
	颈支、舌下支	咽升动脉
	脑膜后动脉、脑膜前动脉	椎动脉
小脑幕	幕缘动脉、基底动脉	颈内动脉海绵窦段
	岩鳞支	脑膜中动脉
	乳突支	枕动脉
大脑镰	镰前动脉	眼动脉
	额顶支	脑膜中动脉

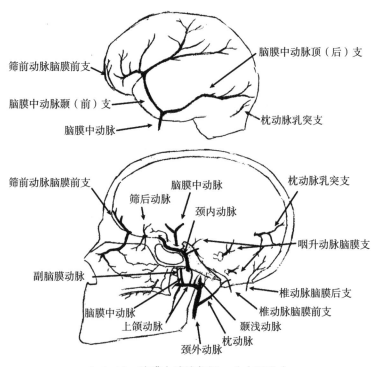

1-1-11　脑膜中动脉起源、分支及吻合

五、颈内动脉系统

颈内动脉（ICA）平甲状软骨上缘自颈总动脉发出，先在颈外动脉的后外侧，然后转向后内侧上升至颅底，经颈动脉管入颅腔。按 Bouthillier 等提出的分段标准可分为 7 段（图 1-1-12 至图 1-1-14）。

1. C1 颈段　起于颈总动脉分叉水平，终止于颈动脉管颅外口，又称颅外段。是颈内动脉各段中最长的一段，从颈总动脉分为颈内动脉和颈外动脉处起，至颅底止。它先居于颈外动脉的后外侧，再逐渐转向颈外动脉的后内侧，沿咽侧壁走行抵达颅底。

2. C2 岩段　位于颈动脉管内，起于颈动脉管颅外口，终止于破裂孔后缘，分为垂直部、弯曲部和水平部三部。

3. C3 破裂孔段　起于颈动脉管末端，动脉越过孔部，但不穿过这个孔，在破裂孔的垂直管内上升，向着海绵后窦，止于岩舌韧带上缘。

4. C4 海绵窦段　始于岩舌韧带上缘，止于近侧硬膜环，分为垂直部、后膝部、水平部、前膝部和前升部五部。

此段主要分支有：

（1）脑膜垂体动脉干（meningohypophyseal trunk）：自海绵窦口处发出，立即分为 3 支：一是幕底支（tentorial basal branch），向后行于小脑幕两层之间，分布于第 Ⅲ、Ⅳ 对脑神经及小脑幕；二是背侧脑膜支（斜坡支）（dorsal meningeal branch）：向上至硬脑膜，并分布于斜坡、鞍背及展神经；三是垂体下动脉（inferior hypophysial artery），主要分布于神经垂体及鞍底。鞍底脑膜发生肿瘤时，可见脑膜垂体动脉及其分支增大。

（2）海绵窦下动脉（inferior cavernous artery）：由海绵窦中部向下发出，分布至海绵窦壁和第 Ⅲ、Ⅳ、Ⅵ 脑神经及三叉神经半月节，并与脑膜中动脉分支在棘孔处吻合。

（3）下被膜动脉（inferior capsular artery）：从海绵窦段前部下方发出 1~2 支，横过鞍底部，分布于硬脑膜。在垂体前方与垂体下动脉分支及对侧同名动脉吻合。

5. C5 床突段　起于近侧硬膜环，止于远侧硬膜环。

6. C6 眼段　起于远侧硬膜环，止于后交通动脉起点的近侧。

（1）眼动脉（ophthalmic artery）：为颈内动脉的第一个较大的分支，起始于颈内动脉海绵窦段穿过硬脑膜移行于膝段处，发出后向前行，与视神经一起经视神经孔入眶。分支：眶上动脉、滑车上动脉（supratrochear artery）等，其中最重要的一支为视网膜中央动脉。眼动脉和颈外动脉（特别是脑膜中动脉）间有丰富的吻合。

（2）垂体上动脉（superior hypophysial artery）：多数起于眼动脉周围，垂体上动脉有两种样式：一种样式是一粗大单干发出分支；另一种样式是，颈内动脉发出 2~3 支垂体上动脉之后，血管行向垂体柄之起点，并与对侧同名动脉和后交通动脉吻合，形成一个环漏斗的血管吻合，垂体上动脉和环漏斗血管丛的血流供应垂体柄和腺垂体。

7. C7 交通段 起于紧靠后交通动脉起点的近侧，止于颈内动脉分叉处。

（1）后交通动脉（posterior communicating artery）：起自颈内动脉末端，从颈内动脉后壁发出后水平位向后行走，与基底动脉的终支——大脑后动脉相连接，发出 2~8 条细小的中央支，可以分为两组：前组供应丘脑下部、丘脑腹侧部、视束前 1/3 及内囊后肢；后组主要供应丘脑底核。

（2）脉络丛前动脉（anterior choroidal artery）：多数在后交通动脉起始处外方 1.5~4.5 mm 处，直接由颈内动脉发出。脉络丛前动脉按其行程可以分为池部和脑室部。主要供血区为：脉络丛、视束的大部分、外侧膝状体的外侧部、内囊后肢、大脑脚底前 1/3 以及苍白球的大部分。

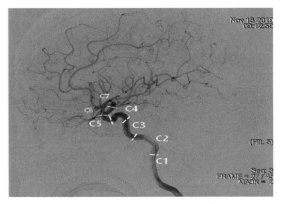

图 1-1-12　颈内动脉侧位七段法分段

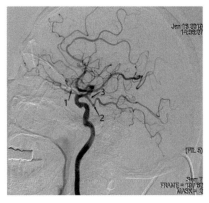

1—眼动脉；2—后交通动脉；3—脉络丛前动脉

图 1-1-13　颈内动脉侧位分支血管

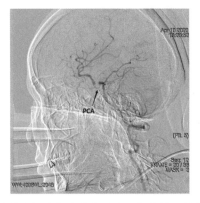

后循环经后交通动脉开放，向前循环供血

图 1-1-14　后交通动脉开放

六、颈动脉 – 椎基底动脉吻合

在胚胎发育过程中，颈动脉与后脑循环之间有短暂的吻合。在后交通动脉发育时，这些吻合通常大部消失，少数保留至成年。其中最常见的是胚胎型大脑后动脉（图 1-1-15），其他四种类型的颈动脉 – 椎基底动脉吻合是：永存三叉动脉、永存耳动脉、永存舌下动脉、寰前节间动脉。

1. 永存三叉动脉　最常见的颈动脉 – 基底动脉吻合，自海绵窦段 ICA 至基底动脉上部，常穿过鞍背，上部基底动脉近段的椎基底动脉系统可能发育不良（图 1-1-16）。

2. 永存耳动脉　最少见的颈动脉 – 基底动脉吻合。自岩段 ICA 经过内听道至基底动脉系统（图 1-1-17）。

3. 永存舌下动脉　第二常见的颈动脉 – 基底动脉吻合，自颈段 ICA 经过舌下神经管至基底动脉（图 1-1-18）。

4. 寰前节间动脉　自颈段 ICA 或 ECA 经过枕骨大孔至椎基底动脉系统（图 1-1-19）。

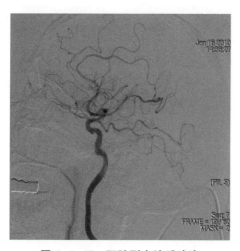 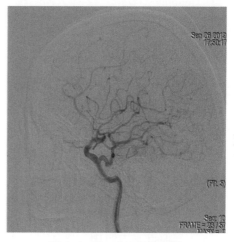

图 1-1-15　胚胎型大脑后动脉　　　　图 1-1-16　永存三叉动脉

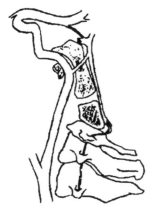 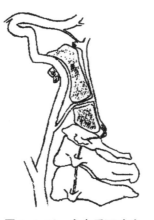 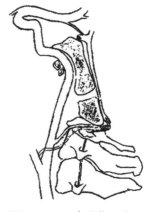

图 1-1-17　永存耳动脉　　图 1-1-18　永存舌下动脉　　图 1-1-19　寰前节间动脉

七、大脑前动脉

大脑前动脉（anterior cerebral artery）是颈内动脉的终支之一。在视交叉外侧正对嗅三角处，呈直角或近似直角由颈内动脉发出，在脑底部水平向中线走行，在近中线处两侧，大脑前动脉平行折入大脑纵裂，沿胼胝体沟由前向后至压部，与大脑后动脉末梢支吻合，构成颈内动脉系与椎—基底动脉系的另一吻合途径。大脑前动脉按照走行可以分为五段：水平段、上行段、膝段、胼周段和终段（图1-1-20）。

1. 水平段（A1） 自大脑前动脉从颈内动脉分出处起，至前交通动脉处止。近水平位由后外行向前内，横越视神经，借助前交通动脉与对侧同名动脉相连。

2. 上行段（A2） 自前交通动脉起至胼胝体膝部的下方止。

（1）眶额动脉（orbitofrontal artery）：约在大脑前动脉上行段的起始部，距前交通动脉4~10 mm处，供应直回、嗅叶及眶回内侧部分，在眶回外侧部与大脑中动脉的眶额动脉吻合。

（2）Heubner返动脉：又称为内侧纹状动脉、内侧前穿动脉。从大脑前动脉远侧段起始端发出的中央支，左、右各一条。

3. 膝段（A3） 为动脉呈"C"形绕胼胝体膝部走行的一段。

额极动脉（frontopolar artery）：约在胼胝体膝部附近从大脑前动脉膝段发出，沿额底沟向前至额极，血流供应额叶前部和额极内外侧面。

4. 胼周段（A4） 为膝段的延续。此段位于大脑镰下方、胼胝体上方，行于胼胝体沟内（即胼周动脉），其走行方向由前向后，发出的分支称为胼缘动脉。

5. 终段（A5） 胼周段走行至胼胝体压部，移行为楔前动脉。

（1）胼胝体动脉（callosal artery）：亦称后胼周动脉（posterior pericallosal artery）。位于胼胝体压部前方，由胼周动脉后端发出，沿胼胝体沟向后行，深入沟内，与大脑后动脉的胼胝体支吻合。

（2）前交通动脉（anterior communicating artery）：左、右大脑前动脉中间以横支相连的一段，位于脑底视交叉处，多位于视交叉上，偶可见位于视交叉前和侧方（图1-1-21）。

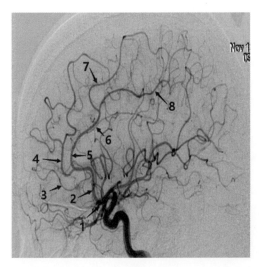

1—水平段（A1）；2—上行段（A2）；3—眶额动脉；
4—额极动脉；5—膝段（A3）；6—胼周段（A4）；
7—胼缘动脉；8—终段（A5）

图 1-1-20 大脑前动脉（侧位）

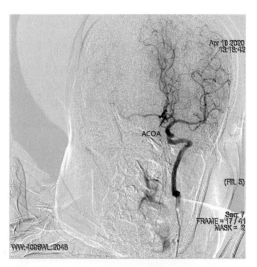

图 1-1-21 大脑前动脉前交通开放（正位）

八、大脑中动脉

大脑中动脉（middle cerebral artery）是颈内动脉的直接延续，为颈内动脉系统分支中最大的一支，由颈内动脉分出后，先近乎水平行向外方，约在前床突附近经大脑外侧窝池（cistern of Sylvius）进入大脑外侧裂（Sylvius fissure），途经前穿质至大脑外侧窝池时发出许多细小的中央支进入前穿质，主干在岛盖的深方，动脉走行与大脑外侧裂方向一致，又前下斜向后上，在行程中陆续发出许多皮质支，绕过大脑外侧裂的岛盖缘，向上或向下分布在大脑半球外侧面上（图1-1-22）。

1. 水平段（M1） 颈内动脉分出大脑前动脉后的自然延续。位于脑底面，水平向外至大脑外侧窝池，续为回转段。

2. 回转段（M2） 位于大脑外侧窝池外方，回绕岛叶前端进入大脑外侧裂。

3. 侧裂段（M3） 隐藏于大脑外侧裂内，由前下走向后上，沿途发出各皮质支均先在外侧裂深面走行一段然后再折返到大脑半球的背外侧面。一般分为单干、双干和三干三型。我国以双干型最为多见。

4. 分叉段（M4） 主干从大脑外侧裂上端，相当于顶、枕、颞叶交界处从深面浅出，到分叉为角回动脉及颞后动脉的一段。

5. 终段（M5） 一般指大脑中动脉终支角回动脉。

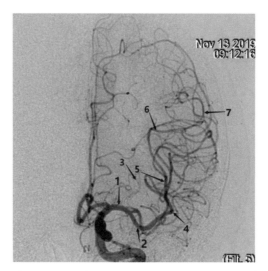

1—M1 分叉前段；2—M1 分叉后段；3—豆纹动脉；4—大脑中动脉膝部；
5—回转段（M2）；6—侧裂段（M3）；7—分叉段（M4）

图 1-1-22　大脑中动脉

正常变异——动脉圆锥是圆锥形、三角形或漏斗形的动脉起始点处的扩张，最常见于后交通动脉由颈内动脉的起始处。动脉圆锥的造影诊断标准为圆形或圆锥形，最大直径 ≤ 3 mm，顶端有血管发出。

九、椎动脉

椎动脉（vertebral artery）是锁骨下动脉的第 1 分支，椎动脉沿前斜角肌内缘后上行，继而通过上 6 个颈椎横突孔形成的骨管隧道，从寰椎横突孔走出，弯向后内，越过寰椎后弓，越过寰枕后膜及硬膜入颅，在蛛网膜下隙中沿延髓侧面斜向上内，于脑桥下缘，左右侧椎动脉汇合成基底动脉。椎动脉为椎—基底动脉的主干动脉，左右各一。椎动脉及其分支与基底动脉及其分支构成椎—基底动脉系，或称后循环。椎动脉全程可以分为四段（图 1-1-23，图 1-1-24）。

1. V1（骨外段）　起自锁骨下动脉上方，向上进入 C6 横突孔。

2. V2（椎间孔段）　通过 C6 至 C3 横突孔，经 C2，出枢椎，通过 C1 横突孔。

（1）脊髓支：又名根髓支。起自 C1 至 C5 处的椎动脉，数目和始发侧各有不同。血流供应脊髓、椎体及骨膜。

（2）肌支：血流供应颈部肌肉。

（3）颈膨大动脉：通常在 C4 至 C6 水平起自左侧椎动脉，与脊髓前动脉相吻合，血流供应脊髓腹侧。也可起自甲状颈干。

（4）脑膜前动脉：起自 V2 远段，血流供应枕大孔区硬膜，直至斜坡。与咽升动脉的齿状弓及硬膜支吻合，与颈内动脉的脑膜垂体干相吻合。

（5）脑膜后动脉：枕大孔附近发出，血流供应枕内侧及小脑镰硬膜。

3. V3（脊椎外段）　起自出 C1 处并止于穿硬脑膜处。

4. V4（硬膜内段）　过枕骨大孔，在脑桥及延髓交界处合成基底动脉。

（1）小脑后下动脉（PICA）：是最大、最复杂的小脑动脉，其起点距椎基底动脉汇合处约 16~17 mm，PICA 的供血区有延髓下部、第四脑室下部、小脑扁桃体、蚓部、小脑半球下外侧。PICA 多从 V4 段发出，起始于硬膜外时，大多是由 V3 段发出。脉络点是 PICA 重要的解剖位点。在脉络点之前，PICA 发出至脑干的分支；而脉络点之后，PICA 就再无至脑干的分支。在脉络点或其以远闭塞 PICA 一般不会引起明显的缺血性损害。其主要分支有：

① 脉络丛动脉：去往第四脑室脉络丛的分支，起源于扁桃体上段及后段。

② 脑膜支（medullary branch）：脑膜后动脉和小脑幕动脉可起自 PICA。

③ 下蚓支（inferior vermian branch）：血流供应小结、蚓椎体、蚓垂。

④ 半球支（hemispherical branch）：可分 3 支，血流供应半球下面中后部，并与小脑上动脉吻合。

（2）脑膜前支（anterior meningeal branch）：平枕骨大孔发出，血流供应孔前面的硬脑膜。

（3）脑膜后支（posterior meningeal branch）：血流供应大脑镰、小脑镰、小脑幕及邻近硬脑膜。

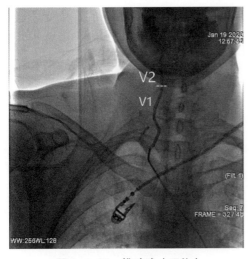

图 1-1-23　椎动脉（正位）

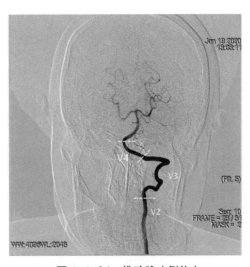

图 1-1-24　椎动脉（侧位）

（4）脊髓后动脉（posterior spinal artery）：有时从小脑后动脉发出，分布于延髓下部背侧（薄束、楔束、薄束核、楔束核、小脑下脚）。

（5）脊髓前动脉（anterior spinal artery）：从两侧椎动脉合并前的内侧面发出，平橄榄与对侧吻合，形成脊髓前正中动脉下行，分布于延髓下部及脊髓前后角和中央灰质。

（6）延髓动脉（medullar artery）：从脑桥下缘椎动脉干发出，分布于延髓上部的锥体、舌下神经核、下橄榄核。

十、基底动脉

基底动脉（basilar artery）由左右两条椎动脉在脑桥下缘汇合而成，起自桥延结合部，行于脑桥前方，止于中脑脑桥结合部（图 1-1-25，图 1-1-26）。

小脑下前动脉（AICA）起自基底动脉，行向后下外方，经脑桥至脑桥小脑脚，终于并发出分支至小脑半球前外侧面。

小脑上动脉（SCA）是最恒定的小脑动脉，起自基底动脉，在基底动脉分叉前发出，绕脑干行向后外。SCA 分成头侧干和尾侧干：头侧干继续绕行脑干，发出直接穿支和环形穿支，发出分支供应下丘、蚓部上表面、小脑半球的内侧旁区；尾侧干供应小脑半球的上外侧表面、小脑上脚、齿状核、桥臂。

基底动脉自其起始至 SCA 处，平均发出 17 支穿支血管。基底动脉穿支供应后穿支以及脑干结构如皮质脊髓束、皮质核束、桥核、丘系、传导束和中脑脑桥的运动核。

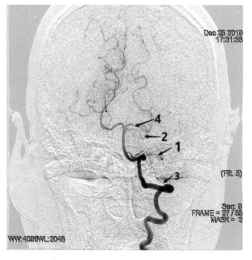

1—小脑下前动脉（AICA）；2—小脑上动脉（SCA）；
3—小脑后下动脉（PICA）；4—大脑后动脉（PCA）

图 1-1-25　基底动脉（正位）

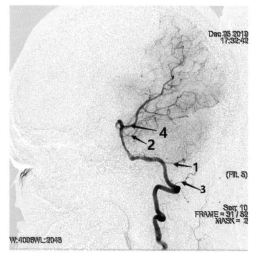

1—小脑下前动脉（AICA）；2—小脑上动脉（SCA）；
3—小脑后下动脉（PICA）；4—大脑后动脉（PCA）

图 1-1-26　基底动脉（侧位）

十一、大脑后动脉

基底动脉在鞍背水平发出双侧大脑后动脉（posterior cerebral artery）。大脑后动脉可分为4段（图1-1-27）。

1. P1交通前段 自基底动脉分叉至与后交通动脉汇合点处。

（1）短环支：绕行中脑短距离后进入脑实质，最远至膝状体。大多数短支起自P1，终于大脑脚的后外侧。

（2）长环支：可多至3支，绕过中脑供应膝状体、上丘。

（3）丘脑旁正中动脉（Percheron动脉）网：明显的穿支，供应同侧或对侧的丘脑，或者中脑。

2. P2交通后段 自后交通动脉至中脑后部。

（1）四叠体动脉（quadrigeminal artery）：从交通前段或后段近端发出，与小脑上动脉伴行绕过大脑脚，沿途分支供应大脑脚、四叠体、松果体。

（2）脉络膜后内侧动脉（posterior medial choroidal artery）：于大脑后动脉交通后段发出，于上丘平面入大脑横裂，参与第三脑室脉络丛。分支营养大脑脚、上丘、松果体、膝状体、丘脑后上部及丘脑枕。

（3）脉络膜后外侧动脉（posterior lateral choroidal artery）：从交通后段发出，在海马沟回处入海马沟，参与侧脑室脉络丛，发支至穹隆、海马连合、尾状核、丘脑背外侧核、丘脑枕及外侧膝状体。

（4）丘脑膝状体动脉（thalamogeniculate artery）：从交通后段发出，供应内、外侧膝状体、丘脑枕和大部外侧核团及内囊后肢。

3. P3四叠体段 中脑后部至距状裂。

（1）顶枕动脉（parietooccipital artery）：为大脑后动脉的另一终支，于距状裂与顶枕裂汇合处分出，后上行，分布于楔叶、楔前叶及半球背外侧面。

（2）脉络膜后外侧动脉。

（3）压部动脉（又名胼周后动脉）：起自P2、P3或脉络膜后外侧动脉。压部动脉相对恒定，沿胼胝体压部上行，与胼周动脉吻合。

4. PCA的终末支 距状裂前端之后的部分。

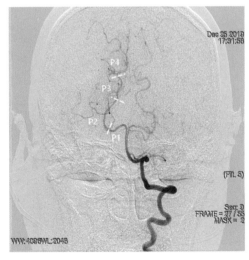

图1-1-27 大脑后动脉分段

距状沟动脉（calcarine artery）：为大脑后动脉终支之一。于距状裂与顶枕沟汇合处分出距状沟动脉，分布于楔叶、舌回、枕叶外面月状沟和枕叶外侧沟以后的部分。

十二、大脑动脉环（Willis 环）

Willis 环是一个九边形结构，由下列结构组成：两侧大脑前动脉的交通前段（A1）、两侧大脑后动脉的交通前段（P1）、两侧颈内动脉的末端、两侧前交通动脉、两侧后交通动脉。两侧颈内动脉在脑底通过前交通动脉相连通，并且借后交通动脉与椎基底动脉系统相通，可为颈动脉系统和椎基底动脉系统之间提供重要的侧支血流（图 1-1-28）。

Willis 前循环分为 4 种类型：标准均衡型、双前交通动脉、前交通动脉缺如、A1 发育不良及缺如。

Willis 后循环分为 5 种类型：标准均衡型、单侧胚胎大脑后动脉、双侧胚胎型大脑后动脉、单侧后交通动脉缺如及发育不良、双侧后交通动脉缺如及发育不良。

Willis 环不对称导致血流的显著不对称成为颅内动脉瘤及缺血性卒中发生的重要因素之一。

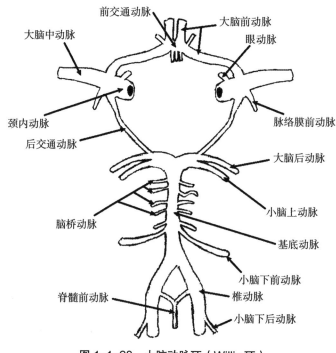

图 1-1-28　大脑动脉环（Willis 环）

第二节　脑静脉系统

　　脑静脉没有瓣膜，其内压直接受静脉内血流状态的影响，所以静脉内压和颅内压接近。脑静脉不与脑相应动脉伴行，而有自己固定的回流途径。脑静脉可分为浅、深2组，并且在脑软膜内吻合成小静脉网，向前经蝶顶窦和海绵窦，向后经窦汇和侧窦，最终由颈内静脉回流至心脏。颅颈静脉系统的最重要的特点是：① 静脉解剖具有高度变异性；② 颅颈静脉结构存在广泛连接；③ 颅内静脉系统无静脉瓣；④ 在颈部，有几个相对特定的位置存在静脉瓣。

一、颅外静脉

　　1. 头皮静脉　头皮静脉与颅骨的导静脉有广泛的吻合，尽管在造影时，正常情况下看不见这些吻合。

　　2. 面静脉　面静脉的引流范围为前部头皮及面部软组织，常与颏下静脉汇合，经下颌后静脉进入颈内静脉。其主要接受角静脉、眶上静脉、滑车上静脉的回流。

　　3. 眶静脉　包括一个重要的颅内外静脉系统的吻合静脉。发生颈内动脉海绵窦瘘时，将明显增粗。

　　4. 颞浅静脉　颞浅静脉为头颈部静脉网汇合而成，在耳前与颞内侧静脉汇合，垂直下降，穿腮腺组织与上颌静脉汇合成下颌后静脉，入颈内静脉或颈外静脉。

　　5. 枕静脉　枕静脉收集来自头皮后部及枕部的血液，并与颈深静脉及椎静脉吻合。通过顶部导静脉与上矢状窦后1/3交通，经乳突导静脉与横窦相通。枕静脉与耳后静脉共同汇入颈内静脉或颈外静脉。

　　6. 翼丛　引流颌内动脉之供血区域血液。主要分支有翼管静脉、脑膜内侧静脉、颞深静脉等。翼丛通过卵圆孔、棘孔的导静脉与海绵窦相通，为颌面部静脉网的吻合中心。

　　7. 颈内静脉　起自颈静脉窝，是乙状窦的延续。颈内静脉起始部的扩大被称为颈静脉上球。颈内静脉行于颈动脉鞘内沿颈总动脉的后外侧下行，与各侧的锁骨下静脉汇合后，形成头臂静脉。在颈内静脉与锁骨下静脉汇合处可有静脉瓣。通常右侧颈内静脉为主侧。

　　8. 颈外静脉　由下颌静脉的后支及耳后静脉汇合而成。起于下颌角下，经胸锁乳突肌回流入锁骨下静脉。在颈外静脉与锁骨下静脉汇合处可存在静脉瓣。

二、颅内静脉

1. 大脑浅静脉（superficial cerebral veins） 大脑浅静脉收集大脑皮质及髓质浅层的静脉血。主要分支有：

（1）大脑上静脉（superior cerebral vein）：收集半球上外侧面外侧裂以上区域、半球内侧面胼胝体以上区域的静脉血，大都汇入上矢状窦。分为内侧、外侧 2 组。

外侧组主要分支有额前静脉、中央沟静脉、顶静脉、枕静脉。

内侧组主要分支有额内侧静脉、中央内侧静脉、顶内侧静脉、顶枕内侧静脉、枕内侧静脉、大脑前静脉。

（2）大脑中浅静脉（Sylvian vein，superficial middle cerebral vein）：是大脑静脉中唯一与动脉伴行的静脉，收集大脑外侧裂两岸的额、顶、颞叶岛盖部及部分岛叶的血液，行向前下，绕过侧裂窝至大脑下面，汇入蝶顶窦或海绵窦。

（3）大脑下静脉（inferior cerebral vein）：位于大脑外侧裂下方的颞叶、枕叶上外侧面和额、额、枕叶下面。主要分支有额下静脉、颞下静脉、枕下静脉。

（4）上吻合静脉（Trolard vein，superior anastomotic vein）：为大脑上静脉与大脑中浅静脉之间的吻合通道，是连接上矢状窦与颅底静脉窦的通道。大脑外侧裂后支向后上走行汇入上矢状窦后 1/3 处的吻合静脉，称为上吻合静脉（Trolard 静脉），其余前部的此等吻合则称为 Trolard 吻合。

（5）下吻合静脉（Labbe vein，inferior anastomotic vein）：是大脑上静脉与大脑下静脉的吻合通道。位于枕叶上外侧连接上矢状窦与横窦的静脉称为下吻合静脉（Labbe 静脉）。下吻合静脉将大脑上静脉、大脑中浅静脉和大脑下静脉 3 者连接起来。

2. 大脑深静脉（deep cerebral vein）

（1）大脑大静脉（great cerebral vein of Galen）：是接受大脑深静脉的主干。短粗、壁薄，在胼胝体压部下方由左右大脑内静脉汇合而成，随后接受左右基底静脉，急转向上，绕过胼胝体压部，约在大脑镰与小脑幕连接处前缘以锐角汇入直窦，或与下矢状窦汇合后，延续为直窦。

（2）大脑内静脉（internal cerebral vein）：是导出大脑半球血液的主干，由透明隔静脉和丘脑纹状体静脉在室间孔后缘室管膜下汇合而成。两侧大脑内静脉沿第三脑室顶由前向后而行，两者各距中线约 2 mm，至胼胝体压部前下方合成一条大脑大静脉。它收集胼胝体、透明隔、尾状核、丘脑、侧脑室和第三脑室脉络丛的血液。

（3）基底静脉（basilar vein of Rosenthal）：由大脑前静脉和大脑中深静脉合成，并接受丘脑纹状体下静脉、侧脑室下静脉、大脑脚静脉、中脑外侧静脉等属支。于前穿质或视交叉外侧 1.5 cm 处起始（此点恰位于颈内动脉分叉的下方），行向后内，经脚间窝外侧，在环池内绕大脑脚向后上行，通过内、外侧膝状体之间，汇入大脑大静脉。基底静脉较粗，行程长，全程可分 3 段：由前穿质至大脑脚前面为第 1 段（前段），绕大脑脚至中脑外侧沟为第 2 段（中段），由中脑外侧沟至注入大脑大静脉处为第 3 段（后段）。基底静脉这 3 段间可不延续而彼此分隔，这样，前段可经蝶顶窦注入海绵窦，中段可经中脑外侧静脉注入岩上窦。基底静脉主要收集嗅区、豆纹区、丘脑、上丘脑、下丘脑视前区等部的静脉血。

3. 硬脑膜静脉窦（dural sinuses） 硬脑膜静脉窦位于两层硬脑膜之间，是将脑内的血液引流到颈内静脉的通道，管腔内没有瓣膜，覆以血管内皮细胞，并有一些不规则的小梁。

（1）上矢状窦（superior sagittal sinus）：起于额骨的盲孔，沿着颅骨内板的浅沟向后延伸，止于窦汇后分成左右横窦。大脑镰外缘附于上矢状窦的下面。从切面上看，上矢状窦呈三角形，接收大脑表面包括硬脑膜、导静脉和板障静脉的血液。有时上矢状窦的前部可以发育不良或缺如，大脑上静脉则会代偿性扩张，将血液引流到冠状缝附近的矢状窦后部。在窦汇处，上矢状窦与左右横窦、直窦、枕窦相连接。

（2）下矢状窦（inferior sagittal sinus）：沿着大脑镰后半部或后 2/3 部向后走行，其管腔逐渐增大，与大脑大静脉一起注入直窦。下矢状窦接收大脑镰、大脑内侧面和胼胝体的血液。

（3）直窦（straight sinus）：直窦形成了大脑镰与小脑幕的连接，接收下矢状窦和大脑大静脉的血液，回流到窦汇。此外，小脑上静脉、小脑下静脉以及部分人的基底静脉也通过小脑幕窦引流入直窦。直窦可有双干、开窗或网状变异。

（4）横窦（transverse sinus）：起于窦汇，在枕骨的外侧沟中向前外侧行走，止于颞骨岩部的基底。小脑幕外缘与横窦相连接。小脑半球下静脉、下吻合静脉（Labbe 静脉）、岩上窦和数条导静脉引流入横窦。两侧横窦可不等大，甚至一侧缺如。

（5）乙状窦（sigmoid sinus）：是横窦的延续，在乙状窦沟内向下内侧走行，抵达颈静脉孔后与颈内静脉相接续，接受诸多导静脉和小脑静脉的引流。乙状窦的最远端与颈静脉球相连接。

（6）岩窦（petrosal sinus）：岩上窦将海绵窦后部与横窦的最远端相连接，其接收大脑下静脉、小脑静脉及岩静脉血液。岩下窦连接海绵窦的后下部和颈静脉球，并接收颅后窝血液。

（7）海绵窦（cavernous sinus）：海绵窦位于蝶鞍两侧的两层硬脑膜之间。通过眶上裂接收眼上、眼下静脉血液，钩回静脉及侧裂浅静脉也可直接引流入海绵窦。海绵窦侧引流到翼丛。海绵窦内含有动眼神经、滑车神经、三叉神经眼支、展神经以及颈内动脉海绵窦段。

（8）蝶顶窦（sphenoparietal sinus）：蝶顶窦起于蝶骨小翼，引流入海绵窦的前部，同时与岩上窦、岩下窦相连接。

（9）枕窦（occipital sinus）：枕窦位于小脑镰附着缘的硬膜内，下端起于枕骨大孔后外缘，上行至窦汇或其他静脉窦。枕窦主要收集颅后窝内脑膜的静脉血，又称脑膜静脉。在前方，枕窦在枕骨大孔两侧可与乙状窦和岩下窦相连，在后上方，可汇入左横窦、右横窦、窦汇、直窦和上矢状窦，并可与椎管静脉丛相通。

4. 颅后窝静脉（venous drainage of posterior fossa） 颅后窝静脉根据其部位和引流方向被分为3组：上组（Galen 静脉组）、前组（岩组）和后组（幕组）。

（1）上组：主要是引流到 Galen 大脑大静脉内的静脉组，包括小脑前中央静脉、上蚓静脉、中脑外侧静脉、中脑后静脉、脑桥中脑前静脉、四叠体静脉。

（2）前组：主要接收脑桥前面，小脑上、下面，小脑延髓裂以及第四脑室隐窝的血液，引流到岩静脉。位于脑桥小脑三角池，占位病变时可移位。

（3）后组：将小脑下蚓和小脑半球内侧血液引流到直窦、窦汇和横窦。这组中最重要的是下蚓静脉，接收小脑下蚓部血液，回流到直窦或横窦近侧端。后组还包括上、下半球静脉，将小脑半球上内侧和下内侧的血液分别引流入直窦和横窦。

第二章 神经介入技术

第一节 脑血管造影术

在脑血管疾病的诊断和治疗中，经动脉插管脑血管造影是脑血管结构检查方法中的金标准。熟练掌握脑血管造影技术是成为合格的神经介入医生的前提。

1927年葡萄牙籍的神经科医师莫尼兹（A. E. Moniz）发明了脑血管造影技术；1953年瑞典放射医师S.-I. Seldinger首先使用股动脉穿刺技术并沿用至今；1972年Cornelis等发明了旋转脑血管造影机，由Voigt等应用于临床；1989年Schumacher将数字减影技术用于旋转脑血管造影机得到电影样三维效果；1996—1998年出现了三维数字减影血管造影（3D-DSA）技术，该技术现已被广泛应用于临床。

一、适应证

1. 颅内外血管性病变，如出血性或闭塞性脑血管病变。
2. 自发性脑内血肿或蛛网膜下腔出血（SAH）病因检查。
3. 头面部富血管性肿瘤，术前了解血供状况。
4. 观察颅内占位性病变的血供与邻近血管的关系以及某些肿瘤的定性。
5. 头面部及颅内血管性疾病治疗后复查。
6. 实施血管介入或手术治疗前明确血管病变和周围解剖关系。
7. 急性脑血管病需动脉溶栓或其他血管内治疗。

二、禁忌证

1. 对碘过敏。
2. 有严重出血倾向或出血性疾病。
3. 有严重心、肝或肾功能不全。
4. 脑疝晚期，脑干功能衰竭。

三、术前准备

1. 常规术前检查：包括血、尿常规，出、凝血时间，肝、肾功能，心电图及胸部 X 线片。如果已有血管超声、经颅多普勒（TCD）、CT 血管造影（CTA）等血管检查结果，可结合临床资料初步判断责任血管，以便术中着重观察。如果已有主动脉弓结构信息，可在造影前预判可能的解剖变异或路径困难，提前做好介入器材和技术准备。

2. 通常在造影手术前会要求患者禁食数小时。但是，DSA 一般在局部麻醉下进行，发生恶心、呕吐的可能性极小，吸入性肺炎更加罕见。建议对于清醒且能够配合的患者一般不必要求术前禁饮食。

3. 双侧腹股沟及会阴区备皮：如果预计手术时间较长或术后不能配合平卧位排尿，可以提前留置导尿。术前需建立静脉通道。

4. 器械准备：血管造影手术包 1 个（图 2-1-1，图 2-1-2）、压力袋 1 个、软包装生理盐水 500 mL×4 袋、2% 利多卡因 2 支、1.25 万 U 肝素 2 支、Y 阀 1 个、高压三通接头 2 个、直径 0.035 英寸（约合 0.89 mm）亲水导丝（泥鳅导丝）1 根、脑血管造影导管 1 根（5 F 或 4 F，见图 2-1-3；血管迂曲者酌情选不同形状的复合造影导管，见图 2-1-4）、导管鞘 1 个（5 F、6 F）、高压注射器及连接管、100～200 mL 造影剂、穿刺针（成人选 16 G 或 18 G，儿童选 18 G 或 20 G）。

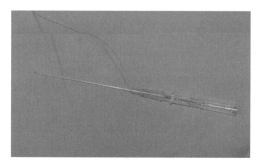

图 2-1-1　穿刺针（16 G）

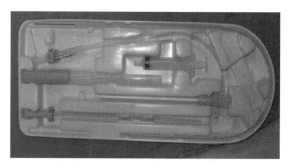

图 2-1-2　股动脉鞘管（5 F）

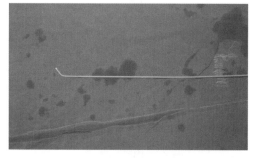

图 2-1-3　脑血管造影导管（5 F）

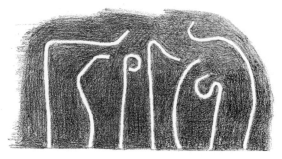

图 2-1-4　不同形状的复合造影导管

四、操作方法

1. 常规双侧腹股沟及会阴区消毒铺单，暴露两侧腹股沟部。

2. 连接动脉内持续滴注器（导管尾端接 Y 阀，Y 阀侧管连接两个三通，三通尾端接滴注），所有连接装置要求无气泡。接高压注射器并抽吸造影剂。用肝素盐水冲洗造影管。

3. 股动脉穿刺置鞘（图 2-1-5）：

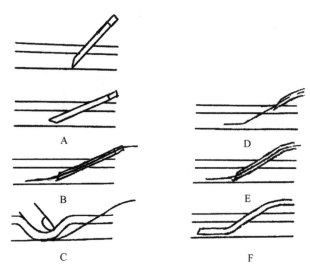

A—清空软管后将其和穿刺针套在一起，穿透动脉前壁；B—退出穿刺针，保留软管，经软管送导丝入动脉；C—拔除软管，按压穿刺处；D—经导丝输送穿刺鞘管；E—将鞘管送入动脉口；F—拔除导丝

图 2-1-5　股动脉穿刺置鞘

（1）定位。优先选择右侧股动脉，将腹股沟韧带股动脉搏动最明显处下方 1.5～2.0 cm 处作为穿刺点（术者左手五指并拢，小鱼际根部搭在患者右侧髂前上棘，中指指向耻骨联合，大拇指指尖处可粗略认为是穿刺点，再触摸确认。女性患者穿刺点一般更靠内侧）。

（2）消毒。双侧股动脉穿刺区域碘伏消毒 2 遍，范围：上界为脐平面，下界为大腿下 1/3 处，外侧界为腋中线延长线，内侧界为大腿内侧中线。首先消毒穿刺处，最后消毒会阴部。

（3）麻醉。以利多卡因在皮肤穿刺点（外口）和股动脉穿刺点（内口）两侧逐层浸润麻醉。

（4）穿刺。右手拇指和食指持血管穿刺针，针与皮面成 30°～45° 角（体型偏瘦患者穿刺角度较小，偏胖者穿刺角度较大），缓慢进针，针尖接近股动脉时可感到搏动。若为单壁穿刺，继续推送穿刺针至穿透前壁，尾端鲜红色动脉血持续搏动性涌出即穿刺成功；若使用透壁穿刺法，则穿透血管前后壁，拔去针芯，缓慢后退穿刺针套管至尾端动脉血持续涌出即穿刺成功。(如飙血不明显,可置入短导丝,于透视下观察其走行,若导丝走行于脊柱左侧即穿刺正确,若走行于右侧即进入股静脉,应拔针重穿。)

(5)置入导丝。换用左手持针,右手将"J"形导丝自尾端送入股动脉内,撤去穿刺针,左手随即压迫内口以防出血。

(6)置鞘。以肝素盐水纱布擦拭导丝,通过导丝置入动脉鞘—鞘芯组件,到位后撤去导丝和鞘芯。置入导丝和血管鞘时一定要注意有无阻力,轻微阻力可旋转器械缓慢进入,感到明显阻力时应于透视下观察导丝走行是否正确或在血管鞘侧管注射造影剂(冒烟)留图确认。

(7)冲洗。以注射器回抽动脉鞘,如回血良好可确认其在动脉内,注入肝素盐水冲洗动脉鞘。桡动脉穿刺置鞘通常选择患者右臂以便于术者操作,根据弓上大血管形态和介入诊疗需要也可选择左侧入路。通常选择桡骨茎突近端 1~2 cm 桡动脉搏动最明显处作为穿刺点。

4. 持续滴注调节,滴速为 15~30 滴/min。

5. 主动脉弓造影:通常使用直径 0.035 英寸亲水导丝(泥鳅导丝)导引带侧孔的猪尾导管(Pigtail 导管)过主动脉弓后,抽出导丝,锁紧 Y 阀,将导管尾端连接于 DSA 高压注射器的压力延长管,自动注射造影(图 2-1-6)。造影投射位置和高压注射器设置见表 2-1、表 2-2。(江苏省人民医院神经外科介入组一般选择左斜 45°,注射速度 20 mL/s,注射总量 25 mL,注射压力 450 Pa。)

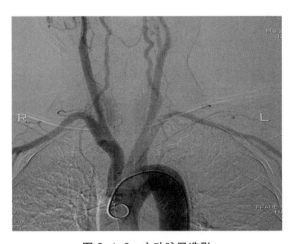

图 2-1-6　主动脉弓造影

6. 在透视下依次行全脑血管造影,包括双侧颈内动脉、双侧颈外动脉、双侧椎动脉。对于脑梗死怀疑颅内动脉狭窄的患者,为减少导丝触碰动脉斑块导致斑块脱落的风险,大部分情况下双侧颈总动脉+双侧锁骨下动脉的四血管选择性造影足以清晰地观察颅内外血管。一般使用 0.035 英寸亲水导丝(泥鳅导丝)和单弯造影导管即可完成。对血管迂曲者，导管不能到位时可使用导丝辅助。

操作要点：

① 连接：单弯导管内衬导丝，尾端连接 Y 阀，并通过三通管连接加压滴注和高压注射器，排净管道内气体。

② 导管到位：导管在造影导丝的指引下经过主动脉弓进入升主动脉，退出导丝，边旋转导管边缓慢后撤，直到导管头端弹入弓上一级血管开口，这时前送导丝，使导丝的支撑力足以支撑前送导管，并且保持导丝头端处于安全范围内，固定导丝，沿导丝缓慢前送导管（一般右侧颈总动脉、左侧颈总动脉、左侧椎动脉的开口超选采用此种方法。）

- 右侧颈总动脉超选示意图如下（图 2-1-7）：

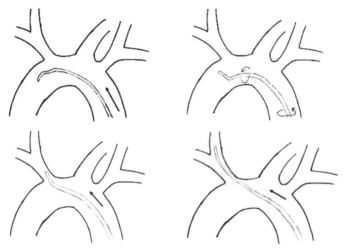

图 2-1-7　右侧颈总动脉超选示意图

- 右侧椎动脉超选示意图如下（图 2-1-8）：

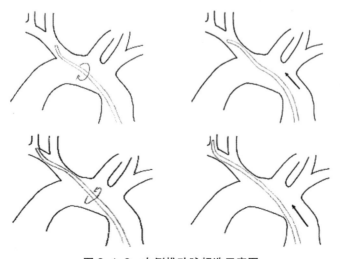

图 2-1-8　右侧椎动脉超选示意图

　　从右侧颈总回撤的同时旋转导管，使导管头弯向右侧，在接近锁骨头的位置尝试出导丝超选右侧锁骨下动脉开口，成功后导丝走远，指引导管进入锁骨下动脉后，旋转导管弯头向上，再以导丝弯向上指引超选右侧椎动脉开口，如果卡顿走不远，可能是导丝进入锁骨下动脉分支血管。若再不行可以导丝塑大弯，再如上法尝试。

　　• 左侧颈总动脉超选示意图如下（图2-1-9）：

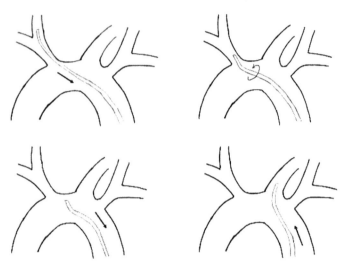

图 2-1-9　左侧颈总动脉超选示意图

　　• 左侧椎动脉超选示意图如下（图2-1-10）：

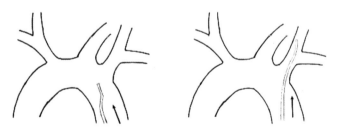

图 2-1-10　左侧椎动脉超选示意图

　　注：颈动脉造影时，导管头端应放置在颈总动脉分叉段以下 2 ~ 3 cm 处；锁骨下—椎动脉造影时，导管头端应放置在锁骨下动脉距离椎动脉开口 1 ~ 2 cm 处。

　　③ 造影：造影投射位置和高压注射器设置见表2-1、表2-2。

表 2-1　目标血管显影的建议投射体位

目标血管	投射体位参考
主动脉弓	后前位
	左前斜位 30° ~ 45°

续表

目标血管	投射体位参考
颈动脉分叉处	侧位
	同侧斜位约 45°
颈动脉 C1 ~ C7	侧位
	同侧斜位约 30°
大脑前动脉	侧位
	同侧斜位约 30°
大脑中动脉 M1 段	后前位（头位 20° ~ 30°）
大脑中动脉 M2 ~ M4 段	侧位
	同侧斜位 30° ~ 45°
椎动脉开口	对侧斜位 10° ~ 20°（头位 5° ~ 10°）
椎动脉 V1 ~ V3 段	后前位
	侧位
椎动脉 V4 段	同侧斜位 10° ~ 20°
基底动脉	后前位（足位 5° ~ 10°）
	侧位

表 2-2 造影剂自动注射建议参数

动脉	注射速率 /（mL/s）	注射总量 /mL	最大压力限度 /PSI（1 PSI = 6.895 kPa）	注射延迟 /s
主动脉弓	15 ~ 20	30	600	1
颈总动脉	4 ~ 6	8 ~ 10	200 ~ 300	1
颈内动脉	3 ~ 4	6 ~ 8	100 ~ 300	1
颈外动脉	2 ~ 3	4 ~ 6	100 ~ 300	1
锁骨下动脉	4 ~ 6	8 ~ 10	200 ~ 300	1
椎动脉	2 ~ 3	4 ~ 6	100 ~ 200	1
三维（3D）	2.5 ~ 4.0	12.5 ~ 20.0	100 ~ 200	0

五、复杂血管造影

脑血管造影常伴有动脉迂曲，增大介入操作难度。可通过如下方法完成选择性造影：

1. 髂动脉或腹主动脉迂曲严重影响导管操控性，可改用长血管鞘拉直迂曲血管，增强操控性。

2. 目标血管开口扭曲、成角较大，导丝难以进入，可使用导丝塑形技术增大导丝头端弯曲角度。

3. 目标血管远端迂曲，导丝可通过但导管前送困难，可尽量将导丝送至血管远端相对安全区域，如送至颈外动脉或腋动脉，推送导管时可稍加旋转，也可要求患者将头部转向对侧以减少张力。

4. 牛型主动脉弓，导管能搭在头臂干开口，但导丝在左侧颈总动脉前送困难，可以单弯导管，弧形指向左侧，缓慢回撤，同时导丝塑大弯，弧形也指向左侧，尝试将导丝超选左侧颈总动脉开口；亦可嘱患者向右侧转头，或在前送导丝时轻轻咳嗽。

5. Ⅱ型主动脉弓，导管难以搭在头臂干内，不能为导丝输送提供足够的支撑力，可考虑使用头端弯曲部分更大的猎人头（Hunterhead）导管。

6. Ⅲ型主动脉弓或Ⅱ型主动脉弓合并牛型主动脉弓，可以用125 cm长单弯导管超选右侧颈总动脉开口；亦可考虑使用Simmon-2或VTK复合弯曲导管，配以260 cm长导丝，利用髂动脉、左侧锁骨下动脉或主动脉瓣塑形导管，超选目标血管开口成功后，导丝走到颈外动脉分支保持不动，交换单弯导管完成选择性造影。切勿过度旋转导管以免导管打结。

7. 若血管过于迂曲，应避免使用一种方法长时间反复尝试；在改变操作方法、更换介入材料后，如导丝、导管仍不能到位，应及时终止操作以免徒增并发症。

六、操作中注意事项

1. 导管头端位于主动脉弓一级分支血管的造影习惯称为选择性血管造影。导管头端进入二级甚至三级分支血管如颈内、外动脉和椎动脉时称为超选择性血管造影。对于颈内动脉超选，导丝头弧形向外过颈总动脉分叉后，导丝会有向内走行的趋势，跟进导管抽出导丝注射造影剂（冒烟）确认。对于颈外动脉超选与颈内动脉超选，导丝头弧形向内过颈总动脉分叉后，导丝会有向外走行的趋势，其导丝一般会有卡顿，跟进导管抽出导丝注射造影剂（冒烟）确认。如果做完颈内动脉造影后超选颈外动脉，可以将机头打到侧位，旋转导管使其弧形指向前并回撤，观察到导管头部跳动即进入颈外动脉开口，再以导丝引导管至合适位置后注射造影剂（冒烟）确认（这些分支血管管径较小，建议初学者在选择性造影的路图指引下将导丝准确送入目标血管，然后使造影导管与目标血管保持同轴，向前送至适宜造影的稳定位置；对于侧位路图下超选颈内动脉，做路图时要把导管头指向后方，否则会出现路图不清晰的情况）。

2. 超选择性造影前需谨慎评估目标血管管径、迂曲程度等，结合超选择性造影的必要性综合判断。若血管开口存在斑块或狭窄，慎行超选择性造影，导丝不要轻易过这些危险部位。

3. 超选择性造影目标血管更易受损，推送导丝应轻柔，并结合适度旋转，避免造成血管夹层。

4. 若目标血管存在严重狭窄或动脉瘤，多种投影位置显影效果不佳，可尝试 3D 成像以获得更全面的影像。

DSA

七、术后处理

拔鞘后手工按压仍是封闭股动脉穿刺点的最主要方法。按压时，手指着力点位于股动脉穿刺内口或其近端，同时应注意暴露外口，以便观察有无活动性出血。按压时间一般为 10～20 min，解除压力后确认外口无渗血才可将无菌敷料置于内口上，以弹力绷带交叉加压包扎，继续以 1 kg 盐包压迫穿刺点 6～8 h。压迫过程中定时观察敷料是否干燥，伤口有无渗血肿胀以及足背动脉的搏动情况，以便及早发现出血等并发症并及时处理。患者取平卧位，穿刺侧下肢，制动 24 h。脑血管造影术后建议给予"水化"以促进造影剂排泄。注意观察并记录患者的生命体征，有无头晕、头痛、恶心、呕吐等全身症状，以及失语、肌力下降、癫痫等神经系统症状，并及时处理。

第二节　颅内动脉瘤介入技术

颅内动脉瘤是指颅内动脉血管壁异常膨出，可以导致灾难性的蛛网膜下腔出血，是临床常见的脑血管疾病，具有较高的致死和致残率。临床上治疗颅内动脉瘤的方法主要有外科开颅手术及血管内介入治疗。进行外科开颅手术对患者造成的创伤较大，易发生严重术后并发症，不利于患者预后。血管内介入属于微创疗法，对患者造成的创伤较小。颅内动脉瘤的治疗比较复杂，近些年治疗方案越来越个体化并追求达到精准治疗。目前介入治疗已经成为治疗颅内动脉瘤的最主要手段，在多数情况下已经优于手术夹闭。随着介入材料和技术的不断进步，血管内介入治疗将具有更大的优势。绝大多数动脉瘤都适合介入治疗，除非有以下禁忌证：凝血障碍或对肝素过敏、肾功能衰竭、全身感染（菌血症等）。

血管内介入治疗颅内动脉瘤的目标是重建载瘤动脉，治疗决策需要全面平衡颅内动脉瘤潜在的破裂风险与治疗可能导致的风险。

破裂窄颈动脉瘤可以采用单纯弹簧圈栓塞，争取做到致密栓塞，降低复发风险。破裂宽颈动脉瘤可采取分期治疗的策略，即急性期使用单纯弹簧圈或者球囊辅助弹簧圈栓塞动脉瘤破裂的部分达到降低动脉瘤再次破裂风险的目的，二期再使用支架辅助弹簧圈栓塞残余的宽颈动脉瘤。此策略降低了急性期服用双抗导致动脉瘤再次出血的风险。在破裂动脉瘤的治疗中，由于围手术期无须使用双抗，以及球囊可以临时阻断载瘤动脉血流且球囊辅助栓塞的动脉瘤完全闭塞率显著高于单纯栓塞，因此球囊辅助栓塞的治疗安全性优于单纯栓塞或者支架辅助栓塞。

介入治疗大型动脉瘤的策略可分为重建载瘤动脉、栓塞动脉瘤瘤腔或者两者的联合，尽量避免闭塞载瘤动脉。载瘤动脉重建使用的器材包括血流导向装置和覆膜支架，栓塞动脉瘤瘤腔使用的器材包括弹簧圈栓塞和 Onyx 胶栓塞，两者结合使用的器材包括支架辅助弹簧圈栓塞和弹簧圈辅助血流导向装置等。

总的来说，需要术前充分评估患者的全身情况，掌握所有影像学资料，依据患者血管条件、动脉瘤形态和大小、载瘤动脉情况等制定相应的治疗策略。按照既定的治疗策略准备相应类型和规格的器材。

一、材料

神经介入技术的提高离不开材料的发展，本书提及的神经介入材料以笔者熟悉、常用且在国内市场可购买到的为主。

1. 导引导管

建立良好的导引导管或中间导管通路是神经介入治疗的基础。导引导管可以输送介入器械，提供支撑作用，还可以注射造影剂和相关治疗与抢救药物。导引导管要求顺应性好、对血管刺激小、同轴性好、支撑性好、抗折性好、内腔足够大。导引导管一般由柔软的可视头端、柔软的同轴段、中度硬度的抗折段、牢固的扭控段组成。常用的导引导管主要有 Chaperon、Envoy®（Cordis），可以到达更远位置的中间导管有 Navien™和 Sofia。Envoy®（Cordis）是笔者最常用的导引导管，相对较硬，到位能力较弱，但是其良好的支撑性和内腔较大的特点可以满足大部分的临床需求。对于非迂曲的血管弯曲，可采用泥鳅导丝将血管拉直后再上导引导管，特别是椎动脉开口有迂曲时，常采用此方法上导引导管。年轻人颈内动脉颅外端通常相对较直，在上弯头 Envoy®时会造成严重的血管痉挛。此时可以回撤导引导管至颈内动脉开口处，减轻导引导管的机械刺激，多可迅速恢复前向血流，等待 5～10 min 后，可以重新引导导引导管至颈内动脉岩段的垂直段，此时多数情况下不会造成再次血管痉挛。如果动脉瘤栓塞预计时间比较短，患者前后交通代偿良好，也可以不回撤导引导管，注意保持导引导管内高压滴注，直接快速完成动脉瘤栓塞，在栓塞过程中血管痉挛多能自发缓解，一般不会产生缺血症状。对于大"S"形弯曲的颈内动脉，在泥鳅导丝引导下跟进弯头的 Envoy® 时，笔者常喜欢保持弯头 Envoy® 的指向与血管弯曲方向一致，以减少血管痉挛的发生。Envoy® 的内腔较大，可以满足大多数情况下的动脉瘤栓塞需求。导引导管 Envoy®DA 头端较 Envoy® 柔软，通过性和顺应性都较 Envoy® 更佳。Chaperon 6 F 导引导管系统由外径 6 F、长 95 cm 的导引导管和外径 5 F、长 117 cm 的内撑导管（头端柔软）组成。当内撑导管置于导引导管内时，导引导管及内撑导管尾端的锁扣装置可以将这两种导管锁紧，保障术中不会发生两导管分离现象。对于部分血管弯曲或动脉粥样硬化斑块患者，内衬导管头端柔软的导引导管比较容易到达所需血管位置，同时对动脉粥样硬化斑块影响较小。

对于血管迂曲严重者，常规导引导管很难到达所需血管位置，而目前一些新型的导引导管如 Navien™ 和 Sofia 可以到达更远的位置，例如 6 F Navien™ 可以到达颈内动脉海绵窦段或椎动脉 V4 段，5 F Navien™ 可以到达大脑中动脉或基底动脉。Navien™ 导引导管的特点是头端非常软，可以到达颅内血管远端，对血管刺激和损伤小，适合血管异常弯曲者。由于 Navien™ 的近端支撑力不强，因此 Navien™ 多和长鞘配合使用，以利于提供良好的支撑。理想的导引导管在术中可以更靠近动脉瘤，具备优秀的支撑力，内腔更大便于通过多个微导管系统，抗打折、抗椭圆化，术中造影 / 路图图像更清晰。

2. 动脉瘤栓塞微导管

在动脉瘤栓塞微导管中，笔者比较常用的有 Echlon™ 10（Ev3）和 Headway17（MV）。Echlon™ 10（Ev3）内腔较大（0.017 英寸，1 英寸 = 2.54 cm），外径较小（头端 1.7 F，1 F ≈ 0.33 mm），有直头微导管和预塑形微导管。国内应用的预塑形微导管以头端 45° 和 90° 为主。Headway17（MV）头端也是 1.7 F，有两种规格微导管：Headway17 Advanced 和 Headway17 Soft。Headway17 Advanced 能提供更强的支撑力，Headway17 Soft 则具有更好的通过性。由于预塑形微导管型号较少，在大多数情况下需要对微导管进行蒸汽塑形。良好的塑形不仅可以使微导管安全顺利地进入动脉瘤，还可以在栓塞动脉瘤过程中使微导管保持稳定。预塑形微导管的形状保持能力比蒸汽塑形的微导管更佳。在蒸汽塑形过程中，首先将塑性针插入微导管头端，依据血管走行和动脉瘤指向将微导管塑成理想的形状，蒸汽熏蒸 30 ~ 60 s，熏蒸后迅速在生理盐水中冷却达到塑形的目的。Echlon™ 10（Ev3）蒸汽塑形后回弹比较大，一般需要按所需角度的 2 倍塑形，即若理想塑形是头端 45°，蒸汽熏蒸前需要将塑形针塑成头端 90°，微导管回弹后会在 45° 左右。Headway17（MV）回弹较小，按所需角度塑形或轻微过度塑形即可。Echlon™ 10 预塑形微导管和 Headway17（MV）均有微导管专用导入鞘，但是直头 Echlon™ 10 微导管没有导入鞘，塑形后笔者一般使用泥鳅导丝的较短导入鞘以帮助微导管进入导引导管。由于导入鞘较短，往往还需要微导丝引导。

3. 微导丝

用于栓塞动脉瘤的神经介入微导丝种类比较多，国内常用的有 Traxcess 14 系列（MV）、Synchro 系列（Stryker）和 Transend 系列等。Traxcess 14 系列包括 Traxcess 14 微导丝、Traxcess 14EX 微导丝和对接导丝（Docking wire，MV）。Traxcess 14 与 Traxcess 14EX 相比头端更软，微导丝即使进入动脉瘤也相对比较安全。而 Traxcess 14EX 则具有更好的支撑力，对于超选锐角分叉部有一定的优势。Traxcess 14 和 Traxcess 14EX 的尾端可以连接对接导丝，使 200 cm 微导丝延长至 313 cm，便于交换微导管。Traxcess 14 头端直径为 0.012 英寸，可以通过 Marathon 微导管。需要注意的是，如果血管比较迂曲，Traxcess 14 从 Marathon 微导管回撤时会有阻力。Synchro 系列包括 Synchro14、Synchro2 soft 和 Synchro2 STD。Synchro 系列微导丝具有 1 cm 长的带状头端，具有良好的可塑性和重复塑形性。微导丝头端有长 10 cm 的由铂钨合金构成的螺旋头端，射线下可视性好。铂钨合金构成的远端被包裹在镍钛合金的海波管结构中，极大增强了导丝的可操控性。Synchro2 系列较 Synchro14 系列具有更好的操控性和支撑性。

微导丝塑形因术者的手术风格而异。笔者一般将微导丝头端塑成 45° 左右的弧形，长度约 6 mm。在通过颈内动脉大型动脉瘤瘤颈时，一般会将微导丝的弧度塑得更大且更长，便于超选载瘤动脉远端。超选分叉部动脉瘤时，常常需要将微导丝的角度塑得达到或超过 90°。编织支架释放后，可将微导丝塑成"J"形或猪尾形通过编织支架内部，按摩支架使其更好地贴壁。

4. 可解脱弹簧圈

1995 年第一款电解脱弹簧圈（GDC）于 Stryker 公司（当时还是波士顿科学公司）问市，开启了颅内动脉瘤栓塞的划时代变革，极大地提高了治疗的安全性和治疗效果。可解脱弹簧圈是颅内动脉瘤的主要栓塞材料之一。目前可解脱弹簧圈的品牌较多，各厂家生产的可解脱弹簧圈的设计理念、规格、大小、形态和解脱方式都有较大区别，但是任何一个系列的可解脱弹簧圈都能满足颅内动脉瘤栓塞治疗的需要。生产可解脱弹簧圈的厂家为了兼顾各种动脉瘤的栓塞需求，常常会生产多个系列可解脱弹簧圈。限于篇幅，本书仅列举一些常用的可解脱弹簧圈，如 EV3 公司的 Axium 系列、MV 的 Cosmos 系列、Stryker 的 Target 系列、强生公司的 Galaxy 系列、泰杰伟业 Perdenser® 系列、加奇的 Jasper 系列和维心的 Visee 系列等。为了提高颅内动脉瘤的弹簧圈填塞程度，促进动脉瘤内血栓机化或促进瘤颈口内皮化，从而降低动脉瘤的复发率，改善动脉瘤的预后，许多厂家也研发生物修饰弹簧圈，譬如 Axium PGLA 微纤毛可解脱弹簧圈和 HydroSoft 水凝胶膨胀圈等。EV3 公司的 Axium 系列采用顺应形制的随机转点设计，可以更好地适应瘤壁形状，尤其适合不规则动脉瘤，在保持柔软度的情况下可以稳定成篮。Axium 系列的解脱方式是比较便捷和稳定的机械解脱方式。Axium Prime 系列可解脱弹簧圈具有更好的柔软度和顺应性，减少弹簧圈对瘤壁的挤压力，提高致密填塞的安全性。MV 的 Cosmos 系列弹簧圈的前两个环较标准尺寸小，两个环逐渐增大，进入动脉瘤相对更安全。但是如果微导管位置不理想，则第一个比较小的环容易从瘤颈口脱入载瘤动脉，此时需要调整重新成祥。

5. 颅内动脉瘤球囊辅助栓塞

球囊辅助栓塞（remodeling，重新塑形）技术在颅内支架尚未广泛使用时，曾经是非常常用的技术之一，目前仍有许多学者还是习惯性使用球囊。重新塑形技术拓展了颅内动脉瘤栓塞的适应证。国内目前常用的动脉瘤辅助栓塞球囊主要有 EV3 公司的 HyperForm 和 HyperGlide 球囊以及 MV 公司的 Scepter 系列球囊。HyperForm 和 HyperGlide 球囊为单腔球囊，需要导丝在球囊内封堵才能充盈球囊，一般通过注射器抽吸来排空球囊内的造影剂，必要时也可回撤微导丝排空（不建议使用）。HyperForm 球囊为超顺应球囊，适合封堵分叉部动脉瘤；HyperGlide 球囊适合封堵侧壁动脉瘤。Scepter 系列球囊为双腔球囊，导丝内腔和充盈 / 释放造影剂内腔独立分开，微导丝操作较单腔球囊更方便，不需要将球囊退出就可以进行导丝重新塑形或交换导丝。双腔球囊的另一个优势是可以在封堵血管的情况下，通过球囊导管释放 LVIS Jr 支架、弹簧圈和 Onyx 胶。Scepter 系列球囊也可以分为针对分叉部动脉瘤的超顺应球囊、Scepter XC 球囊和应用在侧壁动脉瘤中的 Scepter C 球囊。球囊辅助栓塞动脉瘤的优点有：① 术后不需要像支架辅助栓塞一样使用抗血小板药物；② 一旦发生术中出血，可以起到立即封堵、止血作用；③ 球囊保护下有利于致密栓塞，降低复发率。缺点有：① 需要中断血流，有缺血之虞；② 反复充盈球囊对血管刺激较大，易导致血管痉挛甚或血管夹层。

6. 颅内动脉瘤支架辅助栓塞

支架为瘤颈提供结构上的支撑，防止弹簧圈突入载瘤动脉，使弹簧圈在动脉瘤内致密栓塞。支架改变血管形态，改变了瘤颈处的血流动力学，可降低动脉瘤复发风险。支架的网格状结构为内皮细胞覆盖动脉瘤瘤颈提供"脚手架"样的支撑。良好的支架需要具备操作简便、柔顺性好、易于输送、可精准定位、支架释放后不易移位、可回收、径向支撑力强和规格多的特点。支架辅助栓塞动脉瘤是颅内动脉瘤栓塞常用技术。常用的动脉瘤辅助栓塞支架有 MV 公司的 LVIS 支架、强生公司的 Enterprise 支架、EV3 公司的

Solitaire™支架、Stryker 公司的 Neuroform 支架和 Balt 公司的 Leo 支架。颅内动脉瘤辅助栓塞支架按制作工艺可以分为编织支架和激光雕刻支架两类。编织支架包括 LVIS 支架和 Leo 支架，编织支架特别是 LVIS 支架有较高的金属覆盖率，有利于瘤颈修复。编织支架全程可视，在释放过程中推挤支架呈灯笼形，支架扩张疝入动脉瘤，可以保护瘤颈部位分支血管，但是推挤支架有可能导致支架打开不佳，或造成血管内膜损伤，增加血栓形成风险。由于编织支架在不同直径血管中存在短缩或延伸情况，支架尾端精准定位就会变得困难。激光雕刻支架包括 Enterprise 支架、Solitaire™支架和 Neuroform 支架。这一类支架也具有良好的血管顺应性，易通过迂曲的血管，不易发生形变，金属网孔大而不易闭塞侧支血管，以及径向支撑力较好等特点；缺点是在置入过程中，因支架的标记点多在两侧头端，使得支架整体显影差。其中，Enterprise 支架和 Solitaire™支架是闭环支架。Enterprise 支架是广泛使用的颅内动脉瘤辅助栓塞支架，由于支架规格较少，限制了其在直径较大血管中的应用，其稳定性较开环支架强，部分释放后可以完全回收。Solitaire™支架具有较大网孔，采用电解脱方式，如完全释放后不满意，可以重新回收再次定位释放。Neuroform 支架是开环支架。开环支架由于采用分段设计，在弯曲血管中具有良好贴壁性的优势。对于需要使用"Y"形支架技术的动脉分叉部动脉瘤，由于开环式支架在血管弯曲处网孔较大，便于第 2 枚支架的释放。在弯曲血管中，可通过扩张、缩小或重叠支架非连接处来适应弯曲血管，但是当非连接处扩张过大时，弹簧圈有突入载瘤动脉的风险。开环支架在释放后不能回收，不利于再次调整位置。

7. 血流导向装置

血流导向装置（flow diverter，FD）的临床应用改变了颅内动脉瘤的治疗理念，即从动脉瘤囊内填塞到载瘤动脉血管重建，特别是为巨大复杂性动脉瘤的治疗带来了全新的方法。血流导向装置是一种低网孔率和高金属覆盖率（30%～35%）的密网孔支架，具有血流动力学和生物学效应。血流导向装置具有血流阻断作用，降低动脉瘤内血流，并且通过密网孔支架的"脚手架"作用，使血管内皮细胞在瘤颈处内膜化以治愈动脉瘤。最初 FD 的设计主要针对采用常规治疗手段效果不佳的巨大动脉瘤，但是随着 FD 的安全性和有效性不断被证实，其在临床适用范围有逐渐扩大的趋势，包括后循环动脉瘤、中小型动脉瘤甚至在破裂动脉瘤中也有不少应用的报道。血流导向装置品牌较多，目前国内上市的主要有 EV3 公司的 Pipeline™ 和上海微创的 Tubridge®。Pipeline™ Flex 是 Pipeline™ 的第二代产品。Pipeline™ Flex 采用了同上一代支架相同的材料和结构设计，由 48 根合金丝编制而成，网孔大小为 0.02～0.05 mm²，不同点是其在释放全长的 90% 以内可完全收回，使支架释放的位置更易精确控制。Pipeline™ Flex 具有较好的操控性和顺应性，对迂曲血管也有较好的贴壁性，并且允许侧支和穿支血管持续开放。Pipeline™ Flex 具有 12 根显影铂丝，支架通体显影，可视性高。Tubridge® 是由镍钛合金丝和铂铱显影丝编织而成的高金属覆盖率血流导向装置，头尾两端采用喇叭口设计，保证了良好的锚定能力，同时具备良好的支架打开和贴壁能力。支架具有两根显影丝，根据头端两根显影丝的距离可以判断支架近、远端打开情况，根据中间显影丝截距可以判断支架的疏密程度。

8. 颅内覆膜支架

覆膜支架基于腔内隔绝理念，通过修复重建载瘤动脉，维持载瘤动脉血流正常状态来治疗颅内动脉瘤。目前全球仅有一款上海微创公司的 Willis® 颅内专用覆膜支架上市。Willis® 由覆膜支架和输送器组成，其中覆膜支架固定在输送器远端的球囊上，通过球囊扩张来实现支架释放。Willis® 由正弦波开放设计的钴铬合金支架覆盖聚四氟乙烯膜组成。聚四氟乙烯膜表面携带负电荷，不易形成血栓。Willis® 两端各有一个显影点，显影点宽度为 1 mm，显影点的中心为覆膜的两端，支架两端裸露段各有 0.5 mm。由于覆膜支架的通过性较差，主要适用于一些常规手段难以治疗的特殊类型动脉瘤。

9. 液态栓塞剂

由于许多动脉瘤形态不规则，使用固体栓塞材料很难达到满意的填塞，且对于巨大动脉瘤，弹簧圈的栓塞也很难达到动脉瘤的致密栓塞要求。液体栓塞剂使得动脉瘤的完全栓塞成为可能。EV3 公司的 Onyx 胶是非黏性的液体栓塞材料，不与导管粘连。可采用缓慢、可控的注射方式栓塞动脉瘤，但需要保证术中能够实现反复造影，方便术者及时判断栓塞情况。应用 Onyx 胶栓塞颅内动脉瘤有一定风险，需要严格掌握适应证和禁忌证，提高栓塞成功率。主要适应证有：大型或巨大不规则动脉瘤，弹簧圈栓塞后复发动脉瘤，常规栓塞或外科手术难以治疗的动脉瘤。由于液体栓塞剂的可控性较差，因此目前在临床中应用较少。

二、栓塞前准备技术

1. 动脉置鞘

采用 Seldinger 技术穿刺股动脉，置入动脉鞘，对于弓形及以下血管迂曲，超选右侧椎动脉和右侧颈内动脉困难患者，可以穿刺桡动脉置鞘。

2. 导引导管到位方法

（1）直接到位法：适合大多数患者，特别是年轻患者通路血管无迂曲，可以采用 0.035 英寸弯头超滑导丝，Glidewire 引导下将导引导管置于目标血管。

（2）同轴导管到位法：对于部分通路血管和主动脉弓迂曲患者可以采用 6 F 导引导管内衬 125 cm 的 MPA 单弯造影管，特别是 Ⅱ、Ⅲ 型主动脉弓，可以利用 MPA 头端比较硬、有较强支撑力的优点，以利于泥鳅导丝超选目标血管，并且容易到达颈内动脉。使用同轴导管时需要全身肝素化和保持导管系统持续滴注。

（3）260 cm 导丝交换法：同样适用于通路血管迂曲患者。通过 5 F 造影导管，将 260 cm 0.035 英寸交换导丝头端置于颈外动脉末端或椎动脉，缓慢撤出造影导管，全程需在透视下观察导丝头端，沿着导丝跟进导引导管，继续在透视下观察导丝头端位置，在导引导管通过主动脉弓时，张力往往比较大，需要随时注意调整导引导管的张力，避免导丝下滑导致交换失败。在交换过程中需要全身肝素化和保持导管系统持续滴注。

（4）中间导管到位法：中间导管由于自身的径向支撑力不足，近端缺乏有效支撑，不能直接输送到理想位置，一般需要配以长鞘或传统导引导管提供近端支撑才能理想到位。中间导管到位方法比较多，常用的有长导丝交换法和同轴技术到位法。长导丝到达颈外动脉后，将长鞘 + 中间导管交换至颈总动脉，再用支架导管或球囊导管将中间导管放置在目标血管中。也可在股动脉置 8 F 动脉鞘，长鞘 + 中间导管 +125 cm 造影导管组合成同轴模式，将中间导管送至颈内动脉，用支架导管或球囊导管再将中间导管放置在目标血管中。

使用中间导管需要注意长度匹配问题，传统的导引导管长度是 90 cm，但中间导管有不同的长度，选择合适长度的中间导管需要考虑长鞘和微导管的长度。选用 90 cm 长鞘或传统导引导管提供近端支撑时，要选择 ≥ 115 cm 的 Navien™导管才能保证头端有足够长度进入颅内血管。长鞘 ≤ 70 cm 时，选择 105 cm 的 Navien™导管长度是足够的。使用 125 cm Navien™导管时，要慎重考虑微导管长度，充分考虑 Y 阀长度的影响。中间导管多用于血管迂曲患者，会存在到位困难的问题。到位困难主要是因为近端支撑力不够或远端引导力度不够。近端支撑力不够时要选择合适长度的长鞘或内撑多功能造影管加强内部支撑来克服，远端引导力度不够可以使用较粗的支架微导管或球囊导管，或采用支架远端锚定来增强远端的引导力度，增加中间导管到位机会。

三、动脉瘤单纯栓塞技术

1. 适应证

窄颈动脉瘤（颈体比 ≤ 1/2）（图 2-2-1）。

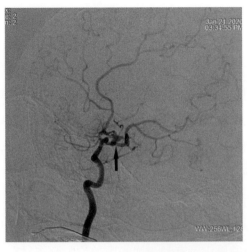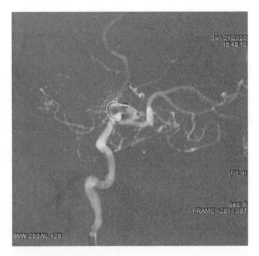

A

B

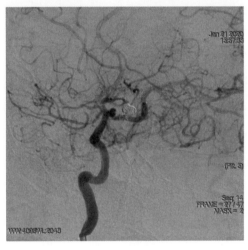

C

A—造影示前交通窄颈动脉瘤；B—动脉瘤微导管超选动脉瘤成功；C—术后即刻造影见动脉瘤不显影

图 2-2-1　单纯弹簧圈栓塞前交通动脉瘤

2. 动脉置鞘

股动脉置入 5 F/6 F 动脉鞘。

3. 5 F/6 F 导引导管到位

6 F 导引导管适合大多数动脉瘤栓塞，单微导管栓塞也可用 5 F 导引导管。导引导管提供的支撑力是栓塞动脉瘤的先决条件，一般来讲，导引导管位置越高，提供的支撑力和稳定性会越好。栓塞颈内系统动脉瘤时我们习惯将导引导管置于颈内动脉岩段的垂直段，栓塞椎基底动脉系统动脉瘤时，将导引导管置于椎动脉颅外段远端第一个弯的近端。

4. 工作角度的选择

术前详细研究 3D-DSA。3D-DSA 可以提高微小动脉瘤的检出率，避免漏诊。选择能清晰显示瘤颈、瘤体及载瘤动脉走向的切线位工作角度，必要时需要选择多个工作角度，能同时观察瘤颈与载瘤动脉关系及微导管在瘤腔的位置、弹簧圈成祥情况，兼顾动脉瘤、载瘤动脉及导引导管末端。良好的工作角度既可以保障安全地栓塞动脉瘤，又可以最好地保护载瘤动脉通畅。理想的工作角度除了切线位工作角度，还包括马鞍位角度（barrel views）。

5. 微导管塑形

双标记微导管能否进入动脉瘤是栓塞能否成功的重要步骤。良好的微导管塑形有利于顺利超选动脉瘤腔，有利于弹簧圈填塞过程的稳定，有利于弹簧圈的均匀分布，有利于弹簧圈的局部重点填塞以及减少弹簧圈填塞过程的并发症。微导管塑形和动脉瘤的指向、瘤颈状况、载瘤动脉、形态、位置、大小、是否多发、通路血管、合并病变等都有一定的关系。术前应详细研究 3D-DSA，对每个动脉瘤都要进行个体化塑形，塑形后微导管形态应与血管走行基本一致。成功进行微导管塑形是一个经验积累过程，经验丰富的术者各自有着熟悉的微导管塑形和到位技术，本书仅阐述江苏省人民医院神经外科的经验和做法。理论上微导管需要按照血管走行和动脉瘤指向进行塑形。实践中微导管塑形基于三个原则：① 动脉瘤指向和动脉瘤与载瘤动脉之间的夹角（微导管头端塑形的角度）；② 动脉瘤长径和载瘤动脉直径（决定微导管头端塑形长度）；③ 动脉瘤近心端载瘤动脉弯曲与走行（二级弯曲）。对于绝大多数动脉瘤，笔者喜欢将微导管塑成复合弯曲（两个弯），复合弯曲不仅超选动脉瘤比较顺利，还可以提供良好的支撑。对于复合弯曲，还需要考虑两个弯曲之间过渡段的长度，过渡段太短或太长均会对超选动脉瘤造成一定的困难。常见微导管的塑形有直行、单弯、"S"形、"C"形、猪尾形和立体塑形。

（1）直行微导管适用于：

前交通动脉瘤（瘤顶指向前侧，与 A1 走行一致）（图 2-2-2）。

大脑分叉部中动脉瘤（瘤顶指向外，与 M1 走行一致）（图 2-2-3）。

基底动脉顶端动脉瘤（瘤顶方向和基底动脉主干走行一致）（图 2-2-4）。

眼动脉段动脉瘤（瘤顶指向上，瘤颈靠近虹吸弯前膝段）（图 2-2-5）。

顺行颈内动脉末端动脉瘤（图 2-2-6）。

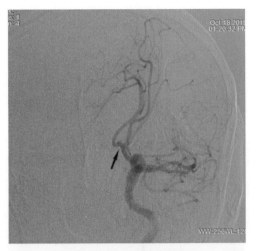

图 2-2-2 前交通动脉瘤

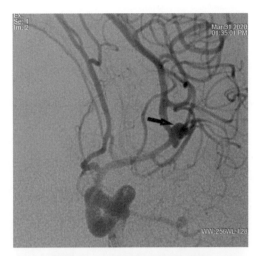

图 2-2-3 大脑分叉部中动脉瘤

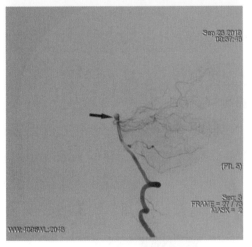

图 2-2-4 基底动脉顶端动脉瘤

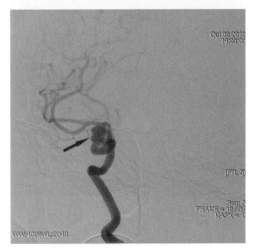

图 2-2-5 眼动脉段动脉瘤

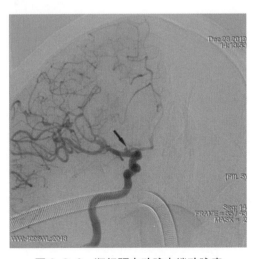

图 2-2-6 顺行颈内动脉末端动脉瘤

（2）单弯微导管适用于：

后交通动脉瘤（瘤顶指向后下）（图2-2-7）。

前交通动脉瘤（瘤顶指向前下）（图2-2-8）。

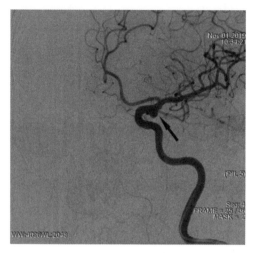

图2-2-7　后交通动脉瘤

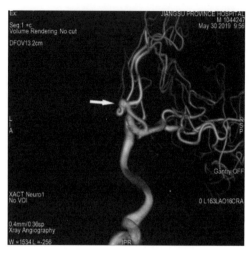

图2-2-8　前交通动脉瘤

单弯微导管适用于动脉瘤指向与载瘤动脉近端弯曲弧度一致的远端动脉瘤。

微导管需要塑成单弯的，一般是动脉瘤顶方向与载瘤动脉近端弯曲方向一致（载瘤动脉弓背向上或平直），单弯微导管可以顺利栓塞大多数的后交通动脉瘤，但是部分后交通动脉瘤颈内动脉末端（虹吸弯以远）血管呈弓背向下，此时单弯微导管很难顺利进入动脉瘤，即使勉强进入动脉瘤，微导管的稳定性也比较差，很难做到致密填塞，此时则需要对微导管进行复合弯曲塑形（后述）。有鉴于此，笔者在栓塞后交通动脉瘤时，常规会对微导管进行复合塑形。

（3）"S"形塑形微导管适用于：

前交通动脉瘤（瘤顶指向上）（图2-2-9）。

大脑中动脉分叉部动脉瘤（瘤顶指向上）（图2-2-10）。

眼动脉段动脉瘤（瘤顶指向上）（图2-2-11）。

动脉平直段动脉瘤（瘤颈指向上）（图2-2-12，图2-2-13）。

微导管需要塑成"S"形的，一般是动脉瘤指向与载瘤动脉近端弯曲呈相反方向。

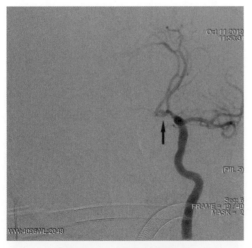

图 2-2-9　前交通动脉瘤

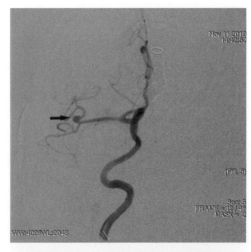

图 2-2-10　大脑中动脉分叉部动脉瘤

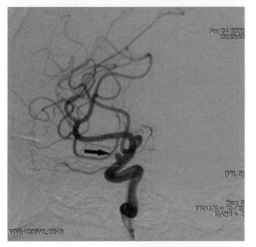

图 2-2-11　眼动脉段动脉瘤

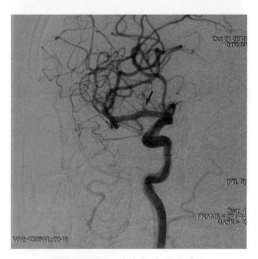

图 2-2-12　动脉平直段动脉瘤

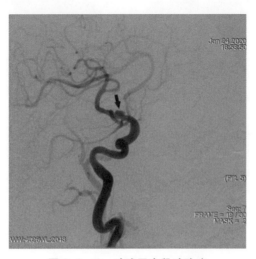

图 2-2-13　动脉平直段动脉瘤

（5）立体塑形微导管适用于：

后交通动脉瘤（图2-2-14）。

眼动脉段动脉瘤（瘤顶指向内侧或外侧）（图2-2-15）。

立体塑形是指将微导管塑成复合（两个）弯曲，并且两个弯曲不在同一平面上。由于后交通动脉瘤多指向后外，与颈内动脉虹吸弯不在一个平面上，笔者在栓塞后交通动脉瘤时喜欢立体塑形。

（6）猪尾形微导管适用于：

眼动脉段动脉瘤（瘤顶指向后）（图2-2-16）。

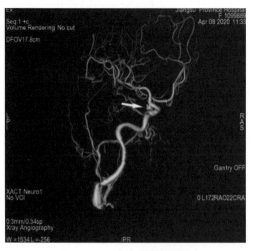

图2-2-14　后交通动脉瘤

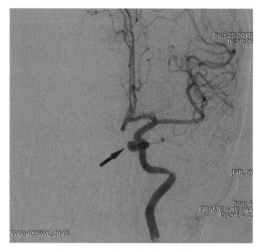

图2-2-15　眼动脉段动脉瘤

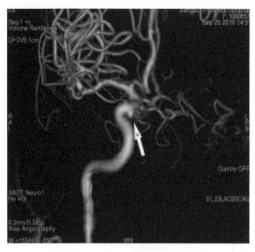

图2-2-16　眼动脉段动脉瘤

6. 微导管到位技术

将塑形好的微导丝通过导引针引入微导管，轻轻旋紧 Y 阀，使微导丝在微导管内进退自如，又避免高压灌注反流。在微导丝尾端近 Y 阀处装上扭控器，便于操控微导丝。微导管在微导丝引导下在导引导管内上行，笔者习惯在微导丝到达导引导管头端时再做路图。微导丝通过血管弯曲或反复进入分支血管时，缓慢旋转微导丝扭控器，使其顺利通过血管弯曲或跨过分支血管。微导管进入动脉瘤一般采用以下 3 种方法：

（1）逆行法：将微导丝越过动脉瘤瘤颈，一般到达下一级血管处，固定住微导丝，推送微导管越过动脉瘤瘤颈。操作过程中需要注意微导丝的张力，当微导丝有前跃趋势时，轻轻回撤微导丝，降低微导丝的张力。当推送微导管，微导丝有后撤趋势时，需要轻轻前送微导丝，保持微导丝的张力。在推送微导管时保持微导丝在血管中不移位最佳。微导管越过动脉瘤后，缓慢回撤微导丝至微导管内，再慢慢回撤微导管，通过良好的塑形，微导管自动弹入动脉瘤内，此时由于微导管一直处于降低张力的情况下，需要轻轻前送微导管，使微导管保持张力，避免在填塞弹簧圈时被弹簧圈踢出动脉瘤。

（2）微导丝引导法：微导丝和微导管系统接近动脉瘤时，轻柔地将微导丝超选至动脉瘤内，固定微导丝，缓慢推送微导管，让微导管沿着微导丝进入动脉瘤。过程中应特别注意微导丝头端的张力，需要随时释放和增加微导丝的张力，避免微导丝在动脉瘤内突然前跃。微导管进入动脉瘤后慢慢回撤微导丝，避免微导丝后撤后张力释放导致微导管突然前跃。

（3）顺行法：微导丝和微导管系统接近动脉瘤时，回撤微导丝，缓慢前推微导管，直接使微导管进入动脉瘤内。由于微导管进入动脉瘤时张力比较大，需要轻轻回撤微导管，卸掉部分张力，避免在填塞第一个成篮圈时微导管由于张力原因前跃。

对于巨大动脉瘤，微导管位置宜在动脉瘤深部。多数情况下，微导管可以在巨大动脉瘤内成袢，避免在填塞过程中弹簧圈张力导致微导管被过早踢出动脉瘤外。在中型动脉瘤栓塞过程中，微导管保持在动脉瘤体中心或中外 1/3 处比较理想，有利于弹簧圈均匀分布，也有利于瘤颈填塞。对于小型动脉瘤，微导管头端位于动脉瘤外 1/3 处更容易让弹簧圈向瘤内成袢，减少弹簧圈突出瘤颈的机会。

在动脉瘤栓塞过程中，需要随时调整微导管以保持合适的张力，保障弹簧圈的稳定输送，同时避免张力过度造成动脉瘤破裂。填塞过程中可见微导管头端在瘤囊内摆动，充分摆动也是均匀致密栓塞的保证。

7. 可解脱弹簧圈选择

由于可解脱弹簧圈品牌、系列众多，在选择可解脱弹簧圈时，以术者最熟悉的为佳。

由于各种神经介入材料（微导丝、微导管、可解脱弹簧圈和支架）的使用特点有所不同，对于初学者，在动脉瘤栓塞过程中建议使用自己常用的材料，避免在学习早期反复更换材料带来诸多困惑。颅内动脉瘤的填塞一般分为三个过程：成篮、填充和收尾。动脉瘤栓塞的第一个圈即成篮弹簧圈多选择三维弹簧圈，良好的成篮圈要求具备较强的稳定性和贴壁能力，以利于在动脉瘤内搭建好框架，覆盖瘤颈，便于后续填塞。不同大小和形状的动脉瘤对成篮圈的选择要求不一样。小型规则动脉瘤按照动脉瘤直径选择成篮圈，小型不规则动脉瘤比如长形动脉瘤，可以选择比最大径略小、长度尽量长的成篮弹簧圈。例如直径 2.5 mm、长径 4.5 mm 动脉瘤，可以选择直径 2.5 mm 或 3 mm 的成篮弹簧圈。笔者更倾向选择后者。中型规则动脉瘤可以选择直径相当或适当大一些的成篮弹簧圈。大型和巨大型动脉瘤对选择成篮弹簧圈直径要求较小，尽可能按照动脉瘤最大径来选择，最好是按照超过最大径来选择弹簧圈。第一个弹簧圈成袢时需要慢，避免第一个袢正对动脉瘤破裂处。成篮圈要很好地覆盖瘤颈，以便于后续填塞。动脉瘤内弹簧圈成篮一般在路图指引下完成，成篮后需要造影，确认弹簧圈在动脉瘤内的分布情况。动脉瘤填充过程中一般按照弹簧圈直径递减原则，可以选择二维弹簧圈或继续使用三维弹簧圈，笔者更喜欢使用三维弹簧圈填塞。在填塞过程中需要保持微导管稳定并注意微导管头端摆动，根据弹簧圈的分布情况实时调整微导管张力，需要做到微导管有张有弛、张弛结合。动脉瘤收尾弹簧圈要具有更好的柔顺性和顺应性，对动脉瘤壁推挤力小，填塞时也需特别注意，避免瘤颈破裂。可解脱弹簧圈的选择应该遵循个体化原则。

8. 微小动脉瘤的栓塞技术

微小动脉瘤是指最大径小于 3 mm 的动脉瘤，弹簧圈栓塞微小动脉瘤比栓塞大动脉瘤更具风险和挑战。微小动脉瘤瘤腔狭小，瘤壁菲薄，微导管在动脉瘤内操作空间和回旋余地都很小，微导管超选动脉瘤难度大、风险高，对微导管塑形要求高。对于侧壁型微小动脉瘤，例如后交通微小动脉瘤，可以采用逆行法超选动脉瘤：微导丝将微导管带至越过动脉瘤颈的载瘤动脉远端，回撤微导丝，缓慢后撤微导管，利用微导管的形状让其轻弹入微小动脉瘤内。对于分叉部微小动脉瘤，则宜用顺行法超选：微导丝将微导管带至动脉瘤颈的载瘤动脉近端，回撤微导丝，轻推微导管，利用微导管的形状和张力，让其自然进入微小动脉瘤内。在填塞微小动脉瘤时尽量将微导管置于瘤颈口处，以便弹簧圈向瘤内填塞。微导管进入不能过深，否则容易顶住动脉瘤壁造成填塞过程中微小动脉瘤破裂。由于微小动脉瘤体积小，对弹簧圈的要求高，需要选择大小合适的弹簧圈，不仅要求成篮稳定，而且要更加柔软，减少弹簧圈对动脉瘤壁的过度刺激、挤压，以免引起动脉瘤破裂出血。填塞过程中需要随时调整微导管张力，保持微导管头端的稳定性，填塞过程宜慢，避免微导管被踢出动脉瘤腔后造成再次进入困难。对于破裂微小动脉瘤，不宜追求致密栓塞，可以适当残留瘤颈，待急性期过后，二期在支架辅助下栓塞微小动脉瘤。

四、双微导管栓塞技术

1. 适应证

相对宽颈动脉瘤（颈体比在 1/2 和 1 之间）。

2. 治疗前准备

依据不同的血管条件，将 6 F 导引导管送至理想的位置，导引导管尾端接两个 Y 阀，分别供两根动脉瘤栓塞微导管通过。

3. 治疗过程（图 2-2-17）

仔细研究 3D-DSA 造影，选择合适工作角度。

按照动脉瘤指向与载瘤动脉的关系，用蒸汽将两根微导管塑成不同形状 / 角度或使其头端长度不同。让两根微导管在动脉瘤内位置略有不同，有利于弹簧圈的均匀致密填塞。

两根微导管分别进入两个 Y 阀。

在路图指引下，微导丝分别将两根微导管超选至动脉瘤腔的不同位置。

通过测量动脉瘤的大小观察动脉瘤形态，慎重选择合适的三维成篮圈，条件许可情况下尽可能选择略大一些的弹簧圈，有利于贴壁成篮。第一枚成篮弹簧圈由左侧微导管（远离术者）填塞，在成篮过程中，因为瘤颈较宽，弹簧圈经常突入载瘤动脉内，此时需要耐心地反复调整，良好的成篮对后续弹簧圈保持稳定有积极作用。成篮满意后不解脱成篮弹簧圈，形成一相对稳定的框架。

由右侧微导管（靠近术者）送入第二枚弹簧圈，让先后送入的弹簧圈彼此推挤缠结而更加稳定。造影确认弹簧圈稳定后，先保留对整个框架起到稳定支撑作用的那枚弹簧圈。笔者习惯先解脱第二枚弹簧圈，留下较为稳定的第一枚成篮弹簧圈。按照直径递减原则，依次填塞填充弹簧圈并解脱。动脉瘤填塞得越致密，弹簧圈稳定性越好。

动脉瘤内弹簧圈稳定后，可以解脱第一枚成篮弹簧圈，此时可以经两根微导管顺次填塞动脉瘤，直至致密填塞。尽量避免同时填塞两枚弹簧圈，以免导致两枚弹簧圈同时反复推拉调整、相互缠绕成结，甚至造成弹簧圈解旋。

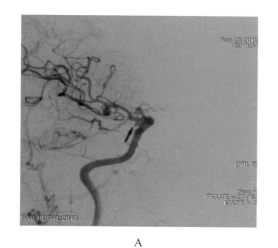
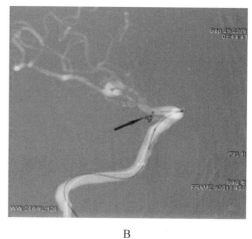

A
B

C

A—工作角度造影示颈内动脉后交通动脉瘤，为破裂动脉瘤，优先单纯弹簧圈栓塞；
B—在第一个弹簧圈成篮后超选第二根微导管；C—动脉瘤基本不显影

图 2-2-17　双微导管栓塞过程

双微导管栓塞技术具有准备和操作简单、节约材料费用、可以使栓塞更致密、避免术中使用球囊造成缺血或血管内膜损伤以及术后无须抗血小板治疗等优点，还可以治疗支架或球囊到达不了的远端动脉瘤。由于两根微导管尾端一样，术中要避免混淆两根微导管顺序，可用无菌巾覆盖其中一根微导管，以作区别。

五、支架辅助栓塞技术

1. 适应证

宽颈动脉瘤（颈体比 ≥ 1/2 或瘤颈 > 4 mm）、巨大动脉瘤、夹层动脉瘤、梭形动脉瘤。

2. 治疗前准备

依据不同的血管条件，将 6 F 导引导管送至理想的位置，导引导管尾端接两个 Y 阀，分别供动脉瘤栓塞微导管和支架微导管通过。

术前详细研究 3D-DSA，除了常规选择能清晰显示瘤颈、瘤体及载瘤动脉走向的切线位工作角度，还要选择能显示载瘤动脉全程的工作角度，以便观察支架释放。由于颅内血管比较迂曲，有时很难找到能够显示载瘤动脉全程的工作角度，此时可以选择分别显示动脉瘤远端和动脉瘤近端载瘤动脉的工作角度。在 3D-DSA 上多角度仔细测量动脉瘤大小，观察动脉瘤形态，测量动脉瘤远近端的血管直径，按照血管直径、瘤颈大小和血管迂曲程度选择合适支架。

3. 治疗过程（图 2-2-18）

支架辅助栓塞动脉瘤是目前常用的动脉瘤栓塞技术。根据不同的情况，衍生出许多支架技术。按照动脉瘤微导管和支架微导管的关系可以分为平行（jailing）技术和穿网孔（crossing）技术。平行技术是最常用的支架辅助栓塞技术，在支架微导管和动脉瘤微导管分别到位后释放支架，微导管位于支架外。平行技术操作相对简单，但是由于动脉瘤微导管被固定于支架和血管壁之间，动脉瘤微导管的活动度和自由度下降。穿网孔技术是指支架先释放，微导管穿过（crossing）支架网眼进入动脉瘤。动脉瘤微导管通过支架网孔进入动脉瘤腔操作比较复杂，有技术上失败的可能性，但是支架不影响动脉瘤微导管的活动度。按照动脉瘤填塞和支架释放顺序，又可分为支架预释放、支架半释放和支架后释放技术。按照支架数量又可分为单支架技术和多支架技术，多支架技术又包括重叠支架技术、并行支架技术和 "Y" 形支架技术等。限于篇幅，本节主要介绍平行半释放技术：

按照动脉瘤指向与载瘤动脉关系，用蒸汽将微导管塑成理想形状。笔者习惯将支架微导管的头端导引丝也用蒸汽塑成一小弯，不仅有利于通过迂曲血管，也有利于安全释放编织支架。

用微导丝将支架微导管送至动脉瘤远端载瘤动脉。笔者常将支架微导管送至载瘤动脉的下一级血管。

将动脉瘤微导管置于动脉瘤腔内的合适位置。

**动脉瘤支架
辅助栓塞**

通过动脉瘤微导管送入成篮弹簧圈，如成篮弹簧圈不能理想地在动脉瘤内成篮，可以先让 2～3 个弹簧圈袢进入动脉瘤，过多的弹簧圈袢容易突入载瘤动脉。

选择支架直径，要求较载瘤动脉直径稍大，在 0.5～1 mm 左右，有利于支架贴壁。支架两端长度要求超过瘤颈 4～6 mm，以保证支架的稳定性。首先水化支架：将支架保

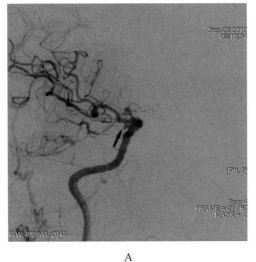
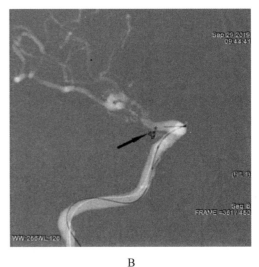

A　　　　　　　　　　　　　B

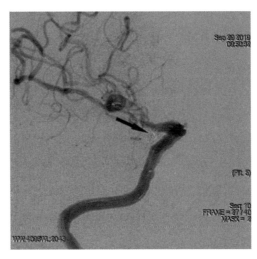

C

A—工作角度造影示颈内动脉后交通动脉瘤，为破裂动脉瘤，优先单纯弹簧圈栓塞；
B—在第一个弹簧圈成篮后超选第二根微导管；C—动脉瘤基本不显影

图 2-2-18　双微导管栓塞过程

护鞘置入左侧 Y 阀接头，直至支架保护鞘尾端有生理盐水缓慢滴出。再将支架保护鞘继续前送至支架微导管末端，轻轻推送支架支撑导丝，将支架推送入支架微导管。支架推送过程中会对支架微导管张力造成较大影响，需要随时调整支架微导管张力。在血管平直段缓慢推出支架。笔者习惯先将支架头端推出导管外 2~4 mm（EP 支架），或将支架头端打开呈锥形状态（LVIS 支架），然后释放支架微导管张力，回撤支架头端至预定的锚定位置后，再轻柔推出支架，回撤微导管，缓慢释放支架，覆盖瘤颈。在释放支架过程中，需时刻注意支架微导管张力，避免支架头端前跃或后撤移位。

支架覆盖瘤颈后，继续填塞弹簧圈。按照弹簧圈直径和长度递减原则选择合适弹簧圈进行填塞。由于动脉瘤微导管被支架卡压，动脉瘤微导管的头端活动度下降，常常不能充分摆动。在大动脉瘤填塞过程中，微导管无法充分摆动时容易形成填塞分隔。分隔导致局部动脉瘤壁的张力过高，动脉瘤破裂风险增加。对于多囊、分叶状动脉瘤，动脉瘤微导管超选分叶进性行填塞会有一定的困难。

选择超柔软型弹簧圈收尾。填塞完成，造影显示动脉瘤致密栓塞后，撤出动脉瘤微导管，完全释放支架。选用 LVIS 支架辅助栓塞时，支架尾端释放时需要先回撤支架微导管，卸掉支架微导管张力，让编织支架自行回弹贴壁。支架完全释放后跟进支架微导管至支架头端。笔者在编织支架释放后，常规用"J"形微导丝"按摩"以利于编织支架完全贴壁，减少血栓事件。

巨大动脉瘤的瘤颈口较宽，支架导管超选远端载瘤动脉时会有一定困难。此时可以采用支架导管瘤内成袢技术，帮助超选载瘤动脉远端。在巨大动脉瘤栓塞过程中提早释放支架可能会导致支架突入动脉瘤腔。为了避免该情况发生，可以在支架释放前在动脉瘤内填塞几枚较大规格的弹簧圈，释放支架时可将突入载瘤动脉的弹簧圈压回动脉瘤腔，而弹簧圈的张力也起到支撑支架的作用，避免支架陷入动脉瘤内。为了均匀致密地填塞巨大动脉瘤，避免填塞过程中出现分隔情况，可采用三导管，即一根支架微导管、两根动脉瘤栓塞微导管交替进行填塞。

六、球囊辅助栓塞技术

1. 适应证

相对宽颈动脉瘤（颈体比在 1/2 和 1 之间）。

2. 治疗前准备

股动脉置入 6 F/8 F 动脉鞘。

6 F/8 F 导引导管到位（术中使用 HyperForm 4 ~ 7 mm 球囊时需要 8 F 导引导管），导引导管末端接两个 Y 阀，供封堵球囊和动脉瘤微导管进入。

3D-DSA 后，按照动脉瘤部位、瘤颈宽度和动脉瘤远近端血管直径选择合适的封堵球囊。侧壁动脉瘤一般选择顺应性的 HyperGlide 球囊和 Scepter C 球囊，此类球囊稳定性好，工作长度较长。分叉部动脉瘤选择超顺应的 HyperForm 球囊和 Scepter XC 球囊，超顺应球囊可以根据不同的血管形态成形。球囊直径应和载瘤动脉直径相匹配，直径过小的球囊充盈后不能与载瘤动脉充分贴合，起不到封堵瘤颈口的作用，过大直径的球囊有撑破载瘤动脉或动脉瘤的风险。

3. 治疗过程

在合适的工作角度下，微导丝引导封堵球囊超选至载瘤动脉动脉瘤瘤颈处。先通过球囊导管，再超选动脉瘤微导管，可以避免动脉瘤微导管受球囊导管操作的影响，而且一旦需要，可以随时充盈球囊，封堵动脉瘤瘤颈口。

动脉瘤微导管在微导丝帮助下超选动脉瘤瘤腔，成篮圈推出 1 ~ 2 袢后，造影剂缓慢充盈球囊完全封堵瘤颈口。在路图指引下充盈球囊，不仅可以显示球囊充盈程度和贴壁程度，而且可以观察动脉瘤腔内的动脉瘤填塞微导管头端是否有移位。充盈球囊时需要注意球囊导管张力，避免在充盈球囊过程中球囊前移或后移。

球囊充盈时填塞动脉瘤避免了弹簧圈突入载瘤动脉，同时将动脉瘤微导管卡压在球囊和血管内壁之间，提高了微导管的稳定性，有利于致密栓塞。在微导管稳定性提高的情况下，也可造成动脉瘤微导管头端活动度下降。在填塞弹簧圈时要注意微导管头端位置和活动度，缓慢填塞弹簧圈，让弹簧圈在动脉瘤内寻找空间，避免弹簧圈造成动脉瘤局部张力较高，导致动脉瘤破裂出血。尤其是在球囊辅助栓塞小动脉瘤时，由于动脉瘤腔内空间较小，微导管和弹簧圈在动脉瘤腔内回旋余地小，弹簧圈对瘤壁压力大，此种情况下，在球囊封堵时可以选择部分充盈球囊，留有一定的空隙，便于微导管张力调整。造影发现动脉瘤破裂出血，应立即充盈球囊起到止血作用。

弹簧圈完全进入动脉瘤腔内后，排空球囊内造影剂，造影确定弹簧圈稳定并且不影响载瘤动脉后，方可以解脱弹簧圈。重复以上操作，即充盈球囊→缓慢填塞弹簧圈→排空球囊内造影剂→确定弹簧圈稳定→解脱弹簧圈，直至造影显示动脉瘤填塞满意。反复充盈球囊可以使弹簧圈填塞更致密。

解脱收尾弹簧圈后，在球囊部分充盈的情况下，轻轻撤回动脉瘤微导管。

排空球囊后如有部分弹簧圈突入载瘤动脉，可以再次充盈球囊将弹簧圈挤回动脉瘤腔内。如果使用 Scepter 球囊，利用其双腔球囊的特点，还可以通过球囊导管释放 LVIS Jr 支架作为补救措施。

充分排空球囊内造影剂后，造影确认弹簧圈稳定，回撤球囊导管。

避免过度充盈球囊，减少血管痉挛和血管内膜损伤风险。球囊辅助栓塞的特有优势是对于术中可能出现的动脉瘤破裂事件，球囊能够第一时间有效阻断血流进入破裂动脉瘤内，起到控制动脉瘤出血的作用，为后续填塞赢得时间或促使动脉瘤内血栓形成。

七、血流导向装置（Tubridge®）置入技术

1. 适应证

颈内动脉及椎动脉未破裂囊状动脉瘤，动脉瘤瘤颈 ≥ 4 mm 且瘤体最大径 ≥ 10 mm。

2. 治疗前准备

股动脉置鞘：单独置入血流导向装置（flow-diverter，FD）时，动脉瘤位置接近颅底，并且血管条件较好时可以直接使用 6 F 的导引导管（Envoy®）；动脉瘤位置接近颈内动脉分叉部时，选择 6 F 长鞘 + 6 F 中间导管（Navien™ 等）；需要弹簧圈辅助时，可以置入 7 F 长鞘 + 5 F 中间导管（Navien™ 等）或 5 F 的导引导管（Envoy®），动脉瘤微导管直接从长鞘进入动脉瘤腔。

导引导管或中间导管应尽可能接近动脉瘤。

3D-DSA 后，按照动脉瘤部位、瘤颈宽度、动脉瘤远近端血管直径和血管迂曲程度选择合适的 FD。根据瘤颈两端正常血管中较粗一端的直径来决定选择支架的直径。支架长度：瘤颈宽度（mm）× 1.5 + 远端（5 ~ 10 mm）+ 近端（5 ~ 10 mm）。瘤颈越宽，支架头尾两端需要的覆盖的长度越长，颈宽的动脉瘤宜选择更长的支架。

3. 治疗过程（图 2-2-19）

血流导向装置置入技术要求较高，不同的 FD 释放要求也不同。本节主要介绍 Tubridge® 的置入技术。微导丝将血流导向装置微导管（T-Track）送至动脉瘤远端，T-Track 头端需要超过瘤颈远端 30 ~ 50 mm。由于 T-Track 直径达到 3 F，需要支撑力较强的微导丝来引导。

将 Tubridge® 导入鞘头端送入 Y 阀，锁紧 Y 阀，通过加压滴注水化支架，确认导入鞘尾端有液体流出。

缓慢推送输送导丝将 Tubridge® 支架推进 T-Track 微导管，待输送系统标记带尾端到导入鞘尾端时，撤出导入鞘。标记带尾端进入 Y 阀时开始透视，继续推送输送导丝，直至 Tubridge® 显影头端与 T-Track 显影头端平齐。

固定输送系统，缓慢回撤 T-Track，至 T-Track 头端标记点与输送系统导丝头端显影点重叠，继续回撤 T-Track，释放 Tubridge® 呈 "V" 形张开

血流导向装置
栓塞大动脉瘤

状态，回撤整体输送系统至支架预设锚定位置。前推 T-Track 保持微导管张力，缓慢推送 Tubridge® 呈 "U" 形，此时实现 Tubridge® 头端锚定贴壁。支架头端需要锚定足够的长度（5 ~ 10 mm），避免在释放过程中支架后移甚至支架头端掉入动脉瘤内。

Tubridge® 释放全程都需特别缓慢，保持 T-Track 位置在载瘤动脉的 "中轴线" 上。

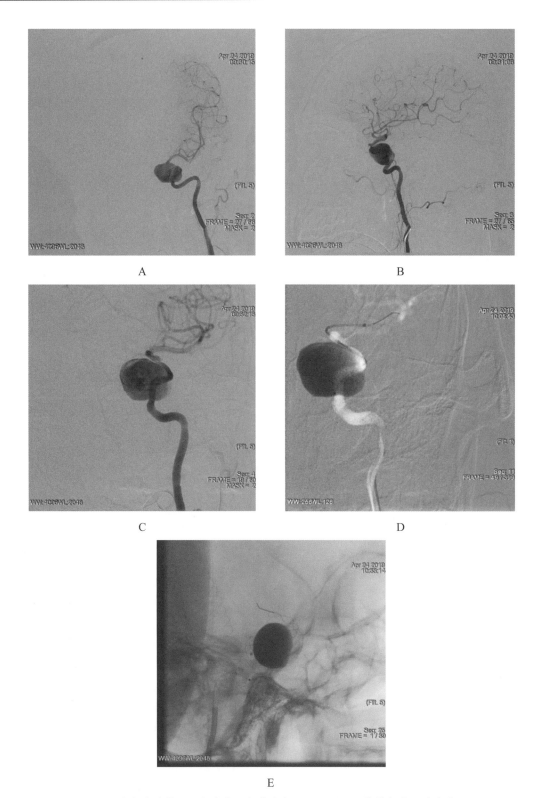

A，B，C—多角度造影示颈内动脉巨大动脉瘤；D—T-Track 导管超选至动脉瘤远端；
E—支架完全打开后瘤内造影剂滞留明显

图 2-2-19　Tubridge® 治疗巨大动脉瘤

在 Tubridge® 跨越瘤颈口时，需保持 T-Track 的张力合适，避免张力过大或释放过快，特别是在跨越较宽瘤颈时尤其要注意，以避免支架陷入动脉瘤腔内。必要时可以选择弹簧圈辅助，用于支撑瘤颈处 Tubridge® 的释放。

当 T-Track 头端标记点接近输送系统尾端时，需要回撤微导管 T-Track 的张力，利用支架镍钛合金材质的弹性推出 Tubridge® 尾端，让其回弹贴壁。DSA 多角度造影，根据头尾段两个显影丝的距离判断支架两端打开情况，根据中间显影丝截距判断支架的疏密程度。确认支架打开、贴壁情况后，在不担心 Tubridge® 移位的情况下，常规重新推送导丝将 T-Track 通过支架送至远端血管。若怀疑贴壁不良，可采用"J"形导丝支架内"按摩"技术或采用球囊成形术辅助支架贴壁。

尽管支架在释放至可回收显影点前可以回收，但是还是要尽量避免在术中回收支架。

大型动脉瘤采用 FD 治疗，解决了传统介入治疗难以克服的占位效应，同时操作简便，故 FD 是大型动脉瘤较为理想的治疗方法。从临床应用看，FD 的适应证有逐渐扩大的趋势：从治疗未破裂动脉瘤到治疗破裂动脉瘤，从治疗颈内动脉动脉瘤到治疗远端动脉瘤。FD 也比较适合复发动脉瘤、梭形动脉瘤以及假性动脉瘤等难治性动脉瘤的治疗。理论上使用 FD 治疗动脉瘤不需要瘤腔内填塞弹簧圈，但对于破裂动脉瘤、有射血征的动脉瘤可以使用弹簧圈来辅助 FD，达到更好的治疗效果。FD 治疗的动脉瘤需要较长时间才能完全栓塞，在动脉瘤完全闭合前仍有出血风险。

八、覆膜支架置入技术

1. 适应证

颈内动脉和椎动脉的创伤性、假性动脉瘤，其他方法难治的颈动脉和椎动脉动脉瘤，颈内动脉海绵窦段以下动脉瘤，血泡样动脉瘤。

2. 治疗前准备

导引导管到达目标血管。如果血管迂曲或动脉瘤位于颈内动脉后交通段，可以使用中间导管。覆膜支架较其他支架需要更强的支撑通道，甚或中间导管需要越过动脉瘤颈至载瘤动脉远端。

根据 3D-DSA 选择工作角度，多角度测量动脉瘤远近端血管直径、动脉瘤瘤颈宽度。选择合适支架，支架直径应和载瘤动脉支架相匹配或支架直径不超过载瘤动脉 0.5 mm。支架直径不能小于载瘤动脉直径，避免出现贴壁不良情况。同样也不应过大，避免撑破载瘤动脉。在载瘤动脉迂曲的情况下，应用 2 枚短支架贴壁效果要优于应用 1 枚长支架。支架长度应超过瘤颈口 2～3 mm，在满足治疗的前提下尽可能选用短支架。

3. 治疗过程（图 2-2-20）

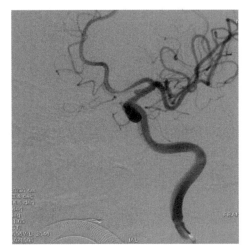

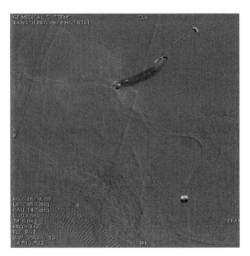

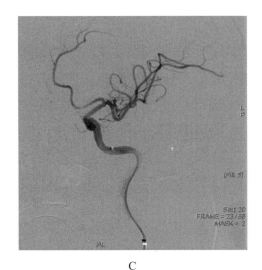

A—造影见颈内动脉上壁宽颈血泡动脉瘤；B—球囊充盈过程；C—支架完全打开后动脉瘤不显影

图 2-2-20　覆膜支架治疗血泡动脉瘤

选择合适 Willis® 支架，去掉 Willis® 系统远端的保护套和衬丝，在肝素盐水中水化 1 min。

压力泵装入稀释后的造影剂，接上三通阀，将三通阀与 Willis® 尾端相接，抽负压排空输送系统内的空气。

微导丝后端穿上覆膜支架系统，旋开 Y 阀阀门，将 Willis® 送入 Y 阀时避免刮擦支架。

在路图指引下，沿着微导丝将 Willis® 送至动脉瘤瘤颈处。由于 Willis® 通过性较差，通过血管弯曲时阻力较大，需要缓慢、持续推进。如果支架超过预定血管位置，可先回撤微导丝，再将支架和微导丝整体回撤。如患者血管迂曲，可以使用 6 F 长鞘 + 5 F Navien™，用常规支架微导管将 5 F Navien™ 送至动脉瘤远端，Willis® 送至 5 F Navien™ 头端后，固定 Willis® 回撤中间导管，缓慢将 Willis® 回撤至瘤颈口处。在整个支架输送过程中需要全程关注微导丝头端张力，避免头端张力过大而前跃刺破远端血管。

Willis® 通过弯曲血管时会造成血管移位，Willis® 在瘤颈口处定位后，需要多角度造影确认位置，缓慢扩张球囊，1 atm/min（1 atm = 101 325 Pa），第一次可将压力扩张至 5 atm，持续 10～20 s，压力泵负压抽吸排空球囊。造影确认动脉瘤是否显影，如仍有内漏发生，可再次缓慢充盈球囊至 6 atm，最高不能超过 8 atm。如因瘤颈覆盖不全出现内漏，需要再上一枚 Willis® 完全覆盖瘤颈。

DSA 确认动脉瘤被完全隔绝后，充分排空球囊，缓慢回撤整个系统。如果回撤阻力较大，可以再次轻轻打起球囊再完全排空球囊后回撤整个系统，多可顺利回撤。

覆膜支架能把动脉瘤隔绝于血液循环之外，瘤囊内没有填塞材料，可以减轻巨大动脉瘤的占位效应。整个过程主要在载瘤动脉内操作，降低了术中动脉瘤破裂的风险。载瘤动脉血流得以保持，血管管腔得到重建。覆膜支架有时难以通过迂曲血管，导致到位失败，故瘤颈口所在载瘤动脉部位应当平直，不能太迂曲，便于支架打开和贴壁。如支架选择不当，有可能造成贴壁不良和内漏。分支闭塞是覆膜支架难以回避的问题，因此在有重要穿支血管的部位不适宜应用覆膜支架。对于眼动脉段动脉瘤，应用覆膜支架前应先行球囊闭塞试验，观察颈外动脉对眼动脉的代偿情况，如果代偿不佳则不应使用覆膜支架。

九、Onyx 胶栓塞技术

1. 适应证
大型和巨大型动脉瘤。

2. 治疗前准备
术前详细研究 3D-DSA，选择能清晰显示瘤颈、瘤体及载瘤动脉走向的切线位工作角度，多角度仔细测量动脉瘤大小，观察动脉瘤形态。3D-DSA 后，按照动脉瘤部位、瘤颈宽度和动脉瘤远近端血管直径选择合适的封堵球囊。侧壁动脉瘤一般选择顺应性的 HyperGlide 球囊和 Scepter C 球囊，此类球囊稳定性好，工作长度较长。分叉部动脉瘤选择超顺应的 HyperForm 球囊和 Scepter XC 球囊，超顺应球囊可以依不同的血管形态成形。

球囊直径应和载瘤动脉直径相匹配。

3. 治疗过程

根据术前测量结果选择具有较长工作长度的封堵球囊，微导丝将封堵球囊送入载瘤动脉内，球囊两端跨越瘤颈口。

经导引导管送入塑形的动脉瘤微导管至动脉瘤腔。用造影剂缓慢充盈球囊，封堵瘤颈口。用 1 mL 注射器经动脉瘤微导管推注少量造影剂，确认无造影剂从动脉瘤内泄露至载瘤动脉。

笔者习惯选择合适的成篮圈在动脉瘤内成 1~2 袢后，用造影剂缓慢充盈球囊，封堵瘤颈口。动脉瘤内疏松填塞几枚弹簧圈。由于弹簧圈易被血流压缩，该技术可以有效整合弹簧圈的支撑性和 Onyx 胶的流动性及致栓性。在使用弹簧圈的基础上注入 Onyx 胶，胶体就好似混凝土，弹簧圈类似于钢筋，两者结合就像钢筋混凝土一样融为一体，强度和抗压度全面提高。

通过动脉瘤微导管缓慢注射 Onyx 胶（0.1 mL/min），空白路图下观察 Onyx 胶的弥散，注射 2 min 后，停止 3 min，排空球囊内造影剂后，恢复前向血流 2 min，造影确认动脉瘤栓塞情况。如动脉瘤仍有显影则重复上述过程，直至 Onyx 胶逐渐向瘤颈处弥散，此时注胶要更加小心，避免胶溢出至载瘤动脉内。造影显示动脉瘤完全不显影时，等待 5 min 让 Onyx 胶完全固化，部分充盈球囊后缓慢退出微导管。一旦开始注射 Onyx 胶，微导管就不能再调整位置。缓慢、间歇注射 Onyx 胶和球囊有效封堵瘤颈是防止 Onyx 胶溢出的关键因素。也有术者不向动脉瘤腔内填塞弹簧圈而直接注胶。还有术者采用支架结合 Onyx 胶栓塞动脉瘤，也取得了不错的效果。

注胶前将微导管尽量置于动脉瘤顶部，远离瘤颈口，避免早期注胶时 Onyx 胶提前向瘤颈口弥散。Onyx 胶需要振荡 20 min，混匀 Onyx 胶中显影的钽粉颗粒；注胶的微导管在注胶前需要用二甲基亚砜（DMSO）预先充填，避免 Onyx 胶在微导管内提前接触水、造影剂或血液而固化，堵塞微导管。Onyx 胶虽然提高了大动脉瘤的完全栓塞率，但操作较为复杂，如何避免 Onyx 胶溢出载瘤动脉是操作的关键。

十、载瘤动脉闭塞技术

1. 适应证

椎动脉夹层破裂动脉瘤（非优势侧椎动脉并且瘤体上没有重要分支血管）、末梢段动脉瘤、大型和巨大型动脉瘤。

2. 治疗前准备

6 F 导引导管适合大多数动脉瘤栓塞情况，单纯闭塞载瘤动脉也可用 5 F 导引导管。

术前详细研究二维造影和 3D-DSA，避免漏诊微小动脉瘤。选择能清晰显示瘤颈、瘤体及载瘤动脉走向的切线位工作角度，必要时选择多个工作角度以便同时观察瘤颈与载瘤动脉关系及微导管在瘤腔的位置、弹簧圈成祥情况，兼顾动脉瘤、载瘤动脉及指引导管末端。

3. 治疗过程（图 2-2-21）

仔细研究 3D-DSA 造影，多角度测量动脉瘤和载瘤动脉直径，选择合适工作角度。

闭塞载瘤动脉直径在 2 mm 以上时，可行球囊闭塞试验（BOT）。患者先局麻，用微导丝将不可脱封堵球囊送至载瘤动脉内，充盈球囊，可从对侧颈内动脉或椎动脉造影，观察同侧血管是否代偿良好。球囊闭塞载瘤动脉持续 20～30 min 后若患者无头晕、肢体功能障碍和言语障碍等神经功能障碍时，撤出球囊，患者全麻后再行载瘤动脉闭塞。如球囊闭塞载瘤动脉后患者出现言语迟缓、肢体无力及头晕等症状与体征，则立即停止试验，提示侧支循环代偿不良，颈内动脉闭塞手术无法进行。但是 BOT 试验约有 2%～22% 的假阴性率，经颅多普勒监测可进一步降低其风险。

按照动脉瘤指向与载瘤动脉关系，用蒸汽将微导管塑成理想的形状。

在路图指引下，通过微导丝将微导管超选至动脉瘤腔处。部分末梢段动脉瘤由于血管迂曲，常规弹簧圈微导管很难到达动脉瘤腔，可以选用漂浮微导管到位后注胶或 Headway Duo 微导管到位后填塞弹簧圈。

测量动脉瘤的大小，观察动脉瘤形态，慎重选择合适的三维成篮圈，条件许可情况下弹簧圈尽可能略大一些，有利于贴壁成篮。按照直径递减原则，依次填塞填充圈并解脱，直至动脉瘤或载瘤动脉不显影。闭塞载瘤动脉时应由动脉瘤腔内开始填塞，但是弹簧圈不应只局限于载瘤动脉内，而应向动脉瘤的载瘤动脉近心端延伸一段，确保动脉瘤的流入道被确切闭塞。

支架辅助技术的大量应用使得大部分复杂动脉瘤可以在保留载瘤动脉的情况下得到栓塞治疗。然而在某些情况下，谨慎评估证明侧支循环充分，对于复杂动脉瘤闭塞载瘤也是一种简便、安全和有效的治疗手段。

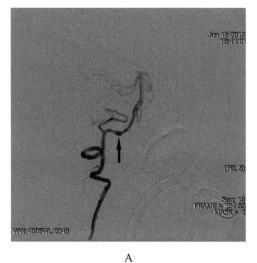
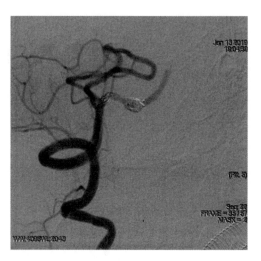

A   B

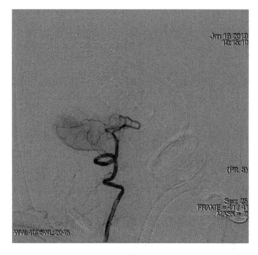

C

A—造影见右侧小脑后下远端夹层动脉瘤；B—微导管超选至小脑后下动脉远端，采用弹簧圈闭塞右侧椎动脉；C—造影见右侧小脑后下动脉未受影响，远端闭塞

图 2-2-21　载瘤动脉闭塞治疗右侧椎动脉破裂夹层动脉瘤

第三节 颅内外血管栓塞技术

一、材料

1. 导引导管

血管畸形或硬脑膜动静脉瘘患者相对年轻，血管条件较好，常规 6～8 F Envoy® （Cordis）多可满足需求。

2. 微导管

动脉栓塞微导管可以分为两类：一类是血流导向微导管（漂浮微导管），包括 Marathon 漂浮微导管（Ev3）、Magic 系列微导管（BALT）、Apollo™头端可解脱微导管 （Ev3）、SONIC 头端可解脱微导管（BALT）；另外一类是兼容 Onyx 胶需要微导丝导向的 微导管，目前在临床使用较广泛的是 Echlon™10（Ev3）。

Marathon 漂浮微导管头端外径只有 1.3 F，极其柔软，推进性非常好，头端有可视标 记，是目前注胶最常用微导管之一，死腔容积 0.23 mL。

Magic 系列微导管依供血动脉长度可以选择 Magic STD、MP 或 PI，按供血动脉直径 可以选择 1.8 F、1.5 F 或 1.2 F 微导管。

Apollo™头端可解脱微导管（Ev3）远端外径 1.5 F，头端可解脱长度有 1.4 cm 和 3.0 cm 两种规格，死腔容积 0.23 mL。头端可解脱微导管允许更长的安全反流区，可增加 胶在畸形团内的弥散能力，提高治愈性栓塞比例；同时回撤微导管更加安全，可降低体 内留管风险，提升手术安全性。

Echlon™10（Ev3）内腔较大（内径 0.017 英寸），外径较小（头端外径 1.7 F），有直 头微导管和预塑形微导管，国内应用预塑形微导管以头端 45° 和 90° 为主。Echlon™10 较 漂浮微导管偏硬，在血管栓塞中适用于供血动脉粗大且迂曲程度较轻的大型颅内动静脉 畸形（AVM），以及有颈外动脉分支血管供血，特别是脑膜中动脉参与供血的病例。通过 Echlon™10 不仅可以注射 Onyx 胶，还可以填塞弹簧圈。

3. 微导丝

Mirage.008（Ev3）微导丝头端直径 0.008 英寸，无创，有一定可塑性，与漂浮微导 管配合使用，适合应用在远端和迂曲血管中。

Silverspeed 10（Ev3）头端显影线圈长度 10 cm，直径 0.010 英寸，头端柔软无创， 可以到达末梢段血管。

Traxcess 14（MV）头端较细，直径为 0.012 英寸，不仅可以引导 Echlon™10 微

导管，还可以通过漂浮微导管。需要注意的是，通过比较迂曲的血管后，Traxcess 14（MV）在漂浮微导管内会有卡顿，造成微导丝前进或回撤困难，此时需微导丝和漂浮微导管整体后撤。

4. 液态栓塞剂

用于颅内外血管栓塞的液体栓塞剂有 NBCA、Glubran 胶和 Onyx 胶等。

α-氰基丙烯酸丁酯（n-butyl cyanoacrylate，NBCA）（Cordis Neurovascular，Miami Lakes，FL，USA）是一种液态永久性栓塞剂，进入体内与血液接触后即发生聚合凝固。其聚合时间受多个因素影响，包括温度、与超液化碘油配比浓度、血流速度、注射速度，增加超液化碘油和冰醋酸的量可延长其聚合时间。NBCA 具有黏附性，易引起导管血管内粘连。此外，NBCA 弥散性能极佳，容易进入"危险吻合"和引流静脉。NBCA 需要快速注射，短时间就得停止和评估结果；一旦发现反流必须立即拔管，防止粘管；可控性差，在畸形团内弥散不充分，限制了其在血管畸形栓塞中的应用。NBCA 加入碘油可使栓塞剂显影，同时减慢了聚合的速率，聚合反应的速率随着加入碘油量的增加而逐渐减慢。NBCA 胶的浓度约为 20% ~ 50%，NBCA 胶的浓度越高，聚合速度越快。

Glubran（NBCA-MS）胶是由意大利 GEM 公司生产的一种黏附性液体栓塞材料，是在 NBCA 的基础上增加一个 2- 甲基苯乙烯基团而成。与 NBCA 相比，Glubran 胶的主要优点是聚合时间较 NBCA 延长，由原来的 15 ~ 40 s 延长到 60 ~ 90 s，从而为 Glubran 胶弥散栓塞畸形血管团提供了宝贵的时间窗，降低了以往栓塞用胶过早聚合导致微导管黏附血管的风险。Glubran 胶的优点在于可与碘化油调配为浓度不同的胶，但因其快速聚合的特点，在胶的瞬间弥散、注射技巧以及拔管时机等方面对术者提出了更高的要求。虽然低浓度 Glubran 胶的弥散性较好，但在栓塞过程中进入引流静脉的概率也增加，可能增加术中及术后发生脑出血的概率。

在颅内血管畸形栓塞中得到广泛应用的由 EV3 公司生产的 Onyx 胶是非黏性的液体栓塞材料，由乙烯 - 乙烯醇聚合物（EVOH）、二甲基亚砜（DMSO）溶剂和微粉化钽粉组成，接触血液、盐水或造影剂沉淀凝结，溶剂弥散，形成一种海绵状聚合物结构，最外层形成固态，中间仍有液态聚合物流动。Onyx 胶有 Onyx 18、Onyx 20 和 Onyx 34 三种规格，临床最常用的 Onyx 18 的聚合速度慢于 Onyx 20 和 Onyx 34。DMSO 进入血液循环被组织吸收，80% 一周内由肾脏排出。与 NBCA 不同的是，Onyx 胶凝结的速度较慢，可以缓慢注射，借由导管内的推注力向前移动，可控性较好，并且能根据压力梯度从压力高的地方向压力低的地方弥散，在畸形团内弥散性更好。当注胶过程中发现 Onyx 胶进入引流静脉或反流至供血动脉，可以通过短暂停止注胶，等待 Onyx 胶硬化，使得 Onyx

胶前进的阻力增大，从而改变 Onyx 胶在畸形团内流动的方向。Onyx 胶本身的这一特点扩大了 AVM 介入栓塞治疗的适用范围。在术中能够实现反复造影，方便术者及时判断 AVM 的栓塞程度。在 Onyx 胶应用于临床后，经静脉途径栓塞的介入栓塞技术成为可能。

5. 可解脱弹簧圈

弹簧圈在血管畸形和硬脑膜动静脉瘘栓塞中主要应用于栓塞高流量动静脉瘘、合并的动脉瘤、"高压锅"（pressure cooker）技术和经静脉途径栓塞。可解脱弹簧圈最适用于较粗供血动脉血管畸形的辅助栓塞。根据要栓塞的动脉的大小，通常选择一个三维可解脱弹簧圈作为第一个圈。

根据超选择性血管造影或引导导管造影估计的供血动脉的大小来选择能满足直径要求的最长的可解脱弹簧圈。该线圈可在供血动脉内操作，以到达最佳位置。透视下非分离线圈的显示可为其在动脉内的稳定性提供指示。在第一个线圈分离后，引入较长的直径类似于动脉的软弹簧圈。在导入几个线圈并建立了一个相对稳定的点后，部署一个或多个液体线圈。当弹簧圈充分减缓了 AVM 供血血流速度后，注射 NBCA 就可以完全阻断畸形血管团。通常情况下，NBCA 注射液可诱发低血压（收缩压 < 90 mmHg），减少 NBCA 通过瘘管进入静脉系统的风险。

6. 不可脱球囊导管

EV3 公司的 HyperForm 和 HyperGlide 球囊为单腔球囊，需要导丝在球囊内封堵才能充盈球囊，通过回撤微导丝或注射器抽吸来卸掉球囊内的造影剂。它在颅内血管栓塞中主要应用于动脉端阻断血流或动脉保护作用。MV 公司的 Scepter 系列球囊为双腔球囊，导丝内腔和充盈/释放造影剂内腔独立分开，微导丝操作较单腔球囊更方便，不需要将球囊退出就可以进行导丝重新塑形或交换导丝。双腔球囊除了动脉端阻断血流或动脉保护作用外，另一个优势是可以在封堵血管情况下通过球囊导管注射 Onyx 胶。Scepter C 球囊是顺应性球囊，充盈后球囊直径为 2 ~ 4 mm。Scepter XC 球囊是超顺应球囊，充盈后球囊直径为 2 ~ 6 mm。

二、栓塞前准备技术

（一）动脉置鞘

采用 Seldinger 技术置入股动脉鞘，对于弓形及以下血管迂曲、超选右侧椎动脉和右侧颈内动脉困难患者，可以穿刺桡动脉置鞘。

（二）导引导管到位方法

1. 脑动静脉畸形栓塞技术

【适应证】

深部脑动静脉畸形，功能区和巨大脑动静脉畸形，伴有动脉瘤动静脉瘘等，巨大脑动静脉畸形开颅术前栓塞，患者拒绝开颅手术。

【禁忌证】

全身情况不能耐受麻醉，栓塞技术不能达到治疗目的，患者和家属拒绝栓塞治疗。

【术前造影评估】

AVM 患者术前均需行 6 根血管的全脑血管造影，仔细评估 AVM 部位、大小、供血动脉、畸形团结构、引流静脉等所有影像学信息，充分认识 AVM 血管构筑学，判断畸形团内有无动脉瘤，供血动脉上有无血流相关性动脉瘤、瘘和静脉狭窄等高危出血因素。在 3D-DSA 上仔细观察，寻找合适的工作角度。理想的工作角度能够良好显示供血动脉至畸形团路径、畸形团和引流静脉起始端。

栓塞前需要明确栓塞目的和制定栓塞计划。栓塞包括治愈性栓塞、分次栓塞、靶向性栓塞、开颅手术前栓塞、放射治疗前栓塞和姑息性栓塞等。

畸形团有以下特点时尽可能做到治愈性栓塞：畸形团的体积＜6 mL，或畸形团最大直径≤ 3 cm 者；供血动脉的支数少（≤ 2 支）、供血动脉直径粗（≥正常血管直径 2 倍）的畸形；病灶位置表浅与位于非功能区的 AVM（位置表浅的 AVM 供血动脉直径相对更大，故微导管更容易到达畸形团；非功能区的 AVM 介入栓塞治疗风险较低）；Spetzler-Martin 级别低的 AVM 患者更适合接受治愈性栓塞治疗；瘘型 AVM 较单纯丛型 AVM 更容易获得治愈性栓塞，因为瘘型 AVM 中动静脉直接沟通，从技术层面讲，更容易进行完全栓塞；单一供血单元的 AVM 较具有多个供血单元的 AVM 更容易获得治愈性栓塞。

对于不能治愈性栓塞的破裂 AVM，术前需要明确出血原因。容易造成 AVM 出血的原因有畸形团内血管破裂、静脉血管破裂、动脉瘤破裂、静脉狭窄和静脉血栓形成等。栓塞治疗 AVM 的目的为堵塞 AVM 的畸形血管团和供血动脉，栓塞高流量瘘口，治疗畸形团内或与其血流动力学相关动脉瘤，降低畸形出血风险。

开颅术前栓塞应优先栓塞手术中不易到达的深部供血动脉。如深部供血动脉直径纤细，微导管到达困难，也可通过表浅血管栓塞畸形团，缩小畸形团体积。脑膜脑动静脉畸形或有颈外动脉分支，特别是脑膜动脉血管参与供血的 AVM，应优先栓塞脑膜动脉等颈外动脉分支，避免在后续开颅过程中出现灾难性大出血。

大型高流量 AVM 栓塞时，需要控制一次治疗的栓塞体积并进行术后控制性降压，否则有出现正常灌注压突破的危险。

2. 单微导管动脉栓塞术（图 2-3-1）

动静脉畸形
栓塞

本部分主要以使用 Marathon 微导管和 Onyx 胶为例。

微导丝引导 Marathon 微导管进入导引导管。

微导丝辅助下超选目标供血动脉，在接近畸形团时，回撤微导丝至微导管内，借助血流导向将微导管送入畸形团。避免微导丝进入畸形团，预防其刺破畸形团导致出血。对供血动脉迂曲或血流较小、微导管难以到位者，除可采用微导丝辅助外，还可采用微导管头端重新塑形以改变原有曲度，颈内动脉供血时压迫对侧颈动脉增加血流，导引导管内快速推注等渗盐水等方法增加微导管到位成功率。

微导管造影确认头端位置，头端一定要位于畸形团内并确保在手术过程中能清楚地看清反流。如微导管头端不能到达畸形团内，则胶进入畸形团内弥散能力会下降，而且单纯闭塞供血动脉对畸形的长期治愈并无益处。

注射 DMSO 前，微导管尾端接上 1 mL 注射器，使用生理盐水冲洗微导管，置换出造影剂，生理盐水用量至少 6 mL。

冲洗后笔者常规缓慢注射稀释 10 倍的利多卡因 1 mL，这样可以减轻 DMSO 造成的使心率和血压下降的三叉反射，严重的三叉反射会导致心搏骤停。

立即接上抽满 DMSO 的注射器，缓慢推注以排除微导管内的生理盐水，让 DMSO 充满微导管死腔。Marathon 微导管死腔体积是 0.23 mL。

先用剩余的 DMSO 充溢微导管尾端，用白色专用注射器抽吸 1 mL Onyx 胶，排空气泡后，再接在微导管尾端。

空白路图下以 0.16 mL/min 的速度缓慢注射 Onyx 胶进入畸形团，速度不能超过0.3 mL/min。

观察 Onyx 胶在畸形团内的弥散，如 Onyx 胶有反流或提前进入引流静脉，需要暂停30 s～2 min。再重复注胶过程，即注胶→反流→暂停→再注胶。由于 Onyx 胶依靠压力流动，因此经常依靠一定的反流产生阻断效应，提供向前弥散的足够动力，以较好地弥散和铸型。根据路径血管的粗细和迂曲程度估计好安全拔管所允许的反流长度，一般情况下 Onyx 胶反流要控制在微导管头端 1.5 cm 以内，以免造成拔管困难。在注胶过程中应时刻关注反流，既要避免反流过多造成拔管困难，也要避免反流未到预先设定位置而提早拔管，失去栓塞更多畸形团的机会。

推注 Onyx 胶期间可以多次造影确认 AVM 栓塞情况，如已完全栓塞或达到术前栓塞计划可以拔管。在畸形团被完全栓塞之前，要避免提前栓塞引流静脉。畸形团部分栓塞时，一定要保证主要引流静脉不受影响。治愈性栓塞的影像结果是畸形团和引流静脉起始端被胶完全铸型，而正常的动脉没有闭塞。

如果术前使用肝素，我们先用鱼精蛋白中和肝素。拔管前轻轻抽吸注射器，将微导管回撤拉直，保持张力，等待数秒，再缓慢回撤微导管，逐渐增加微导管张力，此时可见供血动脉被拉直，继续保持直至微导管头端与Onyx团分离，拔出微导管。如果在张力较大且保持一段时间的情况下，微导管仍未与Onyx团分离，可以将微导管回送，释放部分张力，停留一段时间后再次重复上述拔管过程，多可顺利拔出。拔管过程一定要缓慢，有时会持续较长时间，必须耐心，切忌暴力快速拔管导致畸形团或供血动脉被拉破出血。

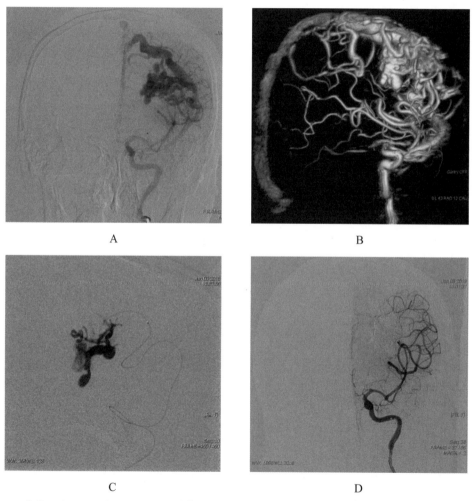

A

B

C

D

A—造影示左侧大脑半球巨大动静脉畸形；B—3D展示供血动脉多为左侧大脑中动脉软膜支，
多引流至上矢状窦；C—微导管超选到动静脉畸形，注胶过程见粗大引流静脉铸型；
D—术后即刻造影见畸形不显影

图 2-3-1 动脉途径栓塞动静脉畸形

为了保证Onyx弥散良好，微导管头端应嵌入畸形团内或位于供血动脉最接近畸形团处。合适的工作角度可以较好地观察 Onyx 胶的反流、在畸形团中以及引流静脉的起始段的弥散。栓塞全过程始终要保留一个可以较好地显示畸形团造影图像的参考图，必要时可以在屏幕上做好相应的标记，包括供血动脉及其重要分支、微导管头端位置、畸形团范围和引流静脉等。注胶等待过程不能超过 2 min，避免胶在导管内凝结，堵塞微导管。若推注 Onyx 胶阻力增加，微导管头端没有 Onyx 胶弥散出来，需要高度怀疑微导管堵塞，不能暴力推注，避免微导管破裂造成不良后果。在注射 Onyx 胶过程中，不要移动微导管。

微导管头端远离畸形团或微导管超选细小分支供血动脉，Onyx 胶不能很好地弥散进入畸形团时，或微导管头端位置的近端有分支血管，不能允许反流时，可推注 Glubran 胶进行栓塞。采用 Glubran 胶栓塞时，根据血流动力学情况，配伍合适的 Glubran 胶浓度（11% ~ 33%），在空白路图下，用 1 mL 注射器抽取 Glubran 胶通过微导管缓慢持续注入畸形团内，使胶向畸形团内弥散。密切关注胶的走行，一旦铸型满意或出现反流，迅速拔出微导管，避免粘管或过早栓塞引流静脉，造影确认畸形团栓塞程度。对于多支动脉参与供血的 AVM，先选择流量大的供血动脉进行栓塞，再通过其他供血动脉栓塞畸形团。

使用头端可解脱微导管注胶栓塞时，由于微导管头端至解脱点尚有一定的距离，这就允许胶的反流长度可以适当延长，避免了过度用力拔管引起的血管损伤等并发症。可解脱微导管让注胶过程更从容，能够保证更多的胶在畸形团内弥散，提高动静脉畸形的治愈率。在使用可解脱微导管的过程中需要注意对解脱点的保护，在迂曲血管中，微导丝在微导管内前行通过解脱点时要特别轻柔，避免微导丝从微导管内破坏解脱点，导致微导管损害。在注胶过程中要控制注胶力度，避免注胶压力过大导致胶从解脱点溢出粘连导管，造成拔管困难或者误栓正常血管。

3. "高压锅"（pressure cooker）技术（图 2-3-2）

6 F 导引导管置于目标血管，导引导管末端接两个 Y 阀，分别供头端可解脱微导管和弹簧圈微导管进入。

在微导丝导引和血流导向下将用于注胶的头端可解脱微导管送至畸形血管团中，微导管造影确认头端位置，导引导管造影确保可解脱微导管解脱点远端没有重要分支血管。

在相同的路图指引下通过微导丝将弹簧圈微导管放置到相同的供应动脉中，弹簧圈微导管一般使用 Echlon™ 10，其末端放置于头端可解脱微导管的头端与解脱点之间，尽量靠近可解脱微导管头端。

根据 3D-DSA 测量供血动脉直径，使用合适的三维弹簧圈来栓塞供血动脉，并且调节弹簧圈的位置使其不超过注胶微导管的解脱点。填塞弹簧圈时注意弹簧圈张力的反馈，不宜过度填塞。

最后一枚弹簧圈解脱后，如微导管位置比较理想，即位于可解脱微导管头端与解脱点中间位置。可以通过 Echlon™10 微导管在空白路图指引下缓慢注入 Onyx 胶，Onyx 胶向畸形团内弥散则持续注胶，一旦出现 Onyx 胶反流，要控制在可解脱微导管解脱点的远端。弹簧圈和胶的混合物在供血动脉中形成一个稳定的塞子，此时可以拔出 Echlon™10 微导管。

生理盐水冲洗可解脱微导管后，DMSO 置换出可解脱微导管内盐水，通过可解

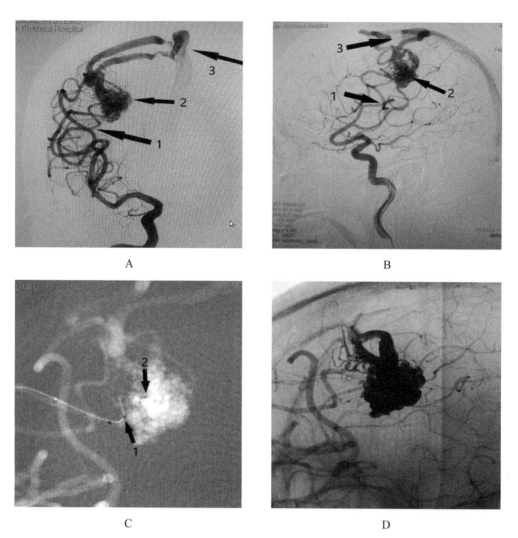

A，B—正、侧位造影见：1. 供血动脉位右侧大脑中动脉软膜支；2. 畸形团；3. 经大脑上静脉引流至上矢状窦。C—1. Echlon™10 导管头末端，用于释放弹簧圈或注胶增加近端压力；2. Marathon 导管超选至畸形团内注胶。D—栓塞后即刻造影未见引流静脉早显

图 2-3-2 "高压锅"技术治疗动静脉畸形

脱微导管注入 Onyx 胶。由于"弹簧圈 – Onyx 胶"塞子的存在，畸形团内压力较低，Onyx 胶更容易向畸形团内弥散和铸型，故无须担心胶的反流，注胶速度可以较快，注胶量也明显增加。

注胶过程中一旦发现 Onyx 胶流入正常脑动脉或过早进入引流静脉，必须停止推注，暂停 30 s，待部分胶固化后再开始推注，此时可以改变胶在畸形团内的弥散方向，可反复进行畸形团内的栓塞。在栓塞末期，一旦出现引流静脉闭塞，务必将残余的畸形团彻底栓塞，否则有导致脑出血的风险。

推注 Onyx 胶期间可以多次造影确认 AVM 栓塞情况，如已完全栓塞或达到术前栓塞计划可以拔管。回拉可解脱微导管给予的一定张力，微导管即可在解脱点断裂而顺利拔管。

由于在供血动脉中提前做了"弹簧圈 – Onyx 胶"塞子，降低畸形团内血流压力，可以以较快速度持续推注 Onyx 胶且无反流，避免不必要的动脉栓塞，也不必采用传统的注胶→返流→暂停→再注胶过程，明显缩短了 AVM 栓塞治疗时间，可缩短患者接受 X 线照射时间，减少患者射线暴露剂量。

4. 球囊辅助栓塞技术

6 F 导引导管置于目标血管，导引导管末端接 Y 阀，便于球囊导管通过。由于球囊导管柔软度和通过性较普通微导管差，为了保持良好的支撑力可以使用中间导管。

仔细分析术前造影的影像学表现，选择比较粗大且血管迂曲程度轻的供血动脉作为路径血管。

选择合适的 Scepter 双腔球囊，导丝内腔和充盈 / 释放造影剂内腔独立分开。1 mL 注射器抽吸用肝素盐水稀释至 50% 的造影剂，接上球囊内腔尾端接口，缓慢推注稀释造影剂排气，直至头端无微小气泡产生。球囊工作管腔体积是 0.46 ~ 0.48 mL。

在良好的工作角度下，微导丝引导双腔球囊导管进入供血动脉，头端尽可能接近畸形团，撤出微导丝。

球囊导管造影定位头端位置满意后，在路图指引下缓慢充盈球囊至球囊直径和动脉直径相匹配，再次球囊导管造影确认位置，同时分析球囊充盈前后造影的血流动力学改变。导引导管造影证实球囊封堵供血动脉。

在屏幕上标记球囊导管的近端和远端标记点，生理盐水冲洗球囊管腔，DMSO 置换生理盐水后，空白路图下开始推注 Onyx 胶，观察 Onyx 胶在畸形团内弥散。注胶过程中一旦发现 Onyx 胶过早进入引流静脉，必须停止推注，卸掉球囊内造影剂，造影确认畸形栓塞程度及引流静脉是否受影响。Onyx 胶沿着球囊壁反流时，再稍充盈球囊可以获得更好的封堵效果，减少反流。

推注 Onyx 胶期间可以多次造影确认 AVM 栓塞情况，如已完全栓塞或达到术前栓塞计划可以卸掉球囊内造影剂，轻轻抽吸球囊导管，在透视下缓慢退出球囊导管。

与 Onyx 胶相容的 Scepter 球囊导管能对 AVM 的血流进行控制，可以防止液体栓塞剂反流，从而有助于对 AVM 进行栓塞，提高治愈性栓塞比例。充盈的 Scepter 球囊可以保护供血动脉近畸形团段正常侧支血管，避免反流造成的误栓，提高栓塞的安全性。有效控制 Onyx 胶反流后，AVM 栓塞治疗时间明显缩短，医务人员和患者接受的射线量大大降低。球囊导管很难到达末梢段血管和细小的穿支血管，一般只能到达大脑前动脉 A3 段 / 大脑中动脉 M3 段和大脑后动脉 P3 段。即使是顺应性球囊，在小动脉中充盈也一定要缓慢，以避免造成血管夹层甚至血管破裂，还应避免在直径小于 2 mm 的血管中应用。选择球囊应尽量选择顺应性好和工作长度短的球囊，提高球囊导管到位成功率。

5. 静脉途径栓塞技术

经静脉途径栓塞 AVM 是一种逆行性栓塞技术，通过静脉途径使栓塞剂逆流，在畸形团内弥散，旨在完全闭塞病灶、提高治愈率和减少并发症发生率。该技术的使用将对 AVM 管理模式产生重大影响。目前，经静脉途径治疗的手术适应指征比较局限，主要适用于破裂、病变位置深、不易手术切除、供血动脉纤细、常规手段难以治愈的单支静脉引流的 AVM。畸形团直径一般要小于 2 ~ 3 cm，畸形团体积过大则难以完全栓塞。

静脉入路治疗 AVM 最大的挑战是如何使栓塞剂逆流并在畸形团内弥散，尤其对于伴有动静脉瘘的高流量 AVM。非黏附性液体栓塞材料 Onyx 胶在可控性方面要优于黏附性栓塞材料，更适用于静脉入路。

股动脉和股静脉分别置入 6 F 鞘。

将 6 F 导引导管置于畸形同侧的颈内动脉岩段的垂直段，栓塞椎基底动脉系统供血畸形时，将导引导管置于椎动脉颅外段远端第一个弯的近端。3D-DSA 后，测量供血动脉主干（大脑中动脉 M1 段、大脑前动脉 A1 ~ A2 段或椎基底动脉）直径，选择合适的封堵球囊。微导丝将封堵球囊置于供血动脉主干处。将中间导管送至引流静脉汇入静脉窦处。引流静脉汇入静脉窦时常形成锐角，超选引流静脉需要耐心和小心。应用静脉端"压力锅"技术，在微导丝辅助下将注射 Onyx 胶的头端可解脱微导管置入引流静脉靠近畸形团处，在微导丝配合下将输送弹簧圈的 Echlon™10 微导管送入引流静脉可解脱微导管解脱点之前。充盈动脉端封堵球囊，利用球囊辅助技术暂时阻断或降低血流量，降低畸形团内和静脉内的压力，促进液体栓塞剂在畸形团内弥散。在出现出血性并发症时，动脉端封堵还可作为保护措施。在引流静脉内先通过 Echlon™10 微导管填入弹簧圈后，再通过 Echlon™10 注胶，封闭引流静脉。注胶时要保持 Onyx 胶不超过头端可解脱微导管的解脱点，避免造成拔管困难，引起静脉损伤。通过可解脱微导管头端注射 Onyx 胶栓塞畸形团。由于引流静脉内弹簧圈和 Onyx 胶形成牢固的栓子，起到"楔子"的作用，在远心端形成高压，减少 Onyx 胶的反流，有助于其更好地向畸形团内弥散。注胶过程可间断卸掉动脉端封堵球囊内的造影剂，造影确认畸形团栓塞情况，直至畸形团完全不显影。缓慢回撤头端可解脱微导管，使其头端在张力状态下自然解脱，拔出降低畸形团内和静脉内的压力后，造影确认动静脉畸形无出血后再回撤动脉入路内的封堵球囊导管。静脉入路也可采用动脉端球囊封堵，引流静脉只置入注胶微导管进行栓塞。经静脉入路治疗 AVM 是一种正在不断完善的新兴治疗策略，通过对畸形团以及引流静脉进行栓塞达到治愈性栓塞的目的。经静脉入路治疗 AVM 一般需要动脉入路辅助。在经静脉入路栓塞 AVM 的过程中，超选及撤管时容易损伤引流静脉，尤其是深静脉系统，一旦受损后果严重。具有多支引流静脉的 AVM 不适合静脉入路栓塞，可能导致注胶时反流，不能完全栓塞畸形团，甚至可能引起肺动脉栓塞。目前经静脉入路栓塞技术主要用于比较复杂且手术切除风险较高的 AVM 患者。

6. 硬脑膜动静脉瘘栓塞技术

【适应证】

硬脑膜动静脉瘘（DAVF）的病因及发病机制相当复杂，是硬脑膜上供血动脉与引流静脉之间的短路。某些 DAVF 的治疗仍然是医学难题之一。DAVF 的理想治疗目的是永久、完全地闭塞硬脑膜动静脉壁上的瘘口、颅内血液循环恢复正常、控制无效分流、临床症状完全消失。临床上栓塞治疗的目的在于单纯栓塞治愈本病或缓解症状，或栓塞与手术和（或）立体定向放射治疗相结合。

以下情况需要积极治疗：① 有出血史；② 有难以忍受的颅内杂音；③ 进行性神经功能障碍；④ 有局部压迫症状；⑤ 颅内压增高；⑥ 有潜在的颅内出血、神经功能障碍风险。

急诊处理适应证：① 有皮质静脉引流伴出血；② 伴有多发静脉和静脉窦血栓形成或明显扩张；③ 海绵窦、中颅窝、前颅窝病变出现视力恶化；④ 颅内压增高或渐进性神经功能障碍。

【禁忌证】

① 全身情况不能耐受麻醉；② 目前栓塞技术不能达到治疗目的；③ 病人和家属拒绝栓塞治疗。

【术前 DSA 评估与血管内治疗策略】

充分了解症状、体征与病变的关系，包括意识状况、颅内压和脑积水程度等。海绵窦区术前要检查眼部体征。

选择性脑血管造影是目前确诊和研究本病的最可靠手段，DAVF 患者术前均需行 6 根血管的全脑血管造影。DSA 可以较好地显示 DAVF 本身所固有的特征，包括供血动脉，瘘口的部位、大小、是否多发等特点，静脉引流方式和途径，"危险吻合"等，还可以间接地反映瘘口血流量的大小及颅内血流动力学特征，为栓塞瘘口提供依据。

根据血管造影，DAVF 的供血动脉如下：病变位于前颅窝，其供血动脉为硬膜动脉及眼动脉分支筛前动脉，多向矢状窦引流；病变位于中颅窝，供血动脉常来自脑膜中动脉、咽升动脉、颞浅动脉或脑膜垂体干前侧支，静脉引流向海绵窦；病变位于横窦或乙状窦附近，供血动脉可来自脑膜垂体干、椎动脉脑膜支、脑膜中动脉、咽升动脉、耳后动脉、枕动脉及大脑后动脉，静脉引流向横窦或乙状窦。脑血管造影应注意有无"危险吻合"存在，常见的"危险吻合"有：脑膜中动脉颅底组前支或前组与眼动脉脑膜回返支的吻合，脑膜中动脉与颈内动脉的吻合，脑膜中动脉岩骨后支与同侧面神经供血动脉的吻合，脑膜垂体干及颈内动脉岩段与颈外动脉之间的吻合，咽升动脉、颈深动脉、颈升动脉和枕动脉肌支与椎动脉吻合，颌内动脉与颈内动脉之间的吻合等。

Cognard 分型 Ⅰ 型先行颈动脉压迫，无效者可用经动脉栓塞术。Cognard 分型 Ⅱ ~ Ⅴ 型均需采用血管内介入栓塞治疗，无效者可用经静脉栓塞：Ⅱa + Ⅱb 型可经动脉栓塞、手术切除静脉窦和经静脉栓塞；Ⅲ ~ Ⅴ 型具有侵袭性，可采用血管内介入治疗、手术治疗、放射治疗和综合治疗。Cognard 分型 Ⅱ ~ Ⅴ 型单次治疗的完全治愈率较低，常需要多次或综合治疗。

按照 Borden 分类法，Ⅱ 型及 Ⅲ 型的患者均需要治疗，引流静脉迂曲且呈瘤样扩张则需要立即治疗，防止其破裂出血。存在下述表现的 Borden Ⅰ 型患者应该治疗：① 有影响生活的剧烈头痛和颅内杂音，且无法耐受者；② 有颅内压增高表现，影像学检查提示有较高颅内出血风险者；③ 有局灶性神经功能障碍，进行性加重者。

完全、永久地闭塞动静脉瘘口是其治疗原则。

7. 经动脉途径栓塞技术（图 2-3-3）

经动脉途径是最早采用、使用最多、操作相对简便却十分有效的血管内治疗方法。经动脉途径栓塞适合以颈外动脉供血为主，无（或可避开）"危险吻合"和颈内动脉或椎动脉的脑膜支供血，栓塞时可避开正常脑组织的供血动脉。经动脉途径栓塞的治疗效果有赖于栓塞剂的可控性及良好的弥散性。目前在众多栓塞材料中，最理想的是 Onyx 胶，其具有不粘管和弥散性良好的特点，是经动脉途径最常用的栓塞剂。

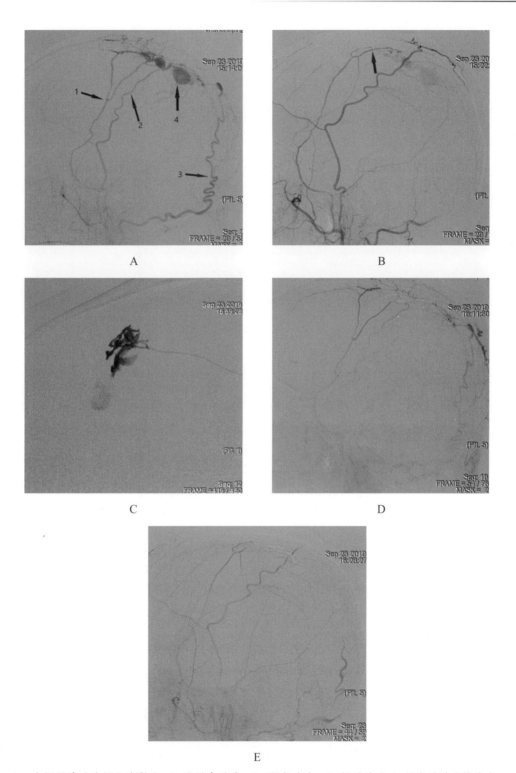

A—左侧颈外动脉侧位造影见：1. 脑膜中动脉、2. 颞浅动脉、3. 枕动脉及 4. 扩张的引流静脉球。
B—右侧颈外动脉造影见脑膜中动脉供血。C—术中注胶见引流静脉铸型。
D，E—术后即刻造影见引流静脉均不显影

图 2-3-3 经动脉途径栓塞治疗硬脑膜动静脉瘘

多数 DAVF 为多支动脉系统参与供血，故采用双侧股动脉穿刺置鞘。一侧股动脉导管系统进行栓塞，另外一侧股动脉导管系统可以实时造影，评估 DAVF 的栓塞程度，观察 Onyx 胶栓塞范围，防止误栓正常供血动脉。

导引导管送至目标血管，多为颈外动脉或椎动脉。另一根造影管送至参与供血的其他动脉内，如颈内动脉等。

优先选择"危险吻合"少、允许更长的 Onyx 胶反流的脑膜供血动脉注射 Onyx 胶。血管条件许可时笔者首选 Echlon™10 微导管注胶，Echlon™10 内腔大，不易堵管。微导丝引导下将 Echlon™10 尽可能送至瘘口部位或最接近瘘口部位的供血动脉处。也可用漂浮微导管或双腔封堵球囊超选供血动脉至瘘口部位或最接近瘘口部位的供血动脉处。通过颈外动脉系统栓塞时，为了避免 Onyx 胶通过"危险吻合"，有术者预先在颈内动脉或椎动脉的合适位置放置不可脱球囊进行保护。

微导管造影确认头端位置，头端应位于瘘口或最接近瘘口处的供血动脉内，并在手术过程中能清楚地看清反流。仅栓塞供血动脉近端类似于结扎供血动脉，即使能缓解症状也容易复发。

注射 DMSO 前，微导管尾端接上 1 mL 注射器，使用生理盐水冲洗微导管，置换出造影剂，生理盐水用量至少 6 mL。

在脑膜动脉注射 DMSO 时，心脏三叉神经迷走反射发生率较高，轻者造成心率和血压下降，重者可导致心搏骤停。生理盐水冲洗微导管后，笔者常规缓慢注射稀释 10 倍的利多卡因 1 mL，可以减小推注 DMSO 引起心脏三叉神经迷走反射的风险。

接上抽满 DMSO 的注射器，缓慢推注，排除微导管内的生理盐水，让 DMSO 充满微导管死腔。

用剩余的 DMSO 充溢微导管尾端，用白色专用注射器抽吸 1 mL Onyx 胶，排空气泡后，再接在微导管尾端。

空白路图下以 0.16 mL/min 的速度缓慢注射 Onyx 胶进入瘘口，速度不能超过 0.3 mL/min。栓塞时需要反复使用空白路图，了解每次注射过程中 Onyx 胶的弥散方向和判断有无反流。

观察 Onyx 胶在瘘口内的弥散，如 Onyx 胶有反流或从引流静脉流至远端，需要暂停30 s ~ 2 min。再重复注胶过程，即注胶→反流→暂停→再注胶。由于 Onyx 胶依靠压力流动，因此经常依靠一定的反流产生阻断效应，提供向前弥散的足够动力，以较好地弥散和铸型。Onyx 胶仅仅在引流静脉起始段聚集弥散时，可继续注胶。

注胶过程中应始终关注 Onyx 胶的弥散范围，术中根据需要随时多血管和多角度造影，避免通过"危险吻合"误栓正常血管。

需要根据路径血管的粗细和迂曲程度估计好安全拔管所允许的反流长度。一般情况下 Onyx 胶反流要控制在微导管头端 1.5 cm 以内，以免造成拔管困难。Echlon™10 微导管注胶时可以适当延长所允许的反流长度，拔管多无困难。在注胶过程中应时刻关注反流，既要避免反流过多造成拔管困难，也要避免反流未到预先设定位置而提早拔管，失去栓塞更多畸形团的机会。

临床上大多数 DAVF 可选择经此途径栓塞治疗，包括横窦 – 乙状窦区、小脑幕区、上矢状窦区 DAVF 等。单纯颈外动脉分支供血且供血动脉粗大而无明显迂曲者或经静脉途径栓塞治疗困难者适合经动脉途径栓塞治疗。在经此途径栓塞时需注意颅内外血管之间的"危险吻合"。有时"危险吻合"在正常血管造影时很难发现，当栓塞或超选注射使动脉压力升高时才会开放，极易造成误栓，引起严重并发症。

8. 经静脉途径栓塞技术（图 2-3-4）

经静脉途径栓塞 DAVF 是一种可直接闭塞瘘口、不良反应少且疗效确切的治疗方式。经静脉途径栓塞 DAVF，从理论上讲是一种较经动脉途径更为理想的直接栓塞瘘口并达到解剖治愈疗效的方法。以下情况可考虑经静脉途径栓塞治疗：经动脉途径无法到达瘘口者，瘘口、供血动脉较多及高血流量者，海绵窦区、直窦区及横窦 – 乙状窦区 DAVF，Cognard 分型中 II ~ V 型，静脉窦狭窄需要安置支架者。本节以海绵窦区 DAVF 为例阐述经静脉途径栓塞技术。

可在同侧股动脉和股静脉分别置入 6 F 鞘，也可左右两侧分别从股动脉和股静脉置鞘。

到达海绵窦的静脉途径有股静脉→岩下窦→海绵窦、股静脉→面静脉→眼上静脉→海绵窦途径和直接穿刺眼上静脉等，其中股静脉→岩下窦→海绵窦途径通路最短，最常用。

泥鳅导丝配合 5 F 造影导管经股动脉鞘行全脑血管造影，了解瘘的位置、大小、供血动脉和引流静脉。将 5 F 造影导管置于患侧颈总动脉，以利于术中随时造影观察瘘口及海绵窦的栓塞情况，必要时将造影管放置于颈外或颈内动脉起始部行造影观察。

6 F 导引导管从股静脉放置在瘘口流量大的患侧颈内静脉内，用泥鳅导丝经同侧岩下窦进入同侧海绵窦内。对少部分不显影的岩下窦，用泥鳅导丝反复轻柔探查岩下窦，机械开通岩下窦至海绵窦的通路。

通过微导管在海绵窦的造影及不同角度透视的造影可明确微导管理想的放置位置。选择合适的三维弹簧圈适量填塞海绵窦，减少瘘口处血流。动脉途径造影评估引流静脉的血流动力学，预计 Onyx 胶不会被血流冲散而能够在瘘口处弥散时，可以推注 Onyx

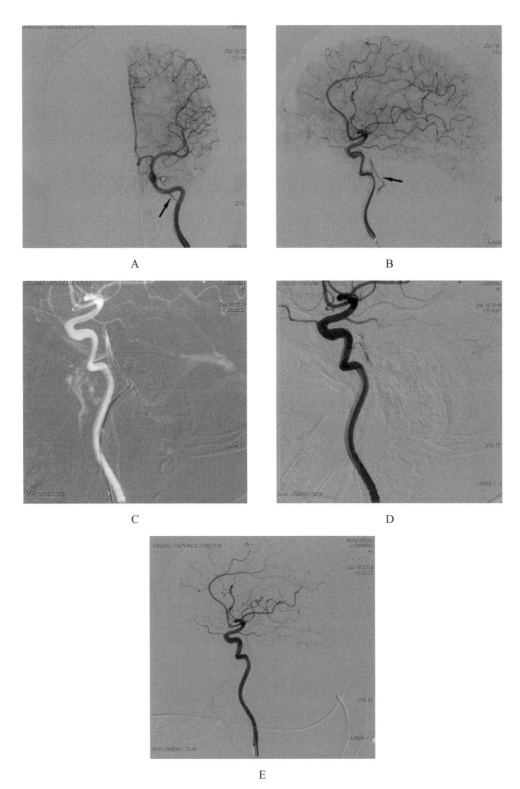

A，B—左侧颈内动脉正、侧位造影见向岩下窦引流的硬脑膜动静脉瘘；C—超选岩下窦成功；
D—注胶过程；E—术后即刻造影见硬脑膜动静脉瘘不显影

图 2-3-4　经静脉途径栓塞治疗海绵窦区硬脑膜动静脉瘘

胶。术中必要时行双微导管技术以避免放置弹簧圈后影响微导管的后续放置。有时弹簧圈放置的位置无法确认，可多角度造影加以确认。

推注 DMSO 前，微导管尾端接上 1 mL 注射器，使用生理盐水冲洗微导管，置换出造影剂，生理盐水用量至少 6 mL。

接上抽满 DMSO 的注射器，缓慢推注，排除微导管内的生理盐水，让 DMSO 充满微导管死腔。推注 DMSO 时，心脏三叉神经迷走反射发生率较高，轻者造成心率和血压下降，重者可导致心搏骤停。生理盐水冲洗微导管后，笔者常规缓慢注射稀释 10 倍的利多卡因 1 mL，可以减小推注 DMSO 引起心脏三叉神经迷走反射的风险。

用剩余的 DMSO 充溢微导管尾端，用白色专用注射器抽吸 1 mL Onyx 胶，排空气泡后，再接在微导管尾端。

空白路图下以 0.16 mL/min 的速度缓慢注射 Onyx 胶进入瘘口，速度不能超过 0.3 mL/min。栓塞时需要反复使用空白路图，了解每次注射过程中 Onyx 胶的弥散方向和判断有无反流。如 Onyx 胶进入非预计栓塞区域，可先暂停注射 20 s ~ 2 min，待部分胶固化后再开始推注，可以改变胶的弥散方向。注胶过程中可通过预置于动脉的造影导管造影了解海绵窦以及瘘口的栓塞情况。

由于海绵窦内众多纤维小梁将窦腔分隔，形成多房性结构且腔隙形态不规则，单纯使用弹簧圈在窦内很难达到致密栓塞，且致密栓塞后易使海绵窦内颅神经结构受到损伤性压迫，这种损伤可能无法恢复，且弹簧圈使用量大，费用高。目前弹簧圈＋胶栓塞是治疗海绵窦区硬脑膜动脉瘘的首选方案。窦内填充的弹簧圈起支撑物的作用，能够降低窦内以及瘘口位置血流速度，从而防止胶进入重要引流静脉，如侧裂静脉和眼上静脉。眼上静脉引流明显或向颅内引流明显时，微导管的位置应尽量靠近这些静脉的起始部，将弹簧圈放置于这些静脉的起始部以减少胶进入这些静脉的机会，并减少瘘口，降低窦内血流速度。

经静脉途径栓塞的优势是：可以避免经动脉途径栓塞不能完全闭塞瘘口，使侧支循环建立，导致病情反复或者加重的风险；避免经动脉途径栓塞所致严重并发症，如栓塞材料通过"危险吻合"造成的误栓；当引流静脉或静脉窦无功能时，可直接栓塞引流静脉并封闭瘘口，以提高一次性治愈率。

第四节　颅外血管支架成形术

一、颈动脉狭窄支架成形术

（一）材料

1. 颈动脉支架

自膨式支架是颈动脉血管成形术中最重要的材料。所有支架均不相同，其设计各有特点，具体应用时取决于血管的解剖、病变情况和斑块特点。颈动脉支架按制作工艺，主要分为编织型支架和激光雕刻型支架。美国 Boston 公司的 Wallstent 支架是典型的编织型支架，采用 0.1 mm 左右的钴铬合金丝和钽丝混合编织而成。其优点为支架显影效果好，术中支架释放到 50% 仍可回收。其缺点为支架轴向短缩率在 30% 以上，导致支架释放精度不高，并且支架的贴壁性能一般。激光雕刻型支架包括美国 Abbott 公司的 Acculink 支架、EV3 公司的 Protege 支架、Cordis 公司的 Prescise 支架。支架采用激光雕刻镍钛超弹合金管材而成，其优点是短缩率小，释放精确性高，支架具有良好的支撑强度及贴壁性。

颈动脉支架按照构造设计分为开环式（Protege 支架、Acculink 支架和 Prescise 支架）和闭环式（Wallstent 支架和 Xact 支架）两种。一般来讲开环支架的特点有：① 支架柔顺，更适合血管扭曲病变；② 能更好地适应不同直径的血管且具有更好的贴壁性，应用于颈内动脉和颈总动脉直径差异较大的情况；③ 径向支撑力较好；④ 会出现部分金属丝分离和凸出，表面不像闭环支架那样光滑，减少了表面封闭碎屑的可能，增加了脑栓塞的风险；⑤ 在置入或回收不同的保护装置时可能遇到一些困难；⑥ 开窗面积较大。闭环支架的特点则是：① 支架网孔面积小，减少膨胀过程中小栓子的脱落；② 径向支撑力一般；③ 柔顺性一般，使用闭环支架可能会拉直颈动脉分叉，减少颈内动脉扭曲、成角和偏转，使远端颈内动脉纵向延伸并向上移位，可能会造成支架末端血管扭结。④ 贴壁性能不佳。

从颈总动脉到颈内动脉的直径变化比较大，适应于这种直径变化的锥形支架应运而生。锥形支架的优点就在于理论上能更好地适应分叉处血管的直径变化，也不会改变血管自然形态，避免直形支架过度扩张颈内动脉（特别是颈内动脉的前端扩张形成台阶）。

2. 脑保护装置

颈动脉支架置入术（CAS）最常见的并发症是狭窄处斑块破裂或脱落造成的缺血性卒中。在 CAS 术中常规使用脑保护装置提高了 CAS 的疗效，降低了并发症发生率。脑保护装置主要分为三类：远端滤网型、近端球囊型和远端球囊型。目前临床应用最广泛的是远端滤网型脑保护装置。

远端滤网型脑保护装置把滤网放置在颈内动脉狭窄远端，阻挡较大的斑块碎屑进入颅内，滤网上的微孔允许血液成分通过，以保证脑部供血，是病变和脑之间的一把保护伞。目前常见的远端滤网型脑保护装置有 Filter Wire（Boston），滤伞网孔直径 110 μm；Angioguard（Cordis），滤伞 4～8 mm，网孔直径 100 μm；Spider（ev3），滤伞 3～7 mm，网孔直径 50～200 μm；Embo Shieid（Abbott）滤伞 3～6 mm，网孔直径 14 μm；Accu Net（Cudiant），滤网 4.5～7.7 mm，网孔直径 115 μm；Interceptor（Medtronic），滤伞 4.5～6.5 mm，网孔直径 100 μm 等。保护伞网孔直径多为 36～150 μm。远端滤网型脑保护装置的优点在于操作简单，术中可以维持脑血流，术者有充分时间进行仔细和精细操作，对于双侧颈动脉狭窄和对侧颈动脉闭塞及大脑 Willis 环代偿不充分的患者非常适用，并且可以随时造影观察支架位置和颅内血管情况等。它的缺点在于：无法阻挡直径小于滤孔的小碎屑，因此仍有发生远端动脉栓塞的可能；保护伞体积较球囊大，有时不易通过狭窄迂曲的病灶，通过狭窄处可能造成栓子脱落；滤网选择不当则无法良好地贴合血管壁，导致栓子从滤网和血管壁之间通过；捕获的碎屑较多时，有阻塞滤孔的可能，在回收滤网时有可能将碎屑挤出，造成栓塞；可能会造成血管痉挛和颈内动脉内膜损伤等。

近端球囊型脑保护装置是利用两个球囊先后阻断颈外动脉和颈总动脉，在阻断的远端（包括狭窄病变段的颈动脉分叉处及颈内动脉）创造了一个无血流或逆流状态，操作结束后吸除滞留的碎屑，从而避免碎屑进入颅内动脉。代表产品为 Parodi 抗栓塞系统和 MO.MA 脑保护系统。MO.MA 脑保护系统的长鞘头端包含 2 个可扩张球囊。近端球囊位于距离长鞘尖端 7.5 cm 处，置于颈总动脉内，加压扩张后直径最大可至 13 mm。远端球囊位于长鞘的顶端，置于颈外动脉内，加压扩张后直径最大可到 6 mm。2 个球囊扩张后可完全阻断颈总动脉的顺行血流及颈外动脉的逆行血流。术中首先扩张远端球囊，确定 MO.MA 脑保护系统位置和方向正确后扩张近端球囊，阻断颈总动脉血流，缓慢注入 5 mL 生理盐水及造影剂混合液，确认造影剂在颈动脉分叉处出现滞留，颈动脉血流被完全阻断。其优点在于全程保护，且装置不需要通过病变段。对于一些高栓塞风险的病变，如重度狭窄（＞80% 狭窄）、新鲜血栓病变、软性溃疡斑块、颈内动脉长段病变、不稳定及易碎的斑块等应成为治疗首选。对于解剖形态较为复杂者，如颈内动脉迂曲或颈内动脉与颈总动脉角度过大者，颈内动脉无法为远端保护装置提供适当的附着点时，MO.MA 脑保护系统也有明显优势。MO.MA 系统的缺点在于需完全阻断颈内动脉血液而使部分患者不能耐受，球囊阻塞时无法通过造影显示血管成形的即时效果，并且操作相对烦琐。

远端球囊型脑保护装置的原理是：在颈内动脉病变远端，充盈的球囊暂时阻断血流，阻断栓子在操作过程中进入颅内血管，操作完成后通过颈总动脉的鞘管吸除球囊阻挡的碎屑。此类产品如 Medtronic 公司的 Percu Surge Guard Wire 系统，球囊直径 3～6 mm。远端球囊型脑保护装置的优点是：球囊外径最小、柔顺性较高，易于通过病变处进入远端颈内动脉，能阻断直径极小的微栓子。其缺点也同样明显：约 5% 的患者（尤其是侧支循环建立不充分者）因不能耐受血流完全阻断而产生脑缺血症状，微栓子可通过颈外动脉交通支进入颅内血管，球囊和血管接触部位的栓子可能无法吸尽，术中无法造影观察血管成形的即时效果，颈内动脉痉挛及夹层等。目前远端球囊型脑保护装置临床应用较少。

（二）颈动脉支架成型技术

【适应证】

① 症状性（TIA 或脑卒中发作）颈动脉狭窄，经血管造影证实血管狭窄率 ≥ 50%，无症状者血管管径狭窄率 ≥ 70%［按照北美症状性颈动脉内膜切除术试验协作研究组（NASCET）制定的标准，狭窄率（%）=（1－最狭窄动脉管径 / 狭窄远端正常动脉管径）×100%］；② 对阿司匹林及氯吡格雷无禁忌证；③ 签署知情同意书。

【相对禁忌证】

① 有严重出血倾向；② 颈动脉完全闭塞；③ 颈动脉高度迂曲；④ 有严重的心肺疾患；⑤ 高龄、体弱而难以耐受手术。

【术前评估】

判断狭窄与临床症状关系以及分析患者可能的获益；分析颈动脉狭窄原因和斑块性质；判定血管重构状况；评价侧支循环和脑血流储备；评估危险因素；准确评估神经功能，及时与术后对比，及早发现新发神经功能障碍并及时处理。

【治疗过程】

右股动脉穿刺置入 8 F 鞘。

常规行主动脉弓及全脑血管造影，根据造影结果判断狭窄部位、程度、形态和狭窄供血区侧支循环情况。3D-DSA 选择合适角度，充分显示狭窄部位（图 2-4-1）。

泥鳅导丝配合 125 cm 长单弯将 8 F 导引导管送至颈总动脉狭窄处下方 3～5 cm 处。

对于颈动脉极重度狭窄，保护伞通过可能有困难者，以 0.14 英寸微导丝头端塑形，在路图指引下小心穿越狭窄段达岩段，沿微导丝将直径 1.5～2 mm 的小球囊送至狭窄处，缓慢预扩张后退出球囊。

颈内动脉
狭窄

路径图引导下将直径与血管内径匹配的远端滤网式保护装置送至狭窄血管远端 4～5 cm 后的垂直段释放（图 2-4-2），尽量保持保护伞在原位释放，避免刺激血管，造成血管痉挛。对滤器远端导丝进行适当塑形，使其能顺利通过狭窄段。滤器导丝通过狭窄部位时要细心，动作轻柔，切勿粗暴，避免滤器通过时产生雪橇犁效应，导致栓子脱落。保护装置的释放位置离病变血管远端应有较充分距离，回收时应确认保护装置完全收入回收鞘，否则可能出现"挂伞"意外。

保护伞释放后再次造影确定保护装备位置及贴壁情况。血管狭窄严重者，可以用直径 3 ~ 5 mm 的球囊再次扩张。

沿保护伞导丝送入合适支架，支架两端至少覆盖狭窄病变 5 mm 以上，造影确认支架定位准确后缓慢释放，支架置入后即可造影（图 2-4-3，图 2-4-4），残余狭窄率 >30% 时，则再次选直径 4 ~ 6 mm 球囊行支架内扩张。支架释放前注射器抽好阿托品和多巴胺备用。

当颈总动脉与颈内动脉中轴线角度 >45°、粥样硬化狭窄中无溃疡、颈总与颈内动脉直径差 >50%、病变迂曲或病变临近迂曲血管时，开环支架有较好的柔顺性和贴壁性，能够很好地适应血管迂曲变形，也不改变血管的自然形态，并且以其较好的径向支撑力能够达到较好的支撑效果。当颈总动脉与颈内动脉之间角度 ≤ 45°、粥样硬化狭窄中有溃疡或颈总动脉与颈内动脉直径差 ≤ 50% 时，选择闭环支架可以很好地扩张狭窄段，充分贴壁，充分覆盖溃疡病变，而且对狭窄本身及其附近的血管解剖形态影响较小。对于易损易脱落的颈动脉斑块，应使用网孔面积较小的闭环支架，减少软斑块在受到支架挤压后从支架网孔中脱落的可能性。对于严重钙化病变，优先选用激光雕刻闭环支架，也可以选择支撑力较大的开环支架。

造影评估颅内血供及血管情况并床旁评估 NIHSS 评分，造影无血管夹层及远端栓塞等情况发生后回收并撤出远端保护装置。在放置开环支架后回收远端保护装置时需要额外注意，避免保护装置回收困难。开环支架常用于血管扭曲以及颈总动脉和颈内动脉直径相差较大的患者，且开环支架较闭环支架表面粗糙，在支架释放后回收远端过滤脑保护装置时，保护装置回收鞘常被支架开环部分分离和凸出的金属丝卡住，造成回收困难，需调整导引导管方向、嘱患者转动颈部或将保护装置上推，改变保护装置导丝方向后多可顺利回收保护装置。支架置入后残余狭窄率过高也会影响保护装置回收。

术中除了保护装置移动刺激血管壁诱发血管痉挛外，其他情况如血管路径弯曲、输送系统支撑力不够和导丝及导管张力过大等也可引起血管痉挛，术中均要注意。保护装置滤网堵塞是由于大量脱落栓子堵住保护装置网眼造成血流完全阻断或流速缓慢，患者常出现躁动、语言功能损害及对侧肢体肌力减退等神经功能缺损表现，此时应加快手术进程，尽快释放支架及回收保护装置以恢复正常血流，而非暂停手术观察或应用溶栓药物。

CAS 术后发生低血压与术中球囊扩张，术后自膨式支架持续压迫，刺激颈动脉窦压

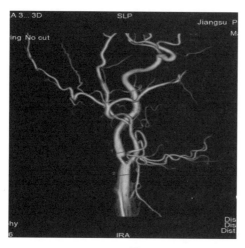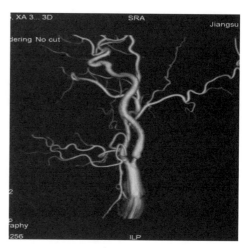

图 2-4-1　3D DSA 见颈内动脉起始处重度狭窄

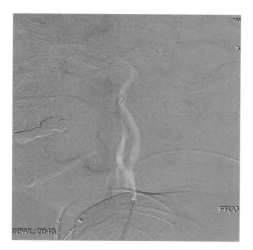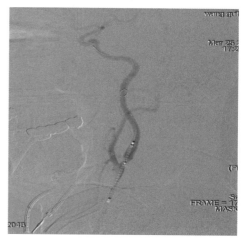

图 2-4-2　路图指引下，保护伞装置超选至颈内动脉岩段，确认位于真腔后原位打开

图 2-4-3　透视下，精准定位支架释放系统，支架远端覆盖狭窄远端

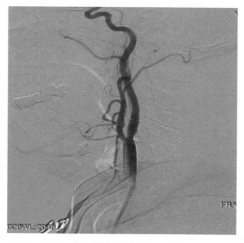

图 2-4-4　支架置入后造影，狭窄明显减轻

力感受器有关。减压反射导致血管迷走神经兴奋，严重者可诱发心脏骤停，因此应严格掌握 CAS 术中预扩与后扩的指征。当远端脑保护伞不能通过颈动脉病变或支架释放后残余狭窄率 > 30%，才需要选择合适大小的球囊进行扩张。CAS 术后也要通过良好的血压管理来预防过度灌注综合征。

二、椎动脉开口狭窄支架成形技术

（一）材料

除了椎动脉 V4 段狭窄外，椎动脉开口处也是常见的狭窄部位。椎动脉开口处狭窄是引起后循环卒中的重要原因之一。由于后循环供血区脑组织具有重要功能，其卒中具有更高的致残率和致死率。椎动脉起始段形态学的个体差异较大，复杂的解剖结构和血流动力学特性决定了支架类型选择的重要性。一般认为尽量选择定位相对简单、支撑力强，同时兼顾一定顺应性的球囊扩张支架，以降低呼吸运动对支架定位的影响和降低支架置入后残余狭窄率。常用的椎动脉开口狭窄支架有 Express SD、百多力 PKEE、Apollo 和 Cordis blue 等。Express SD 球囊扩张支架的近端有额外的管腔支撑力，能够促使狭窄近端的支架贴壁，其良好的柔顺性可以避免进入时损伤血管，同时具有较好的支撑力。Apollo 支架是针对颅内动脉狭窄的专用球囊扩张型支架。该支架为开环设计，具有质地相对较软和柔顺性好等特点，容易通过迂曲的颅内血管，对血管损伤小，能够很好地顺应颅内血管的形态，与血管壁更紧密地贴合。Apollo 的大直径（4.5 ~ 5.0 mm）支架有着更强的径向支撑力和更好的可视性，适用于椎动脉开口狭窄的介入治疗。

（二）椎动脉开口狭窄支架成形技术

【适应证】

症状性椎动脉开口狭窄率大于 50%，伴随与椎动脉开口狭窄相关的后循环缺血综合征或 TIA 及非致残性卒中，存在动脉粥样硬化危险因素；非症状性椎动脉开口狭窄率 > 70%；双侧椎动脉开口处狭窄率 > 50%［狭窄血管测量方法采用北美症状性颈动脉内膜切除术试验协作研究组（NASCET）标准：狭窄率（%）=（1-最狭窄动脉直径/狭窄远端正常动脉管径）× 100%］。

【相对禁忌证】

椎动脉完全闭塞，严重血管迂曲及无合适血管入路；伴有严重颅内段椎动脉或基底动脉狭窄；卒中或痴呆所致的严重残疾或神经功能症状；严重的出血倾向；合并颅内肿瘤、颅内动脉瘤、动静脉畸形或动静脉瘘；非动脉粥样硬化性椎动脉狭窄；恶性肿瘤患者；患者或家属拒绝手术。

【术前评估】

术前应对患者进行全面详细评估，完善各项检查，分析全脑血管造影资料，对患者的一般情况、神经系统状况、责任血管、斑块类型、狭窄程度、侧支循环和优势椎动脉进行评价。

【治疗过程】

采用改良 Seldinger 技术，穿刺右侧股动脉，置入 6 F 动脉鞘。

导引导管置于椎动脉开口近端的锁骨下动脉（图 2-4-5）。对于右侧椎动脉开口病变，如果出现导引导管不稳定现象，可以使用较硬的冠脉导丝将其送入锁骨下动脉远端，起到支撑固定导引导管作用。颅内椎动脉正侧位造影，以便与支架置入后进行对比。锁骨下动脉分别行前后位造影和

椎动脉开口
狭窄

3D-DSA，测量狭窄程度、长度以及狭窄远端正常血管直径等，并寻找合适工作角度，一般多是前后位或在此基础上适当增加头位，以清楚显示椎动脉的起始部位。

使用 0.014 英寸微导丝通过狭窄部位，微导丝头端置于 V2 与 V3 交界处，以确保获得足够的支撑力，并且在透视下可视。对于微导丝进入右侧椎动脉困难者，需要做好微导丝塑形，微导丝头端弯曲段长度稍大于锁骨下动脉直径可能有助于微导丝超选通过狭窄处到达椎动脉远端。对于确实难以进入椎动脉的病例，可以尝试穿刺桡动脉将导引导管置于开口远侧的锁骨下动脉。

对于极重度狭窄、球囊扩张支架通过困难者，可以采用小球囊预扩张，预扩张球囊直径应比椎动脉狭窄远端正常血管直径小 1 mm，长度以能覆盖狭窄全长为宜，缓慢扩张球囊，压力不超过命名压。球囊扩张后再次造影确认血管形态，并对患者神经功能进行简单评价。

选择合适的球囊扩张支架，球囊扩张支架定位相对简单，支撑力也较强。去掉支架远端的保护套和衬丝后在肝素生理盐水中水化 1 min。以椎动脉直径最大处作为选择支架直径的标准。由于椎动脉直径通常只有 3.5 ~ 4.5 mm，常规不使用远端保护装置。

压力泵装入稀释后的造影剂接上三通阀，将三通阀与球囊扩张支架相接，抽负压排空输送系统内的空气。

微导丝后端穿上球囊扩张支架，旋开 Y 阀阀门，将支架送入 Y 阀时避免刮擦支架。沿微导丝将支架送至狭窄部位。

支架到位后，再次造影确认位置，确保支架全程覆盖斑块，支架宜适当突出至锁骨下动脉 2 mm 以内。在路图指引下缓慢充盈球囊，确保支架球囊从两端基本同时充盈，避免支架移位。

标准压力下释放支架后，回抽造影剂，排空球囊，立即造影检查（图2-4-6，图2-4-7，图2-4-8），观察支架位置和形态，若支架释放后血管残留狭窄较为严重，可行球囊后扩张。最后再次行颅内椎动脉正侧位造影并与术前造影进行对比。

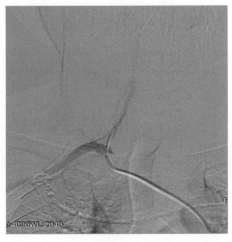

图2-4-5　导引导管置于椎动脉开口近端的锁骨下动脉，球囊扩张式支架超选至右侧椎动脉开口狭窄处

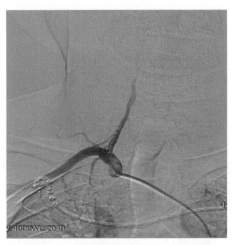

图2-4-6　球囊充压装置加压释放支架，后泄去球囊造影，可见狭窄明显减轻

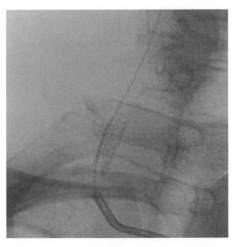

图2-4-7　泄去球囊后，透视下见支架打开满意

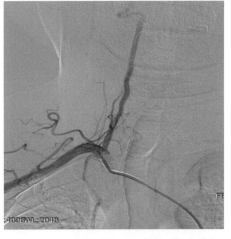

图2-4-8　撤去微导丝及球囊后再次造影见狭窄明显改善，颅内远端血管未见狭窄，未见造影剂外溢

椎动脉开口处支架成形术技术的成功率和围手术期安全性均很高。支架术后再狭窄是影响支架成形术远期疗效的重要因素，一般认为再狭窄可能与年龄、性别、吸烟、合并糖尿病、支架类型、椎动脉直径、血流动力学、病变形态、血管直径、围手术期及长期用药、支架是否断裂及个体差异等有关。在安全的基础上，根据椎动脉起始段的直径，

尽量选择直径较大、支撑力好的支架，可能会减少术后再狭窄的发生。药物涂层支架也能降低椎动脉开口处支架成形术后再狭窄率。

目前尽管有 4.0 mm 保护伞可供选择，但考虑使用球囊扩张式支架系统，而且使用远端保护伞存在诱发脑血管痉挛、保护伞回收困难、增加操作复杂性、增加患者经济负担等不利因素，对椎动脉开口狭窄常规不使用远端保护装置，但是对于较大直径椎动脉可以考虑使用远端保护装置。

三、锁骨下动脉狭窄支架成形技术

（一）材料

针对锁骨下动脉狭窄，可以考虑使用自膨式颈动脉支架或球囊扩张式支架。球囊扩张式支架主要选用外周血管支架，如美国 Boston Scientific 公司生产的 Express 支架和美国 Cordis 公司生产的 Genesis 支架等。

（二）锁骨下动脉狭窄支架成形技术

【适应证】

症状性椎基底动脉系统短暂性脑缺血发作（TIA），表现为眩晕、恶心、呕吐、构音障碍和共济失调；存在上肢缺血症状，或双侧上肢脉压差 > 20 mmHg；数字减影血管造影（DSA）检查提示锁骨下动脉狭窄率 > 70%，或存在同侧锁骨下动脉盗血现象。

【相对禁忌证】

有抗血小板或抗凝药物治疗禁忌证；伴恶性肿瘤或其他全身性严重疾患，预期生存期 < 5 年；对造影剂过敏；患者本人或其家属拒绝施行血管内治疗。

【术前评估】

术前应对患者进行全面详细评估，完善各项检查，分析全脑血管造影资料，对患者的一般情况、神经系统状况、弓上血管开口、近心端血管形态、责任血管、斑块类型、狭窄程度、侧支循环以及血流情况等进行评价，特别是需要了解各种盗血途径。

根据病变长度、是否成角，以及与椎动脉开口距离选择支架类型和长度，其中成角病变通常考虑应用自膨式支架；而病变局限、责任血管较为平直者一般选择球囊扩张式支架。

测量双侧上肢血压，评估双侧收缩压差，通常认为双侧上肢收缩压差值 > 10 mmHg 有临床意义。

【治疗过程】

采用改良 Seldinger 技术，穿刺右侧股动脉，置入 8 F 动脉鞘。

用 5 F 猪尾导管、单弯导管行主动脉弓及全脑血管造影，明确病变血管的部位、形态、范围、侧支循环和盗血等脑血管情况，行主动脉弓造影及单侧椎动脉造影时可观察整个盗血过程。选择性锁骨下动脉 3D-DSA 和行多角度造影，准确测量病变处狭窄程度，明确狭窄段长度以及狭窄段与椎动脉关系（图 2-4-9）。

将 8 F 导引导管与 Y 阀、三通、肝素盐水压力袋连接，在加长泥鳅导丝辅助下将导引导管置于锁骨下动脉狭窄近端。

在路图下将 0.014 英寸微导丝轻柔通过狭窄段送至腋动脉，为了提高支撑力也可将微导丝送至肱动脉。狭窄处血管内膜较易损伤，同时由于动脉斑块大，介入治疗术中应避免微导丝穿入斑块形成夹层。

沿微导丝将直径为 4 ~ 6 mm 的球囊导管送至狭窄段，在球囊命名压下进行预扩。预扩后立即行造影检查，观察预扩效果和有无新发夹层等。一般扩张 1 ~ 2 次，每次 30 s 左右，间隔 1 ~ 2 min，若病变部位较长可用球囊由远而近分次扩张，若球囊导管难以通过狭窄段，可以先用直径更小的球囊扩张。具有硬斑块且钙化明显的患者球囊扩张时易撕裂血管形成夹层，因此球囊扩张宜慢。

撤出球囊导管，将选择好的支架系统在路图指引下沿微导丝送至狭窄段血管，准确定位后释放支架（图 2-4-10，图 2-4-11，图 2-4-12）。为了支架更好地贴壁以及减少支架移位的发生，自膨式支架直径应大于血管直径约 20%，球囊扩张支架直径应大于血管直径约 10%。自膨式支架贴壁性好，不宜回缩及移位，更适合扭曲和钙化严重的动脉。球囊扩张支架释放时定位更精确，径向支撑力好。支架长度选择：椎动脉开口近端距离锁骨下动脉开口较近，选用长度 30 ~ 40 mm 支架，以置入后不影响椎动脉开口为原则；若狭窄累及椎动脉开口，则选用长度 60 ~ 80 mm 支架，跨椎动脉开口释放。避免将支架头端放置在椎动脉开口处，以免导致支架头端刺激血管内膜过度增生，增加椎动脉闭塞的可能性。

操作时还需注意锁骨下动脉解剖结构：左侧锁骨下动脉起源于主动脉弓；右侧锁骨下动脉起源于头臂干，与颈总动脉毗邻。球囊扩张或支架释放时应避免压迫颈总动脉或支架脱入弓内造成严重并发症。

置入支架后造影观察支架位置是否覆盖所有狭窄部位，椎动脉正向血流是否恢复，对侧椎动脉盗血改善情况，如果残存狭窄率 > 30% 则再次进行球囊后扩张。术中应关注患者临床症状改善情况，同时测量双侧上肢血压，了解收缩压差的变化情况。

如从股动脉入路，微导丝始终不能通过狭窄段血管或导引导管支撑力不够，则改行肱动脉逆向穿刺，置入 7 F 长鞘，分别通过微导丝进行球囊扩张和支架系统置入。

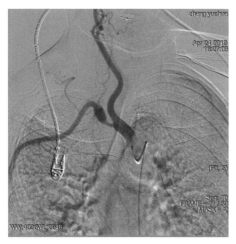

图 2-4-9　治疗前造影准确测量病变处狭窄程度，明确狭窄段长度以及狭窄段与椎动脉关系

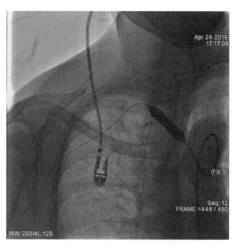

图 2-4-10　沿微导丝将球囊导管送至狭窄段，在球囊命名压下进行扩张

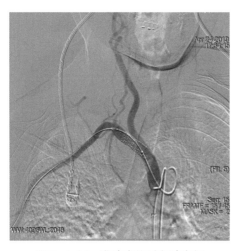

图 2-4-11　准确定位后释放支架

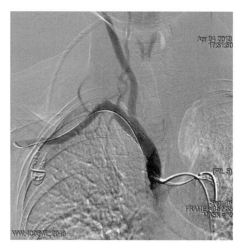

图 2-4-12　支架贴壁良好，血管狭窄处明显改善

　　锁骨下动脉成形术入路有顺行和逆行两种不同方法。多数病人采用经股动脉顺行入路完成全部操作。股动脉口径较粗，可容许较粗的导引导管通过而无须切开，并且术后穿刺部位并发症少，但是由于狭窄近端锁骨下动脉较短，导引导管不能得到有力的支撑，降低了支架置入成功率。经同侧上肢腋动脉或肱动脉逆行入路时导丝易于通过病变部位，尤其当锁骨下动脉开口部位严重狭窄时更为明显，导引导管在腋动脉内固定较好，能为导丝提供较强的支撑力，可避免顺行入路时导管、导丝在主动脉弓和无名动脉里（右锁骨下动脉阻塞）的反复操作产生的危险。上肢动脉血管口径较细，置入超过 7 F 动脉鞘时易损伤正中神经及桡神经，同时由于动脉搏动触及不满意及反复穿刺，容易导致血管痉挛等，造成穿刺困难。

第五节 颅内血管支架成形术

一、材料

颅内狭窄支架（Apollo 球囊扩张支架）

Apollo 支架是上海微创公司研制出的一种针对颅内动脉狭窄的专用球囊扩张式支架，支架为开环设计，具有质地相对较软和柔顺性好等特点，容易通过迂曲的颅内血管，能够很好地顺应颅内血管的形态，与血管壁更紧密地贴合。支架内球囊为低压球囊，命名压 ≤ 6 atm，低压球囊有效降低了颅内血管受损的风险。支架的输送系统为快速交换球囊导管系统，在减少手术步骤的同时又有效缩短了手术操作时间，同时还具有球囊扩张式支架的定位精准和准确覆盖目标病变的特点。Apollo 支架的金属丝为 316 L 不锈钢丝，直径约 80 μm，金属丝覆盖脑动脉分支（直径 100 ~ 500 μm）开口导致闭塞的可能性小，支架在术中有较好的显影性，也可即刻行 MRI 检查。

二、Wingspan™支架系统

Wingspan™支架系统是专用于治疗颅内动脉粥样硬化性狭窄的自膨胀式支架，由镍钛合金制成，采用开环、多节段、自膨胀设计。治疗颅内动脉狭窄时，需要 Gateway 球囊进行预扩张后再放置支架。该支架系统有专门设计的微导管和微导丝输送系统，柔顺性好，能很好地顺应血管的形态，容易通过颅内迂曲血管及狭窄段，且能减少对穿支血管的牵拉，减少穿支血管闭塞及出血风险，特别适合球囊扩张式支架难以到达的颈内动脉远段和大脑中动脉狭窄。Wingspan™支架直径范围广泛，适用于从大脑中动脉到基底动脉等不同直径大小的血管。Wingspan™自膨式支架的支撑力一般，但支架不断释放的径向张力使支架在置入后的几周内逐渐扩张，这种膨胀理论上相对于球囊扩张式支架外力扩张撑开的方式更安全，并减少侧支或穿支血管闭塞的可能性。支架输送系统为非快速交换设计，导致操作较为复杂。

Wingspan™支架释放前预装在带有亲水涂层的微导管输送系统内，避免支架暴露在血管内，减少对血管壁的损伤。支架具有缓慢自膨胀特性且释放时不需要较高的压力，颅内血管出血破裂的可能性更小。但是 Wingspan™支架安全性提高的同时，保守的球囊选择及支架相对弱的支撑力可能导致较重的残余狭窄，并使术后再狭窄发生的可能增加。

三、颅内狭窄扩张球囊

1. Gateway 球囊

Gateway 球囊是专门用于颅内支架释放前进行预扩张的半顺应性球囊，多与 Wingspan™ 支架配套使用。Gateway 球囊球肩采用平滑设计，针对脑血管肌层少的特点，给予柔软化处理，降低球囊压力，从而减少扩张时对血管的损伤，降低血管撕裂的发生率。多选择采用直径为正常血管直径 80% 的球囊进行预扩张，减少对狭窄段血管突然进行过度扩张引起破裂出血的风险，但球囊压力减低、直径减小有可能使狭窄段扩张不充分，导致残余狭窄率增加或支架张开不充分。Gateway 球囊选择时基于颅内动脉闭塞位置：大脑中动脉上后壁穿支动脉较多，可选择直径为狭窄两端正常血管直径 50%~69% 的较小球囊；其他侧壁穿支动脉较少时，可选用直径为正常血管直径 70%~80% 的小球囊。

2. 赛诺球囊

赛诺球囊（Neuro RX）扩张导管是国内赛诺公司开发的一款颅内快速交换型半顺应性球囊扩张导管，适用于非急性期症状性颅内动脉粥样硬化性狭窄患者的介入治疗，通过球囊扩张改善颅内动脉血管血流灌注。快速交换型球囊可以明显缩短手术操作时间，提高手术安全性。Neuro RX 采用头端双显影标记，激光焊接技术使球囊与 Tip 头端连接顺滑，球囊塑形稳定、通过外径更小（病变导入外径 < 0.017 英寸），因此具有良好的通过性、推送性、柔顺性和回抱能力等，与相应颅内支撑导管、支架配合，可以完成血管径路迂曲条件下的颅内动脉重度狭窄的治疗。

四、大脑中动脉狭窄支架成形术

【适应证】

内科治疗效果不佳，症状反复发作；大脑中动脉 M1 段重度狭窄（狭窄率 ≥ 70%）；术前均行 DSA 检查和（或）CTA 检查，存在与临床症状相符的血管病变；术前改良 Rankin 量表（modified Rankin scale，MRS）评分 ≤ 3 分。

【相对禁忌证】

动脉炎、动脉夹层等非动脉粥样硬化性斑块引起的大脑中动脉狭窄；临床症状考虑为穿支闭塞（非主干狭窄）所致，且患者不存在半球低灌注情况；6 周内出现过脑出血或大面积脑梗死（梗死面积 ≥ 1/3 半球区域）；术前改良 Rankin 量表评分 >3 分；合并严重心、肝、肾等重要器官疾病；患者及其家属拒绝手术。

【术前评估】

选择合适的患者并开展充分的术前评估，进行详尽的术前检查，排除动脉炎等其他非动脉粥样硬化性斑块导致的颅内狭窄。颅脑 MRI 和 DSA 结合用于评估远端颅内血流灌注情况、灌注异常脑组织的侧支循环代偿和血管储备能力以确定是否存在责任血管相对应的缺血低灌注区。因动脉穿支闭塞和狭窄而出现症状的患者，或狭窄部位较长且血管严重扭曲者不建议支架手术治疗。

【治疗过程】

改良 Seldinger 穿刺法行股动脉逆行穿刺，置入 6 F 动脉鞘。

颅内大动脉
狭窄

常规行主动脉弓及全脑血管造影，根据造影结果判断狭窄部位、程度、形态和狭窄供血区侧支循环情况（图 2-5-1）。3D-DSA 选择合适角度充分显示狭窄部位，并测量狭窄处血管直径、长度及狭窄两端正常血管直径。

沿导丝将 6 F 导引导管置于颈内动脉岩段，导引导管末端接一个 Y 阀。高压肝素盐水持续灌注，防止导引导管腔内血栓形成。

在适宜的工作角度和路图指引下，微导管和微导丝相互配合，通过狭窄段，将微导丝送至颅内动脉分支远端能提供足够支撑力的合适部位。微导丝通过狭窄部位时应避免张力过大，以免刺破斑块造成血管夹层。微导丝通过狭窄部位后也应避免进入细小分支内，以免刺穿血管。

撤出微导丝，行微导管造影，确认微导管在血管真腔内。

将 300 cm 交换微导丝经微导管送至颅内动脉分支远端能提供足够支撑力的合适部位，交换撤出微导管。微导丝同样应避免进入细小分支内，以免在交换过程中张力改变导致微导丝弹跳刺穿末梢段血管。交换过程应全程在透视下缓慢进行，避免微导丝张力过度蓄积。

沿导丝送入 Gateway 球囊至狭窄段（图 2-5-2，图 2-5-3），选择的球囊直径应略小，不超过狭窄段两端正常血管直径的 80%，定位准确后缓慢扩张（1 atm/10 s），加压至 6 atm，持续约 10 s 以上。卸掉球囊后造影观察狭窄改善情况以及是否引起血管夹层或血管破裂等。若狭窄情况改善不明显，可再次扩张。术中缓慢加压并控制球囊压力，可减轻球囊对血管内皮的损伤。球囊扩张可能导致血管破裂，主要因为球囊直径过大、扩张速度过快、扩张压力过高等。一旦发生血管破裂，可紧急充盈球囊阻断血流，促进破裂处血管愈合，减少出血量。

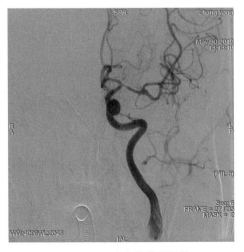

图 2-5-1　治疗前造影评估
狭窄部位、程度、形态

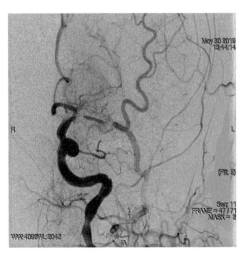

图 2-5-2　沿导丝送入
Gateway 球囊

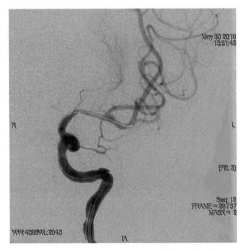

图 2-5-3　送入 Gateway 球囊至狭窄段

　　球囊扩张满意后，将交换微导丝位置固定并将球囊缓慢撤出，然后在交换微导丝的引导下选择合适的 Wingspan™ 支架置入。Wingspan™ 支架为自膨式支架，治疗时建议选用较正常血管直径大 0.8 ~ 1.0 mm 的支架，随着支架缓慢逐渐扩张，残余狭窄亦有逐渐降低的可能。支架长度应两端至少分别超出病变 3 mm，能完全覆盖病变段，以狭窄段为中心置入支架后，造影确认其位置准确后释放支架，撤出支架输送系统，造影确认支架位置、残余狭窄及前向血流情况（图 2-5-4，图 2-5-5）。

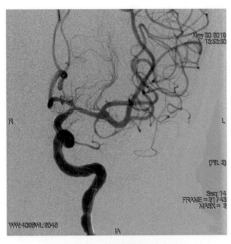 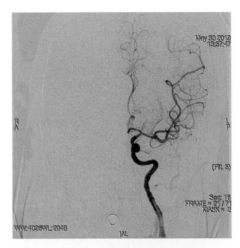

图 2-5-4　支架覆盖病变段，
前向血流良好

图 2-5-5　支架释放后再次造影，
狭窄处血流改善明显

支架释放过程中如微导丝支撑力不足可能会导致支架前移，因此选择支架长度宜长不宜短，并注意微导丝及导引导管的位置，以提供足够的支撑力，如发生支架移位未能完全覆盖狭窄段，可以考虑再次置入支架。

撤出微导丝和导引导管。

Wingspan™支架具有以下优势：治疗狭窄两端正常血管管径差别较大的狭窄，其安全性更高；由于 Wingspan™支架相对柔软，对于成角较大的血管狭窄的治疗更加安全；对于小管径的狭窄动脉，尤其管径 2 mm 左右的动脉，其引起血管破裂的风险更低；对于近心端动脉比较迂曲的病变，支架通过时造成动脉损伤的概率小。但是 Wingspan™支架橄榄状头端可损害穿支或远端血管，且支架释放后不可再次回收定位，不适用于血管重度迂曲、末端病变或成角病变以及颅内动脉长节段闭塞患者。Wingspan™支架操作较为复杂，对术者的操作技能要求较高，而且需要术者和助手密切协调配合操作才能顺利完成支架置入。

五、椎基底动脉狭窄支架成形技术

【适应证】

内科治疗效果不佳，症状反复发作；椎动脉和基底动脉中下段重度狭窄（狭窄率 ≥ 70%）；术前均行 DSA 检查和（或）CTA 检查，存在与临床症状相符的血管病变；术前改良 Rankin 量表（modified Rankin scale，MRS）评分 ≤ 3 分。

【相对禁忌证】

动脉炎、动脉夹层等非动脉粥样硬化性斑块引起的椎基底动脉狭窄；临床症状考虑为穿支闭塞（非主干狭窄）所致，且患者不存在半球低灌注情况；6 周内曾出现脑出血或大面积脑梗死（梗死面积 ≥ 1/3 半球区域）；术前改良 Rankin 量表评分 > 3 分；合并严重心、肝、肾等重要器官疾病；患者及其家属拒绝手术。

【术前评估】

选择合适的患者并开展充分的术前评估，进行详尽的术前检查，排除动脉炎等其他非动脉粥样硬化性斑块导致的颅内狭窄。颅脑 MRI 和 DSA 结合用于评估远端颅内血流灌注情况、灌注异常脑组织的侧支循环代偿和血管储备能力以确定是否存在责任血管相对应的缺血灌注区。影响支架成形术安全性的因素众多，如缺血性卒中发病时间、梗死灶体积、责任血管部位、对抗血小板药的反应及粥样硬化斑块的性质和长度等。

该手术多在全身麻醉下进行，如患者配合良好且近端血管无明显迂曲，可在局部麻醉下进行。

【治疗过程】

改良 Seldinger 穿刺法行股动脉逆行穿刺，置入 6 F 动脉鞘。

常规行主动脉弓及全脑血管造影，根据造影结果判断狭窄部位、程度、形态和狭窄供血区侧支循环情况。3D-DSA 选择合适角度充分显示狭窄部位，测量病变长度、病变直径、病变近端血管直径和病变远端血管直径（图 2-5-6，图 2-5-7）。

沿泥鳅导丝将 6 F 导引导管置于椎动脉 V2 段与 V3 段交界处，导引导管末端接一个 Y 阀。高压肝素盐水持续灌注，防止导引导管腔内血栓形成。

在适宜的工作角度和路图指引下，微导管和微导丝相互配合，通过狭窄段，将微导丝送至颅内动脉分支远端能提供足够支撑力的合适部位。微导丝应避免送入细小分支内，以免刺穿血管。

撤出微导丝，行微导管造影，确认微导管在血管真腔内。

将 300 cm 交换微导丝经微导管送至颅内动脉分支远端能提供足够支撑力的合适部位，交换撤出微导管。微导丝应避免送入细小分支内，以免在交换过程中张力改变导致微导丝弹跳刺穿末梢段血管。交换过程应全程在透视下缓慢进行，避免微导丝张力过度蓄积。

也可不用上述微导丝交换过程，在路图指引下，微导丝直接通过血管狭窄处，将微导丝头端置于大脑后动脉的平直处（图 2-5-8）能够提供足够支撑力的部位。如血管狭窄程度严重，可以沿微导丝送入直径为 1.5 mm 或 2.0 mm 的颅内专用球囊导管进行预扩张，扩张后即刻行造影检查，观察狭窄改善程度和有无血管损伤等。小球囊扩张可减少血管损伤的风险，减少对斑块的挤压，避免斑块移位引起穿支血管狭窄或闭塞。控制扩张压力可减少血管破裂及血管内膜夹层的发生。

回撤小直径球囊后，选择合适的 Apollo 球囊扩张支架沿微导丝送至狭窄部位（图 2-5-9），以狭窄段为中心定位支架，定位准确后，以压力泵缓慢逐渐扩张球囊至 6 atm，持续 20～30 s 后释放支架。为避免损伤血管造成夹层或血管破裂，应选择扩张直径略小于狭窄远端血管直径的球囊，且应尽量选择短支架，球囊扩张支架置入后不需要在病变的两端保持足够的支撑力以防止支架移位，支架两端能够覆盖狭窄段即可（图 2-5-10）。

快速回抽球囊，排空球囊内的造影剂，即刻行造影检查观察前向血流、有无明显残余狭窄和有无动脉夹层等（图 2-5-11）。如狭窄段扩张不满意，可进行球囊后扩张，使病变残余狭窄 ≤ 20%。如果第 1 枚支架未完全覆盖狭窄段，则需要置入第 2 枚支架以完全覆盖狭窄段。

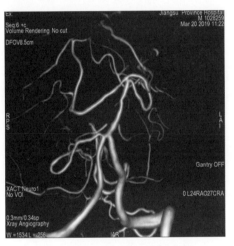

图 2-5-6　3D-DSA 选择合适
角度充分显示狭窄部位

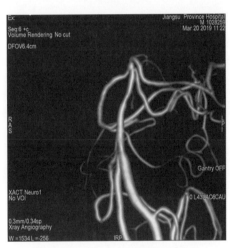

图 2-5-7　3D-DSA 选择合适角
度充分显示狭窄部位

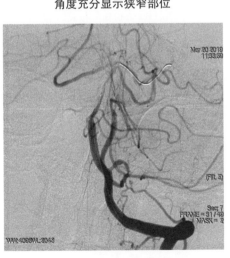

图 2-5-8　微导丝头端置于大脑后
动脉的平直处

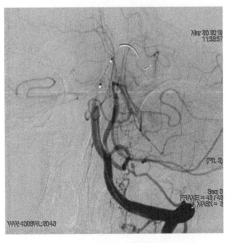

图 2-5-9　Apollo 球囊扩张支架
沿微导丝送至狭窄部位

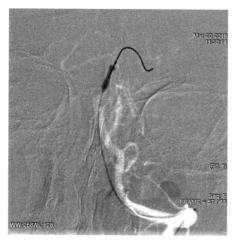

图 2-5-10　定位准确后，以压力泵
缓慢扩张球囊

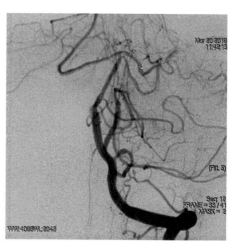

图 2-5-11　球囊扩张支架置入后再次
造影，见狭窄处血流改善明显

第六节　急性大血管闭塞取栓技术

　　缺血性卒中的急性期血管内治疗手段不断增加，包括动脉溶栓、机械碎栓和取栓、机械血栓抽吸、支架取栓、急性血管成形术和支架术等。针对急性大血管闭塞的血管内机械开通方法主要有支架机械取栓、大口径抽吸导管直接抽吸技术以及将支架技术与抽吸技术相结合的取栓技术。与传统静脉溶栓治疗相比，血管内机械开通是一种新型的革命性血管内治疗手段，已经在急性缺血性脑卒中（AIS）的治疗中显示出了积极作用。血管内机械取栓术的发展也从第一代的 Merci 机械碎栓和取栓，到第二代的 Penumbra 吸栓系统，再到 Solitaire™和 Trevo 支架取栓系统。

一、材料

　　1. 支架取栓系统

　　Merci 取栓系统包括 Merci 取栓装置、Merci 球囊导管和 Merci 微导管。该取栓装置采用了记忆镍钛合金丝材料，其螺旋环远端直径逐渐减小以利于靠近血凝块，在压缩状态下通过微导管到达闭塞远端，撤离微导管后该设备恢复为预先设计的螺旋形状，捕获血栓后再被撤出。Merci 取栓系统与支架取栓系统等其他取栓系统相比，再通率相对较低，且并发症发病率偏高，逐渐被临床弃用。

Solitaire™ FR 是目前 AIS 治疗中最常用的取栓支架，常用规格有支架直径为 4 mm（长度 15 mm 或 20 mm）和 6 mm（长度 20 mm 或 30 mm）的 2 种，输送回收的微导管内径分别为 0.021 英寸和 0.027 英寸，主要用于治疗大血管闭塞。其比早期支架具有更为简便的释放回收操作、更好的血管贴壁性、更强的迂曲血管通过性、较低的径向支撑力。在血栓处放置 Solitaire™ AB/FR 支架，将支架释放让其自主张开并等待 3 ~ 5 min，待其与血栓结合后，整体回撤附着血栓的 Solitaire™ FR 支架及微导管，同时用 50 mL 注射器持续抽吸，必要时可重复多次取栓以提高血管再通率。

Revive SE 是一种闭合末端支架式取栓器。支架近端连于推送导丝，不可解脱，支架网身部分增强径向支撑力较好，利于嵌入血栓形成血流通路，闭合远端有利于网罗游离血栓碎片。此支架采用独特的闭合式末端设计，远端网眼较小避免血栓碎片逃逸并进入远端和（或）正常血管。支架不可解脱设计避免了支架意外脱离的风险。

Trevo 取栓支架系统是自膨式闭环可回收支架系统。在支架远端具有成形部分，可将血栓块收集于支架内并随支架一同取出，其操作方法与 Solitaire™ FR 类似。Trevo 支架远端以铂丝标记，从而具备不透射线的特征，能够实现整个取栓操作过程的可视化。这一特性能确保操作过程中术者能够在展开支架的过程中可视化检测整个过程，确定支架展开的最适位置和与血管壁的距离，从而展开支架，以利于更高效地结合并取出血凝块。Trevo 支架顺应性好，容易通过迂曲的血管，支架能够轻松导航到更远段的 MCA 分支，并且其远端锥形的尖端减少了支架展开和撤回时导致血管壁损伤的可能性。

支架取栓是最常用的取栓技术，利用可自行扩张的金属支架与血管内的血凝块相互作用并缠结，从而将血管内的血凝块取出并恢复闭塞血管的血流，血管再通率较高，但其也存在着技术要求较高、操作时间长、血管损伤比例高等缺陷。

2. 抽吸导管

为了解决支架取栓治疗失败的问题，提高血管再通率，利用大口径的吸引导管或中间导管接触血栓部位，采用人工抽吸的方法，单独或联合支架取栓对大动脉闭塞的急性缺血性脑卒中患者进行治疗。直接血栓抽吸首次通过技术（a direct aspiration first pass technique，ADAPT）就是一种基于最新一代 Penumbra 系统血管内取栓术，利用大孔径抽吸导管取栓，操作迅速，对血管损伤小。

Penumbra 系统由不同规格的抽吸导管和抽吸泵构成，分别适用于不同部位的血栓。头端管腔直径规格有 0.032 英寸、0.041 英寸、0.054 英寸、0.060 英寸、0.064 英寸和 0.068 英寸，基底动脉或 M1 段血栓一般使用直径为 0.060 英寸、0.064 英寸和 0.068 英寸的导管抽吸。选择抽吸导管应基于目标血管的内径，较大直径的导管可产生较大的吸入力。由于这些导管的直径较大，抽吸导管可以直接将血栓吸入管腔。为了实现血栓的"吸出"，在回撤微导管和微导丝的同时向前推进抽吸导管，超过血凝块。相比于吸住血块并回撤至导引导管内，直接将血栓吸入管腔可以使血凝块破碎和脱落的可能性降到最低。此外，如果需要，抽吸导管可以留置在适当的位置以便进行复查血管造影和二次抽吸治疗。

6 F Sofia 导管既可以作为中间导管，又可以作为抽吸导管，长度有 115 cm、125 cm、131 cm 3 个规格。头端内径为 0.070 英寸（0.178 cm），是目前已知颅内抽吸导管中头端内径最大的，即使管径如此大，Sofia 在微导管及微导丝的指引下仍可以顺利通过颈内动脉虹吸弯的扭曲段并达到 M1 段远端、M2 段，甚至可以不用微导管和微导丝，直接推送至 M1 段。该导管与其他抽吸导管相比具有更大的管径及更强的管头吸附力，能够在最短时间内，在对血管内皮影响最小的情况下到达病变部位。Sofia 导管的另一个用途是可作为中间导管，因其可以快速到达病变部位，一旦单纯抽吸不成功，则可以快速更改手术策略，采用抽吸技术联合支架取栓，从而进一步提高血管开通率。

作为中间导管的 5 F Navien™ 也可以用作血栓的抽吸导管，125 cm 的长度可以保证导管头端到达 M2 段。5 F Navien™ 中间导管远端直径略小于大脑中动脉平均管腔直径，因此操作过程中可以理想地控制近端血流，从而降低破碎血栓经血流冲击形成新的栓塞的风险。虹吸弯是抽吸导管通过困难和耗费时间的部位，通过成功率与虹吸弯的解剖类型相关。通过中间导管头端塑形和支架锚定技术可使中间导管迅速越过虹吸弯，到达颅内病变处。除了良好的通过性外，管腔大、抗塌陷等特性也是 5 F Navien™ 可作为取栓抽吸导管的重要条件。5 F Navien™ 也常用于支架联合抽吸技术取栓。

二、机械取栓技术

AIS 机械取栓获益的患者大都满足 3 个条件：① 颅内大血管闭塞；② 核心梗死灶较小；③ 侧支循环较好。

【适应证】

① 年龄 18~85 岁；② 美国国立卫生研究院卒中量表评分（NIHSS 评分）≥ 8 分；③ 前循环的时间窗为 6~8 h，后循环的时间窗为 12~24 h，临床症状与梗死体积不匹配 AIS 患者取栓时间窗可至发病后 16~24 h；④ ASPECTS 评分≥ 6 分；⑤ 缺血性卒中由颈内动脉或大脑中动脉 M1 段闭塞引起；⑥ CT 检查发现脑沟消失范围在 1/3 大脑中动脉供血区域以下或脑实质低密度改变，或后循环低密度改变，或后循环低密度范围比单侧小脑半球或整个脑干的 1/3 小，或将颅内出血排除，条件允许的情况下对患者进行头颈

CT 灌注成像（CTP）、磁共振血管成像（MRA）、CTA 检查，证实有缺血半暗带存在，颅内大血管闭塞；⑦ 存在静脉溶栓禁忌证或静脉溶栓无效。

【禁忌证】

① 脑部 CT 检查发现大脑前动脉供血的脑组织坏死面积在 1/2 及以上或大脑中动脉供血的脑组织坏死面积在 1/3 及以上；② 不能耐受 EVT 或全身麻醉；③ 影像学检查相关血管未见明显堵塞；④ 发病前一般情况差，预期寿命 < 90 d；⑤ 血糖在 22.0 mmol/L 以上或 2.8 mmol/L 以下；⑥ 舒张压持续处于 110 mmHg 及以上或收缩压持续处于 185 mmHg 及以上的顽固性高血压，药物无法对其进行有效控制；⑦ 严重肾功能异常。⑧ 对造影剂过敏。

【术前准备】

机械取栓手术多在局部麻醉下进行，局部麻醉快捷、简便，节省时间。对于躁动患者，也可以全身麻醉。全身麻醉给药后，血压可能下降，如果持续时间较长，则脑灌注降低，不利于脑功能的恢复，因此全麻时尤其需要注意血压管理。

三、支架取栓技术

Seldinger 技术穿刺股动脉，穿刺成功后，置入 6 F 动脉鞘（如果使用球囊导引导管，则要选择 8 F 的穿刺鞘），一般先用 5 F 的造影管快速进行全脑血管造影，了解责任血管及侧支循环代偿情况（图 2-6-1）。

在导丝辅助下，将导引导管置于责任血管近端，导引导管头端位置要尽量高，越靠近血管闭塞部位，取栓过程中血栓逃逸的可能性越小。对于有些血管硬化、血管迂曲的患者，可以使用顺应性较好的 Navien™ 导管。

在路图指引下，将 Rebar 微导管通过 0.014 英寸微导丝穿过闭塞段，以 1 mL 注射器行微导管造影，证实微导管在闭塞血管远端真腔内，并明确血栓远端位置、分支灌注情况。

如果微导丝通过后，支架微导管通过困难，血栓形成部位可能存在动脉原位狭窄，可以更换 0.014 英寸微导管尝试通过后超选造影，明确系统位于血管真腔内后采用长导丝交换技术，撤出 0.014 英寸微导管，用 2 mm 球囊进行血管成形术，造影观察成形术效果，如仍有血栓存在，使用 0.021 英寸微导管通过后进一步取栓。

血管穿孔多由导丝头端穿透动脉壁所致。导丝头端走行太远，或头端位置不合适，支架输送系统时微导丝突然前跃易穿破远端血管。如果路径不是非常迂曲，只要提供足够支撑力即可，导丝头端不需走行太远；应避免将导丝头端置于基底动脉尖、大脑中动脉分叉处等易于穿出部位，尽量将其置于一段较为平直的血管内。

确认血栓长度，选择合适支架。微导管头端直径超过血栓远端，以确保当 Solitaire™ FR 支架完全释放后，有效长度可以覆盖血栓两端。血管直径 > 3 mm 应选择直径 6 mm Solitaire™ FR 支架；管径 < 3 mm 应选择直径 4 mm 支架。

将支架保护鞘插入 Y 阀 2～3 cm，适度锁紧 Y 阀，确认生理盐水由保护鞘远端进入保护鞘，并从保护鞘近端流出，实现支架水化和保护鞘冲洗。

松开 Y 阀，将保护鞘送至微导管尾端，固定 Y 阀后，将 Solitaire™ FR 支架推送进入微导管，待微导丝柔软部分完全进入微导管，再送入 10 cm 后撤除导入鞘。

将微导管头端回撤调整至距离闭塞远端约 1 cm 处，通过微导管导入 Solitaire™ FR 支架并齐微导管头端原位释放，尽量确保血栓位于支架有效长度的中后段。推送支架过程中如果遇到额外阻力，应停止推送，确认受阻原因。

释放 Solitaire™ FR 支架时，固定推送导丝保持支架原位不动，同时慢慢回撤微导管，避免张力瞬间释放切割血栓，引起远端栓塞。微导管头端需后撤至 Solitaire™ FR 近端显影标志，确保支架完全释放。为了使血栓与支架紧密嵌合，在支架释放 1/3 时，可以固定支架微导管，向前推支架支撑导丝，然后回撤支架导管释放支架，这样操作的目的是增大支架的径向支撑力，从而提高支架与血栓的嵌合程度，提升取栓效果。

释放支架后造影评估支架位置及张开程度。支架原位保持 5 min，以使支架在血栓内完全张开，开放闭塞动脉，迅速为远端供血，提高缺血耐受。新鲜血液也是最好的溶栓剂，增加支架与血栓紧密结合程度，提高取栓成功率（图 2-6-2）。

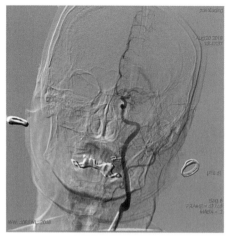 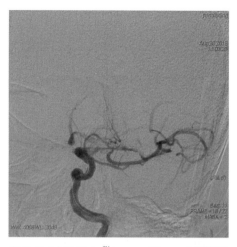

图 2-6-1　治疗前造影提示左侧大脑
中动脉闭塞

图 2-6-2　Solitaire™ 4 mm × 20 mm 支架张开
后血流部分通畅，支架原位保持 5 min 后取栓

关闭各路冲洗盐水，将 Solitaire™ FR 和微导管作为整体回撤。回撤过程应尽量慢，特别是在血管迂曲或血管直径变化较大的部位，减少血栓逃逸。回拉过程中，导引导管尾端 50 mL 注射器持续抽吸，直到 Solitaire™ FR 完全撤出，并有通畅的倒流血流。

如果支架张开后无血流，则留置 2 min 后将取栓支架与微导管一起缓慢轻柔地拉出体外，期间持续负压抽吸导引导管。如用原装置再次取栓，再次取栓前需要清理支架上附着的血栓，同一血管不建议尝试取栓 3 次以上。

闭塞血管管径较小，成角明显，支架取栓时，如牵拉力量过大或反复进行取栓操作易造成血管损伤或破裂出血。取栓过程中栓子移位、碎裂，可能造成闭塞血管的邻近分支或次级分支血管栓塞。对于大脑中动脉 M1 段远端栓塞，如同侧大脑前动脉存在，可使用中间导管跨越 A1 段开口进行保护，在回拉血栓时能降低栓子脱落造成栓塞的风险。治疗时应选择合适的术式，术中需要熟练、精细、规范地操作，减少操作相关并发症。

取栓成功后如果存在血管狭窄，应观察 10 min（图 2-6-3），如果不能够维持前向血流（TICI 2b 或 3 级），或存在 > 70% 重度狭窄，有引起再闭塞的风险时，确认该狭窄并非由血管痉挛或动脉夹层造成，并使用 Dyna-CT 排除出血后，则需要行颅内血管球囊成形术或支架成形术，以改善远端血流，降低近期再次闭塞风险。如反复闭塞或有局部夹层，也可在狭窄处置入支架。

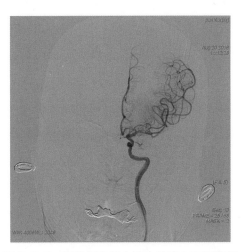

取栓

图 2-6-3　取栓后左侧大脑中动脉上下干通畅

支架取栓失败的原因包括：血管迂曲或靠近栓子的动脉存在严重的狭窄，从而使微导管和取栓支架难以进入血栓所在的部位；颈动脉粥样硬化病，存在颈动脉狭窄或闭塞，容易导致支架取栓失败；栓子量较大，引起串联闭塞，仅用取栓支架难以取出所有的血栓。

四、抽吸取栓技术

Seldinger 技术穿刺股动脉，穿刺成功后，置入 8 F 动脉鞘，一般先用 5 F 的造影管快速进行全脑血管造影，了解责任血管及侧支循环代偿情况。

用 0.035 英寸泥鳅导丝配合 5 F、125 cm 长的多功能导管与 8 F 导引导管同轴输送，将导引导管置于责任血管近端，导引导管头端在安全的情况下位置要尽量高，导引导管内以等渗盐水持续冲洗。

6 F Sofia 导管在 Rebar-18 或 Rebar-27 微导管及 0.014 英寸微导丝引导下送至血栓近端。可以将 Sofia 导管直接插入血栓头端。

回撤微导丝及微导管，关闭 Y 阀，再使用 50 mL 注射器持续负压抽吸 Sofia 导管，抽吸导管内无血液吸出时，维持抽吸大约 3 min 后缓慢回撤 Sofia 导管，同时助手通过 8 F 指引导管进行持续负压抽吸。

退出导管后冲洗 Sofia 导管，观察导管内血栓情况，如果回撤 Sofia 导管过程中突然大量回血，考虑血栓脱落或血栓已抽入负压注射器内，需要造影证实，再根据血管通畅情况重新置入 Sofia 导管并重复以上过程。抽吸后复查 DSA 造影，如果病变血管仍不通畅，则再次重复以上步骤。抽吸超过 2~3 次病变血管仍不通畅，则需要联合取栓支架取栓。

取栓成功后，应观察 10 min，主要观察前向血流维持情况。术后即刻行 Dyna-CT 评估是否出现颅内出血。

与支架取栓相比，抽吸技术具有较支架取栓更快速、症状性颅内出血发生率低的优势。颅内出血发生率低的原因可能为抽吸导管头端柔顺性高，通过血管时对血管内皮刺激和损伤小。

介入取栓中的栓子移位或逃逸是需要关注的问题，栓子逃逸本身可能对预后造成不良影响。抽吸取栓因导管到达栓子近端并直接吸住栓子，降低了取栓支架导致栓塞碎片脱落的风险，尤其降低了大的、硬的栓子脱落的风险，如大脑中动脉闭塞取栓时，同侧大脑前动脉被移位栓子栓塞的风险。

直接抽吸主要优点有：① 技术操作更简单，无须麻醉；② 在近心端操作，最大化避免盲目穿刺进入血栓；③ 化繁为简，开通时间短；④ 无疼痛，患者耐受程度高；⑤ 出血率低，安全性高；⑥ 三级再通多，远端栓塞少；⑦ 经济有效性高。由于抽吸导管柔顺性高以及微导管的尺寸多样，适用闭塞血管的范围更广泛。但是目前该技术尚缺乏高级别循证学证据，且挽救技术应用比例高（部分病例无法到位或抽不出来，改用支架取栓）。首选抽吸取栓的适应证包括血栓负荷大，如 ICA 末端急性闭塞、串联病变、后循环、远端栓塞等。

五、支架联合抽吸机械取栓技术

支架联合中间导管接触性抽吸机械取栓技术本质上仍是对支架结合抽吸取栓技术的优化，是在各种取栓操作的临床实践基础上发展而来一种相对简单、高效、安全的急性颅内大血管闭塞开通方法。Solumbra 技术是最具代表性的抽吸结合支架机械取栓的技术，该方法主要通过在血栓近端进行非接触性持续抽吸来降低血栓逃逸的风险，但由于颈总动脉的血流无法控制，在支架取栓过程中仍无法完全避免血栓逃逸。Solumbra 技术取栓装置由常规导引导管、中间导管、微导管、取栓支架组成。

Seldinger 技术穿刺股动脉，穿刺成功后，置入 8 F 动脉鞘，也可使用长鞘以提供更强的支撑力，让中间导管推送更顺畅。一般先用 5 F 造影管快速进行全脑血管造影，了解责任血管及侧支循环代偿情况。

用 0.035 英寸泥鳅导丝配合 5 F、125 cm 长的多功能导管与 8 F 导引导管同轴输送，将导引导管置于责任血管近端，导引导管头端在安全的情况下位置要尽量高，导引导管内以等渗盐水持续冲洗。

在路图指引下，将 Rebar 微导管通过 0.014 英寸微导丝穿过闭塞段，以 1 mL 注射器行微导管造影，证实微导管在闭塞血管远端真腔内，并明确血栓远端位置、分支灌注情况。

确认血栓长度，选择合适支架。微导管头端应超过血栓远端，以确保当 Solitaire™ FR 支架完全释放后，有效长度可以覆盖血栓两端。

释放支架后造影评估支架位置及张开程度，支架原位保持 5 min，以使支架在血栓内完全张开。经中间导管造影明确血管闭塞段是否恢复血流，以及血栓是否位于支架有效段内。

若支架位置理想，将中间导管推进置于血栓头端。中间导管通过困难时（如在颈内动脉虹吸弯，导管头易受阻于眼动脉等血管的开口），可先将微导管与支架送入闭塞血管较远位置，然后释放支架，利用支架在远端的锚定力作为牵引以提供稳定的滑轨，再缓慢推送中间导管，提高成功率。

负压回抽中间导管，抽吸力度不必过大，避免超过中间导管横向支撑力而导致管腔塌陷损坏，缓慢回拉支架的同时轻微推进中间导管，拉出微导管与支架。回拉出支架后将中间导管继续留置在闭塞血管内，适度负压抽吸维持一段时间，至中间导管中抽出血液为止（若持续抽不出血液，保持负压缓慢拉出中间导管，再经导引导管抽吸出 50 mL

左右血液）。

检查支架、中间导管及抽吸血液内有无血栓组织。取栓成功后，应观察 10 min，主要观察前向血流维持情况。术后即刻行 Dyna-CT 评估是否出现颅内出血。

中间导管可以减少支架在血管内拖拽的距离，减少支架对血管内膜的机械性损伤。支架取栓术中栓子逃逸导致二次栓塞是常见问题，较大的中间导管管腔可阻断大脑中动脉、椎－基底动脉等动脉的前向血流，避免高速的正向血流直接冲刷支架内血栓，同时避免新鲜血栓在支架拉拽切割作用下碎裂脱落，降低了栓子脱落率。近距离抽吸可形成局部逆向血流，也可避免一些碎裂的血栓组织随血流漂至远端栓塞末梢血管。拉栓时可同步进行大腔导管抽栓，丰富取栓手段，一些脱落在导管口旁或难以装入支架的血栓，可通过中间导管持续负压抽吸取出。

目前，关于直接动脉取栓和静脉溶栓后桥接动脉取栓治疗对于大血管闭塞 AIS 疗效方面的意见尚无定论。静脉溶栓可能存在以下优势：① 静脉溶栓能使部分 AIS 患者在动脉取栓前获得血流再灌注。② 静脉溶栓可软化血栓，提高血管内治疗的血管再通率。③ 静脉溶栓能够对下游小血管内血栓产生持续溶解效应，从而更好地恢复脑血流。④ 对某些动脉取栓失败的病例，静脉溶栓可能是实现血管再通唯一可尝试的方法。与直接取栓相比，静脉溶栓可能存在以下缺点：① 静脉溶栓可能使颅内出血并发症的发生率提高。② 静脉溶栓可能延迟动脉取栓的开始时间。③ 静脉溶栓可能导致血栓破碎，进一步造成远端血管闭塞。④ 静脉溶栓会限制早期其他抗血栓药物的应用。⑤ 静脉溶栓可能导致过敏反应并存在一定的神经毒性，从而导致血管痉挛。⑥ 静脉溶栓可能增加 AIS 患者的治疗费用等。

总的来说，血管内机械开通面临的最大问题是难以在短时间内取得血管再通，易出现医源性损伤，以及费用高昂等。对于技术上的要求则是相对简单的操作、较高的一次完全再通率和较低的医源性血栓逃逸和血管损伤率，这些都是关系临床预后的重要因素。随着临床试验证据的增多以及取栓材料装置的研发与应用，机械取栓的效果还会进一步提升。

支架置入时球囊扩张的过程可能导致血管破裂，主要是因为球囊直径过大、扩张速度过快、扩张压力过高等。治疗颅内血管狭窄时球囊扩张支架的直径应略小于狭窄远端血管内径，不仅能避免血管破裂，置入后支架对血管壁还有很好的支撑作用，即使有内膜的损伤也不易形成夹层动脉瘤，同时规避了血管弹性回缩可能导致的残余狭窄。一旦发生血管破裂，可紧急充盈球囊阻断血流，促进破裂处血管愈合，减少出血量，条件具备时可考虑置入覆膜支架隔绝出血部位。出血量较大者可考虑外科手术开颅清除血肿。

对于血管夹层，应及时找到血管真腔，必要时置入支架隔绝假腔。

支架置入前应详细评估狭窄部位情况，支架置入过程中应缓慢充盈球囊，及时进行造影确认支架位置，可降低支架移位的发生率。如发生支架移位，必要时再次置入支架。置入支架过程中操作动作应缓慢轻柔，提高手术操作的熟练程度，缩短操作时间，避免导管、导丝、导引导管等长时间持续刺激血管。

球囊扩张式支架与其他自膨式支架相比，存在狭窄覆盖精准、贴壁性好的优点，但也存在血管顺应性较差、不适用于较为迂曲的血管的缺点。狭窄动脉近端血管较为迂曲，狭窄处两端动脉直径相差 1 mm 以上，狭窄处动脉明显成角，或狭窄处动脉穿支较多可优先选择 Winspan 支架。如狭窄动脉近端血管无明显迂曲一般应用 Apollo 支架，后循环较局限的狭窄也可优先考虑 Apollo 支架。

第七节　可脱性球囊介入技术

一、可脱性球囊

可脱性球囊（金球囊）是法国 Balt 公司生产的，它由乳胶和金标记（99.5% Gold）组成，配合 Magic 单槽微导管一起使用。规格为：1 号金球囊完全充盈 0.25 mL，7 mm × 10 mm；2 号金球囊完全充盈 0.60 mL，7 mm × 20 mm；3 号金球囊完全充盈 0.50 mL，9 mm × 11 mm。其中 2 号金球囊使用率最高。可脱性球囊曾是治疗 CCF 颈内动脉海绵窦瘘（CCF）里程碑式的材料。目前可脱性球囊介入技术仍是非常重要的 CCF 治疗方法之一，可脱性球囊也是闭塞颈内动脉的常用材料。可脱性球囊具有物美价廉、操作方便快捷等特点，但用其治疗 CCF 有技术上不能成功的可能性，而且有一定的复发风险。

二、颈内动脉海绵窦瘘可脱性球囊栓塞技术

【适应证】

颈内动脉海绵窦瘘瘘口流量较大者。

【相对禁忌证】

颈内动脉瘘口过小，可脱性球囊不能通过；海绵窦瘘口附近有锐利的骨折片导致球囊充盈时破裂；海绵窦段颈内动脉横断。

【术前准备】

采用局部麻醉，对少数不配合患者采用全身麻醉。

行全脑血管造影检查，了解瘘口位置、大小和引流静脉方向。患侧颈外动脉选择性造影可了解颈外动脉系统是否也参与供血。有时瘘口难以确定，在优势椎动脉侧位造影时压迫患侧颈动脉，并在健侧颈内动脉正位造影时压迫患侧颈动脉，观察 Willis 环代偿情况以及瘘口位置和大小（图 2-7-1）。

【治疗过程】

采用 Seldinger 技术穿刺右侧股动脉，置入 8 F 股动脉鞘。

采用同轴技术将 8 F 导引导管置于颈内动脉。

用 1 mL 注射器抽吸等渗造影剂，排空 Magic 球囊微导管内的空气，让造影剂充填球囊微导管，避免充盈球囊时气体进入影响球囊显影。

选择合适的金球囊（常选择 2 号球囊）后，用 1 mL 注射器向金球囊内注入少量造影剂，使其膨胀。

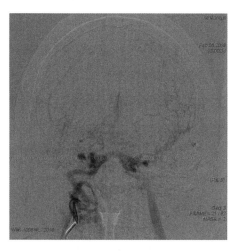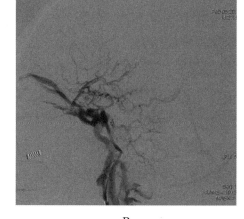

A—正位；B—侧位。提示右侧颈动脉海绵窦瘘、颅内远端血管显影不清，
眼静脉及部分皮质静脉明显增粗。

图 2-7-1　治疗前造影评估

支撑微导丝插入球囊微导管并出头，将部分充盈的金球囊通过支撑微导丝与球囊微导管相连。连接过程需要小心，以免支撑微导丝戳破金球囊。助手需要不断少量回撤支撑微导丝。

金球囊与球囊微导管连接后，助手回撤支撑微导丝 30～50 cm，充分排空球囊内的造影剂后，再缓慢送入支撑微导丝，给予球囊微导管支撑力。

旋开 Y 阀，将金球囊和与之相连的微导管送入导引导管。微导管即将接近导引导管头端时，回撤支撑微导丝，让球囊随着血液漂流。回撤支撑微导丝困难时，可将球囊导管适当后撤，缓慢退出支撑微导丝。

金球囊在颈内动脉瘘口附近漂移时可被血流冲入瘘口，可见球囊的金属标记摆动和突然变向，此时可以部分充盈金球囊，造影观察（图 2-7-2）：如果颈内动脉内造影剂滞留，说明颈内动脉已被球囊堵塞，瘘口还在远端，应抽空球囊继续向远端送入；如果颈内动脉通畅，说明球囊在海绵窦瘘口内。如金球囊位于瘘口内，小心调整其在瘘口的位置后继续缓慢充盈金球囊至额定容积，充盈过程中可以反复多次透视下推注造影剂，观察瘘口是否闭塞和颈内动脉是否通畅。

局麻患者瘘口闭塞后自觉颅内杂音消失，瘘口闭塞后再次造影（图 2-7-3，图 2-7-4），确认瘘口是否完全消失、颈内动脉是否通畅等。如金球囊进入瘘口困难，可以用少量造影剂充盈金球囊，犹如在血管内"放风筝"，让其随血流漂至瘘口处，也可采用压迫对侧颈动脉，或加压冲洗导引导管的方式协助，以提高金球囊进入瘘口的成功率。

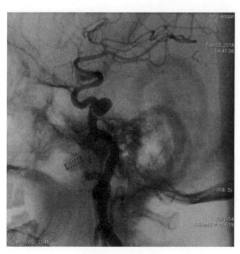

图 2-7-2　选用 2 号金球囊，"放风筝"
漂入瘘口，充盈球囊

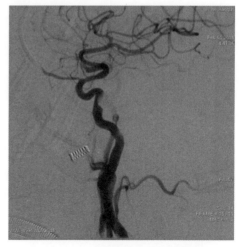

图 2-7-3　瘘口闭塞后再次造影确认
（工作角度），可见瘘口完全不显影，
右侧颈内动脉远端颅内段显影

在完全充盈球囊前需将球囊导管稍回撤至导管变直，避免在充盈球囊过程中球囊导管在海绵窦内受挤压打折而造成球囊既无法充盈又无法抽空的情况，也避免回撤微导管时拉动球囊使其移位。在金球囊解脱过程中应采用缓慢牵拉的方法，并一定要在透视下密切观察，解脱后应造影判断金球囊是否移位。

术后残瘘导致海绵窦内有高速血流，球囊回缩过程中海绵窦内无法血栓化，将导致瘘口复发。栓塞术中应尽量避免残瘘发生，解脱球囊前再次向球囊内注入少量造影剂，可以减少残瘘发生，但此时局麻患者可能会有头痛反应。如术后仍有残瘘，可改用弹簧圈或 Onyx 胶经静脉途径继续栓塞或闭塞颈内动脉，以免复发后二次手术。

对于大部分 CCF 患者而言，一枚球囊准确封堵瘘口后可以治愈；但对于部分瘘口较大的 CCF 患者，一枚金球囊很难完全封堵瘘口。若术中要放置多枚金球囊，前一枚金球囊应放置在瘘口远端，避免后续金球囊进入困难，导致栓塞不全。

可脱性球囊栓塞治疗 CCF 是比较理想的技术，可以在闭塞瘘口的同时保持颈内动脉通畅，且技术成熟，操作相对简单，球囊成本比较低，患者经济负担小。但是可脱性球囊治疗 CCF 有复发的可能。复发多发生在栓塞术后两周内，短期复发多与球囊早泄、球囊不稳定移位或骨折片刺破球囊相关。为了避免移位或骨折片刺破球囊等，术后多要求患者卧床 1 周。

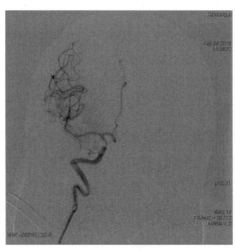

图 2-7-4 瘘口闭塞后再次造影确认（正位），
可见瘘口完全不显影，右侧颈内动脉远端颅内段显影

三、可脱性球囊血管闭塞技术

【适应证】

颈内动脉海绵窦段巨大动脉瘤，难治性颈动脉海绵窦瘘。

【相对禁忌证】

颈内动脉球囊闭塞试验（BOT）阳性。

【术前准备】

将闭塞颈内动脉作为治疗巨大动脉瘤和 CCF 的一种手段，需要非常慎重，术前要做好全面评估。

在局麻下行全脑血管造影，了解全脑循环情况，尤其是对侧血管代偿状况。脑血管造影时先做 Matas 试验了解前后交通动脉代偿情况，对比观察两侧半球动脉期血流情况、毛细血管期充盈情况、静脉期皮质静脉引流等情况，从脑血流动力学角度评估闭塞颈内动脉的风险。如代偿情况良好，还需要做颈内动脉球囊闭塞试验（balloon occlusion test，BOT）。

做 BOT 时充盈球囊闭塞颈内动脉，降低动脉收缩压 15～20 mmHg，观察 30 min，其间经另侧股动脉插管，分别行健侧颈内动脉和椎动脉造影，观察皮质静脉显影情况。行对侧颈内动脉造影时，通过前交通支代偿，两侧大脑半球静脉同期显影，或行优势椎动脉造影时，通过后交通支代偿，患侧大脑半球和小脑半球静脉同期显影，为 BOT 阴性。临床观察期间出现症状，或颈内动脉造影时闭塞侧大脑皮质静脉显影晚于造影侧大脑皮质静脉 1 s 以上，或椎动脉造影时患侧大脑皮质静脉和小脑皮质静脉显影相差 1 s 以上，为 BOT 阳性。只有对闭塞颈内动脉后 30 min 临床无任何症状，并且颈内动脉造影证实闭塞侧大脑皮质静脉与造影侧大脑皮质静脉同期显影者，或椎动脉造影证实患侧大脑皮质静脉和小脑皮质静脉同期显影者才可施行球囊解脱，永久性闭塞颈内动脉。条件允许时，可以在 BOT 时行 CT 灌注成像、电生理监测等，协助了解颅内血流代偿情况。

【治疗过程】

采用 Seldinger 技术穿刺右侧股动脉，置入 8 F 股动脉鞘。

采用同轴技术将 8 F 导引导管置于颈内动脉。

用 1 mL 注射器抽吸等渗造影剂，排空 Magic 球囊微导管内的空气，让造影剂充填球囊微导管，避免充盈球囊时气体进入影响球囊显影。

选择合适的金球囊后，用 1 mL 注射器向金球囊内注入少量造影剂，使其膨胀。

支撑微导丝插入球囊微导管并出头，将部分充盈的金球囊通过支撑微导丝与球囊微导管相连。连接过程需要小心，以免支撑微导丝戳破金球囊。助手需要不断少量回撤支撑微导丝。

金球囊与球囊微导管连接后，助手回撤支撑微导丝 30～50 cm，充分排空球囊内的造影剂后，再缓慢送入支撑微导丝，给予球囊微导管支撑力。

旋开 Y 阀，将金球囊和与之相连的微导管送入导引导管。微导管快接近导引导管头端时，回撤支撑微导丝，让球囊随着血液漂流。回撤支撑微导丝困难时，可将球囊导管适当后撤，缓慢退出支撑微导丝。

闭塞颈内动脉巨大动脉瘤时，应根据病变位置在颈内动脉岩段或动脉瘤下方 1～2 cm 处放置第 1 个球囊，缓慢充盈金球囊至额定容积阻断颈内动脉血流。持续与患者交谈，同时严密观察患者的意识状态、神经系统定位体征及生命体征变化，每 5 min 检查 1 次，至少持续观察 30 min 以上。如患者无不适主诉,造影发现同侧和对侧动脉代偿良好,则缓慢回拉导管解脱球囊,在距离第 1 个球囊 2 cm 处再放一个保护性球囊,对于巨大动脉瘤,可再放置第 3 个球囊,均避开颈动脉窦。最后行双侧血管造影,确认患侧颈动脉无血流上行,且同侧和对侧的代偿血管充盈良好。球囊闭塞的部位应尽量靠近动脉瘤,这样可以降低侧支血管向动脉瘤供血的可能性,以利于动脉瘤完全闭塞。位于后交通动脉发出点以下的颈内动脉的动脉瘤如海绵窦段、眼动脉段动脉瘤,可以在岩段闭塞颈内动脉,这样对侧大脑前动脉可以通过前交通动脉供应患侧大脑前动脉甚至大脑中动脉,椎基底动脉系统可以通过同侧后交通动脉供应患侧大脑中动脉。

闭塞颈内动脉治疗 CCF 时,第 1 枚球囊可越过瘘口充盈闭塞颈内动脉,以防止其他血管从远端反流使 CCF 复发,同时应注意保护眼动脉。闭塞颈内动脉后,要在瘘口近端颈内动脉中置入 1~2 个保护性球囊,以防远端球囊缩小移位而使瘘口再通。在不能确定是否已闭塞瘘口或瘘口远端时,可穿刺对侧股动脉,行对侧颈动脉和椎动脉造影,了解瘘口闭塞情况。

即便患者能耐受 BTO 试验,Willis 环代偿也良好,术后仍有 5% 患者会发生脑卒中,并且颈内动脉闭塞后 Willis 环血流动力学改变,可能会增加其他部位动脉瘤的发生率。因此球囊闭塞颈内动脉属于破坏性治疗,主要用于常规手段难以治疗的复杂性脑血管疾病。对于难治性巨大型动脉瘤和 CCF,颈内动脉闭塞术虽不是最理想的治疗方法,却仍是安全、廉价的治疗选择。随着神经介入新材料和新技术的发展,传统的可脱性球囊技术在神经介入治疗中的使用范围也会越来越小。

第三章　脑血管疾病介绍

第一节　颅内动脉瘤

颅内动脉瘤是由先天发育异常或后天损伤等因素导致的颅内动脉局部血管壁损害，在血流动力学负荷和其他因素作用下，逐渐扩张形成的异常膨出。人群中颅内动脉瘤的患病率为2%~7%，任何年龄均可发病，但以40~60岁常见。颅内动脉瘤一旦破裂出血，致残率和致死率极高，其中10%~15%的患者来不及就医直接猝死，首次出血病死率高达35%，再次出血病死率则达60%~80%，幸存者亦多有残疾。

颅内动脉瘤好发于脑动脉分叉部位，约85%的动脉瘤发生在前循环（大脑前动脉、颈内动脉、大脑中动脉），15%的动脉瘤发生在后循环（大脑后动脉、基底动脉、椎动脉—小脑后下动脉）（图3-1-1）。颅内动脉瘤的手术治疗方法主要有开颅夹闭和血管内介入治疗两种。根据2002年发表的国际蛛网膜下腔出血动脉瘤试验结果，血管内介入治疗与开颅夹闭相比，能够降低残死率及改善临床预后，由此确立了介入治疗在颅内动脉瘤治疗中的地位。

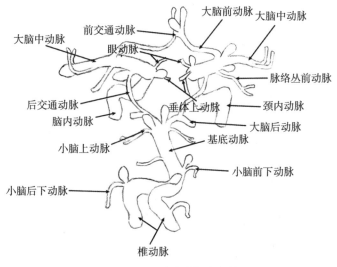

图 3-1-1　动脉瘤好发部位

一、病因

多项研究表明，颅内动脉瘤的发生与吸烟、酗酒、高血压、性别等因素有关。大约20%的颅内动脉瘤患者自诉有动脉瘤性蛛网膜下腔出血家族史（一个直系亲属患有aSAH）。颅内动脉瘤的发生除了与家族史密切相关外，还可能与多种遗传性疾病相关，包括常染色体显性多囊肾病、Ⅰ型神经纤维瘤病、马方综合征、Ⅰ型多发性内分泌腺瘤、弹性假黄瘤、遗传性出血性毛细血管扩张症和埃莱尔 – 当洛（Ehlers-Danlos）综合征Ⅱ型及Ⅳ型等。

二、分类及分型

1. 根据病因分类

外伤性动脉瘤：动脉损伤致使管壁内膜、中膜及外膜结构破坏，管壁变薄或软化处向外膨隆形成的动脉瘤。常见的有颈部按摩所致椎动脉及颈内动脉夹层动脉瘤。

血流动力学相关性动脉瘤：其他病变导致颅内血流动力学改变，致使局部血管血流量增加，继而导致的动脉瘤。常见的有一侧颈内动脉闭塞后对侧颈内动脉动脉瘤及烟雾病合并后循环动脉瘤。

感染性动脉瘤：占0.5%~2.0%，指外界细菌侵入血管内或由血液自身感染引起的动脉瘤，包括霉菌性动脉瘤、细菌性动脉瘤。感染性动脉瘤易破裂，诊断较难，虽不多见，但致残率和死亡率很高。

特发性动脉瘤。

2. 根据大小分类

直径≤3 mm：微小动脉瘤；

直径3~5 mm：小型动脉瘤；

直径5~10 mm（不包括5 mm）：中型动脉瘤；

直径10~25 mm（不包括10 mm）：大型动脉瘤；

直径≥25 mm：特大型动脉瘤。

3. 按部位分类

前循环动脉瘤：位于前交通动脉、后交通动脉、大脑中动脉等血管分叉部位及颈内动脉床突段。

后循环动脉瘤：位于椎动脉、基底动脉主干及分支部位，多为夹层动脉瘤。

特殊类型动脉瘤：① 夹层动脉瘤。各种原因使血液通过破损的颅内动脉内膜进入血管壁，引起动脉内膜与中膜或累及外膜之间剥离，剥离的血管壁间可有血肿形成，引起动脉壁膨出样、扩张样病理性改变，可造成病变血管狭窄、闭塞或破裂出血的一种疾病（图 3-1-2）。② 蛇形动脉瘤。巨大（直径 > 25 mm）、部分血栓化、其内有迂曲血管通道并有相互分离的流入口和流出口的颅内动脉瘤（图 3-1-3）。③ 血泡样动脉瘤。位于颈内动脉前壁或侧壁无分支处的破裂动脉瘤，由血凝块、血管外膜、中间缺乏胶原的中膜层和有缺陷的血管内膜组成，瘤颈较宽，预后较差（图 3-1-4）。

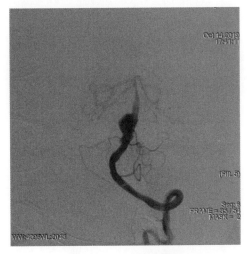

图 3-1-2　夹层动脉瘤

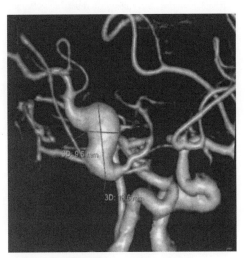

图 3-1-3　蛇形动脉瘤

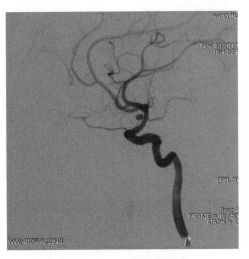

图 3-1-4　血泡样动脉瘤

4. 蛛网膜下腔出血（SAH）的 Fisher 分级

1 级：蛛网膜下腔未见积血；

2 级：蛛网膜下腔弥散性薄层（厚度 < 1 mm）积血；

3 级：蛛网膜下腔弥散性或局限性厚层（厚度 > 1 mm）积血；

4 级：蛛网膜下腔弥散性厚层积血，或无积血但脑内和（或）脑室内有血肿。

5. 蛛网膜下腔出血 Hunt–Hess 分级

Ⅰ级：无症状或轻微头痛及轻度颈强直；

Ⅱ级：中至重度头痛，颈强直；除有颅神经麻痹外，无其他神经功能缺失；

Ⅲ级：嗜睡，意识模糊，或有轻微的灶性神经功能缺失；

Ⅳ级：木僵，中或重度偏侧不全麻痹，可能有早期的去脑强直及自主神经系统功能障碍；

Ⅴ级：深昏迷，去大脑强直，处于濒死状态。

若有严重的全身疾患（如高血压、糖尿病、严重动脉硬化、慢性肺病及动脉造影发现有严重血管痉挛）要加一级。

三、临床症状

大多数未破裂动脉瘤缺乏特异性临床症状，多为偶然发现，少数因头痛、眼睑下垂等症状被发现。因此无症状的未破裂动脉瘤诊断较为困难。

动脉瘤性蛛网膜下腔出血占自发性蛛网膜下腔出血的 75% ~ 80%，蛛网膜下腔出血的典型临床表现为突发性剧烈头痛，同时伴有恶心、呕吐及颈项强直等。部分患者在动脉瘤破裂前可有动眼神经麻痹等警戒症状，但其发生率较低。多数患者发病存在明显诱因，如剧烈运动、情绪激动、饮酒、劳累等；安静状态下发病少见。表现为突发非常剧烈的头痛，多呈胀痛或者爆裂样头痛，可为全头痛或局限性头痛，也可出现上颈段疼痛。头痛症状可持续不缓解甚至进行性加重，通常患者将其描述为一生中遭受的最严重的头痛。头痛最早出现的部位常提示动脉瘤破裂的部位。但是需要注意的是，脑动静脉畸形引起的头痛通常不严重。患者发病数小时后可出现脑膜刺激征，其中以颈强直最常见，发病早期可伴有体温升高。但是需注意少部分年老体弱及少量出血的患者可不出现脑膜刺激征。20% 的患者可出现眼部症状，表现为眼底检查可见视网膜出血、玻璃体下片状出血、视乳头水肿，为眼静脉回流受阻及颅内压增高所致。小部分患者出现脑神经麻痹，提示动脉瘤所在位置。患者可出现意识障碍，严重时出现昏迷，甚至短时间内死亡。约25% 的患者可出现精神症状，表现为烦躁、谵妄、幻觉等，通常数周内自行消失。还有少数患者出现局灶性或全面性癫痫发作。部分患者还可以出现消化道出血、脑心综合征、急性肺水肿等。另外，少数患者可以头昏及眩晕等症状起病。

四、蛛网膜下腔出血并发症

1. 再出血

再出血是蛛网膜下腔出血主要的也是最严重的急性并发症，再出血的病死率高达一半。临床表现为在病情稳定或好转后又再次出现剧烈头痛，出现脑膜刺激征加重、意识障碍、抽搐等症状体征。行头颅 CT 及腰椎穿刺可见出血量较先前增加。Hunt-Hess 分级较高的患者，再出血风险也较高。

2. 血管痉挛

约 25% 的患者可出现脑血管痉挛，多由血液及血液代谢物中致痉挛物质所致，患者后期出现神经系统功能缺损。血管痉挛常在蛛网膜下腔出血后 3 ~ 5 d 出现，高峰在出血后 6 ~ 8 d，2 ~ 4 周后逐渐消失，常伴有意识改变、注意力减退、偏瘫等，是蛛网膜下腔出血后致残、致死的主要原因。脑血管痉挛发生于蛛网膜下腔血凝块环绕的血管，其严重程度与出血部位及出血量有关。目前临床上主要采用钙离子拮抗剂（尼莫地平、法舒地尔等）及维持高灌注治疗。

3. 急性或亚急性脑积水

约 15% ~ 20% 的蛛网膜下腔出血患者可出现急性脑积水，多为血凝块阻塞脑脊液循环及影响蛛网膜颗粒对脑脊液吸收所致。表现为隐匿出现的痴呆和精神障碍、步态异常及尿失禁，脑脊液压力正常，CT 或 MRI 检查显示脑室扩大。

4. 其他并发症

癫痫发生于 5% ~ 10% 的患者。5% ~ 30% 患者发生低钠血症，通常为脑耗盐综合征所致，表现为低渗性低血容量性低钠血症，少数为抗利尿激素异常分泌所致。患者还可出现神经源性心功能障碍和急性肺水肿等。

五、辅助检查

CT：非增强头颅 CT 一直是诊断蛛网膜下腔出血的基础。蛛网膜下腔出血发生后 3 d 内行 CT 检查的敏感性很高（接近 100%），但此后几天逐渐下降，蛛网膜下腔出血发生 5 ~ 7 d 后，CT 检查假阴性率急剧增加。CTA 可发现 97% 的动脉瘤，为破裂或未破裂动脉瘤诊断首选。CTA 也可较清楚地描述动脉瘤形态、指向及周围骨组织，为手术方案的制定提供参考。

腰穿：腰椎穿刺可能引起动脉瘤再破裂，并且在颅高压患者中存在引发脑疝可能，通常不作为首选检查项目。但其具有高度敏感性，对于 CT 阴性而临床上高度可疑者，可行腰椎穿刺检查，需避免因穿刺操作而引起假阳性。

MRA：MRA 对于颅内动脉瘤的敏感性为 87%，特异性为 92%，但其因具有无创性通常作为颅内动脉瘤高危患者筛查首选。目前，随着磁共振成像技术的改进，特别是液体衰减反转恢复序列、质子密度成像、弥散加权成像和梯度回波序列的应用，对那些 CT 诊断蛛网膜下腔出血阴性但临床高度可疑的患者可行磁共振代替有创的腰椎穿刺检查，但若结果是阴性仍需进一步行腰椎穿刺检查。

DSA：DSA 检查仍然是诊断颅内动脉瘤的金标准。高质量的旋转造影和三维重建（3D-DSA）技术不仅可以降低漏诊率，而且在描述动脉瘤形态、显示瘤颈和邻近血管关系并制定治疗方案方面亦优于普通 DSA。同时，由于 CTA 对于检出 3 mm 以下的动脉瘤仍不可靠，因此 CTA 阴性的动脉瘤性蛛网膜下腔出血（aSAH）患者仍需进一步行全脑 DSA 检查。部分 aSAH 患者会出现首次 DSA 检查结果阴性，可能是由于载瘤动脉痉挛、血管间重叠、动脉瘤太小、瘤腔内血栓、造影剂用量少、压力低、造影设备差或术者经验欠丰富等。考虑到颅内动脉瘤再次破裂出血的危险性，应在 2～4 周后再次行 DSA 检查（14% 的患者存在动脉瘤）。如患者条件许可，应转送至经验丰富的脑血管病诊疗中心行再次检查，以降低漏诊率。

六、治疗

1. 手术指征

（1）发生破裂出血的动脉瘤均应尽早进行病因治疗，以降低动脉瘤再次破裂出血风险。

（2）症状性未破裂动脉瘤也应尽早治疗，以免症状继续加重，危及生命。

（3）对于直径 ≥ 5 mm 的无症状未破裂动脉瘤，建议进行干预。若动脉瘤直径 < 5 mm，应根据动脉瘤的形态、位置、数量和患者情况等综合判断，对于伴有子囊，多发，位于前交通动脉、后交通动脉和后循环，预期寿命长于 10 年，伴有 aSAH 病史，有家族史或需长期口服抗凝、抗血小板药物的动脉瘤患者推荐积极干预。

（4）未治疗的未破裂动脉瘤建议动态随访，如随访过程中发现动脉瘤进行性增大、形态改变，建议进行干预。

（5）患有未破裂动脉瘤导致患者心理障碍，严重影响工作生活的，可适当放宽干预指征，采取更加积极的治疗策略。

（6）动脉瘤的治疗方案（夹闭或介入）应依据患者特点和动脉瘤的特点等多因素考虑后制定。

（7）对于从技术上既可以开颅夹闭又可行介入治疗的动脉瘤患者，推荐行血管内介入治疗。

（8）后循环动脉瘤患者、高龄（＞70 岁）患者、自发性 aSAH 分级较差［世界神经外科医师联盟（WFNS）分级 Ⅴ ~ Ⅵ］患者以及处于脑血管痉挛期患者应优先考虑介入治疗。

2. 手术方式

（1）单纯弹簧圈栓塞术：单纯弹簧圈栓塞动脉瘤为破裂和未破裂囊状动脉瘤治疗的首选方案，主要适用于破裂动脉瘤及窄颈动脉瘤。因其不需要围手术期抗血小板治疗，出血风险相对较低，且整体手术费用偏低。在术前制定手术方案时，存在支架或球囊辅助的可能性，可提前将支架微导管超选到位，以减少手术并发症。对于部分存在子囊的动脉瘤，尤其是破裂动脉瘤，可进行分部栓塞，减少子囊再出血可能。

（2）支架辅助弹簧圈栓塞术：支架辅助弹簧圈技术使复杂动脉瘤及宽颈动脉瘤的治疗简单化。目前江苏省人民医院主要选用 Enterprise、LVIS、LEO 及 Solitaire™支架。激光雕刻支架（Enterprise 等）较易完全打开，适用范围较广，主要应用于偏细或较弯曲的血管中。编织支架（LVIS 等）在弯曲的血管中易出现打折、未完全打开等现象，支架释放后需仔细观察支架形态，若感觉支架形态不佳，可采用微导丝反复"按摩"血管弯曲处。编织支架可在释放过程中提供部分张力，增加瘤颈处金属覆盖率，更好地修复瘤颈。由于血管内置入支架需服用抗血小板药物，因此对于出血动脉瘤，优先考虑单纯弹簧圈栓塞术。

（3）液体栓塞术：可用于治疗部分大型动脉瘤，将微导管超选入动脉瘤后，采用球囊封堵瘤颈口或预先填圈增加黏附力，再缓慢注胶来达到栓塞动脉瘤的效果。相对弹簧圈，Onyx 胶可更致密地栓塞。但其因胶具有不可控性，手术风险增加，且占位效应较弹簧圈更明显。

（4）血流导向装置置入术：主要应用于巨大型宽颈动脉瘤中。其具有高金属覆盖率、低孔率的特征，可以重塑动脉瘤局部的血液流向，将载瘤动脉流向动脉瘤内的冲击血流通过血流导向装置导向远端正常血管内，减少局部血流对动脉瘤的冲击，使动脉瘤内血流减少、减慢，血流方式改变，以致瘤内血栓形成、闭塞。目前多采用国产 Tubridge® 血流导向装置。

手术过程：应用 6 F 或 7 F Envoy® 导引导管支撑，微导丝辅助 Vasco 25 微导管超选载瘤动脉，微导管头端通过动脉瘤远端约 30 mm，撤出微导丝，取出 Tubridge® 血流导向装置，将导入鞘置入 Y 阀中并打开滴注排气，然后将导入鞘向前推送，与微导管尾端对齐,锁紧 Y 阀,将输送导丝及支架一起送入微导管内,当输送导丝尾端白色标记进入导入鞘后将导入鞘撤出,透视下定位,使血流导向装置完全覆盖动脉瘤颈,一手固定输送导丝,一手缓慢回撤微导管释放支架。

(5)覆膜支架置入术:主要应用于瘤周无重要血管分支的血泡动脉瘤的治疗,因其适应证范围较窄且未进行长期随访实验,现应用较少。

(6)球囊辅助弹簧圈栓塞术:主要应用于宽颈破裂动脉瘤,防止支架置入后抗血小板药物导致的出血。相对于单纯弹簧圈栓塞术,球囊辅助可提高动脉瘤致密栓塞率,降低术后复发风险。

(7)双微导管技术:多应用于不规则形、长条形动脉瘤。将两根微导管同时超选至动脉瘤内,在不同位置同时填塞动脉瘤,直至动脉瘤栓塞完全。此方式可防止弹簧圈填塞不均匀,降低术后复发率。

第二节　颅内动静脉畸形的介入治疗

颅内血管畸形是指脑血管的先天性非肿瘤性发育异常,包括动静脉畸形、海绵状血管瘤、毛细血管扩张症、静脉畸形和静脉曲张。其中以颅内动静脉畸形最为常见,占颅内幕上血管畸形的 62.7%、幕下血管畸形的 42.7%。

颅内动静脉畸形(AVM)是一种先天性血管畸形,是指颅内动脉中的动脉血不经毛细血管床而直接汇入引流静脉中。其发生率约为 0.005% ~ 0.6%,男性 2 倍于女性,有明显的家族性发病倾向。AVM 多于 40 岁之前发病,发病高峰年龄为 20 ~ 39 岁,平均发病年龄为 25 岁。AVM 通常出生时便存在,随着年龄的增长,动静脉畸形血流量逐渐增加,病灶也逐渐增大。

一、病因

目前动静脉畸形的病因尚不明确,可能与胚胎期血管生成的调控机制障碍有关。一般认为,胚胎形成后 3 周左右,原始血管网开始分化为动脉和静脉。若以后发育正常,则动静脉之间形成毛细血管网;如果发育异常,则动静脉间毛细血管形成异常,即发展为动静脉畸形(图 3-2-1)。还有一些其他理论,包括"增殖性毛细血管病",认为动静脉畸形的发生、发展源于血管的无序生长等等,尚需进一步研究。

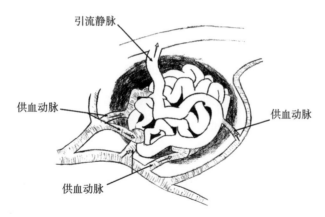

图 3-2-1　动静脉畸形由供血动脉、畸形血管团、引流静脉组成

二、分类或分型

1. AVM 常可累及多个解剖层次，包括皮肤、肌肉、骨、硬膜、蛛网膜、脑皮质、皮质下和脑室。根据其累及的层次，AVM 可分为下列几种类型：

· 皮质 AVM：病变位于皮质的表浅，可延伸进入脑沟。

· 皮质 – 皮质下 AVM：病变累及皮质，同时向下侵袭至皮质下白质。

· 脑室旁 AVM：病变由皮质侵袭至脑室，多呈锥形。又有学者根据其供血动脉将其细分为皮质 – 脑室 AVM、皮质 – 胼胝体 AVM、脉络丛 AVM。

· 单纯型硬脑膜 AVM：目前又称硬脑膜动静脉瘘。

· 皮质及硬脑膜混合型 AVM：同时累及皮质及硬脑膜，多合并颈内、颈外动脉系统双重供血，开颅过程中出血较多。

2. 根据颅内动静脉畸形团最大径的长度，Yasargil 教授于 1988 年将 AVM 分为以下几种类型：

· 隐匿型 AVM（occult AVM）：影像学检查，脑血管造影以及术中、术后病理皆无法证明 AVM 存在。但是患者（尤其是血压正常的年轻人）发生了其他原因无法解释的脑出血。

· 隐蔽型 AVM（cryptic AVM）：影像学检查、脑血管造影以及手术中未发现 AVM 的存在，但是清除血肿后送检，病理学证明存在 AVM。

· 微小型 AVM（micro AVM）：颅内动静脉畸形血管团最大径 < 1.0 cm。

· 小型 AVM（small AVM）：1 cm ≤颅内动静脉畸形血管团最大径 < 2 cm。

· 中型 AVM（moderate AVM）：2 cm ≤颅内动静脉畸形血管团最大径 < 4 cm。

· 大型 AVM（large AVM）：4 cm ≤颅内动静脉畸形血管团最大径 < 6 cm。

- 巨大型 AVM（giant AVM）：颅内动静脉畸形血管团最大径 ≥ 6 cm。

3. 根据颅内动静脉畸形血管团中血管构筑的情况，又可将 AVM 分为以下几种类型（图 3-2-2）：

- 终末供血型 AVM：供血动脉的末梢在供应正常脑组织远端，终止于畸形血管团。
- 穿支供血型 AVM：供血动脉末梢发自供应正常脑组织供血动脉主干，终止于畸形血管团。
- 直接瘘口型 AVM：供血动脉与引流静脉直接交通，无畸形血管团。
- 伴动脉瘤型 AVM：合并动脉瘤。
- 伴静脉瘤样扩张型 AVM：引流静脉瘤样扩张。

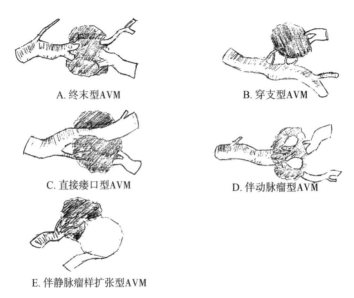

A. 终末型 AVM　　　　　　　　B. 穿支型 AVM

C. 直接瘘口型 AVM　　　　　　D. 伴动脉瘤型 AVM

E. 伴静脉瘤样扩张型 AVM

图 3-2-2　根据血管构筑情况对 AVM 进行分类

三、AVM 的分级

目前常用分级方式多为 Spetzler-Martin 分级，根据畸形团大小、部位以及有无深部静脉引流进行评分。多用于预测手术预后。Spetzler-Martin 分级为低级别的颅内动静脉畸形（Ⅰ~Ⅱ级）可以通过显微外科手术切除，术后病残率 < 1%；而高级别的颅内动静脉畸形（Ⅳ~Ⅴ级）术后病残率可高达 31%~50%。

表 3-1 Spetzler-Martin 分级

因素	状态	计分
AVM 大小	≤ 3 cm	1 分
	3 ~ 6 cm	2 分
	> 6 cm	3 分
部位	非功能区	0 分
	功能区	1 分
深部静脉引流	无	0 分
	有	1 分

四、临床表现

主要临床表现为脑出血和癫痫，其他包括脑缺血表现、头痛、颅内杂音等相对少见。

出血：脑出血为动静脉畸形最常见症状，脑动静脉畸形每年发生出血的概率约为 3%，但根据畸形的临床和解剖学特征，其风险可能低至 1%，也可能高达 33%。AVM 发生出血的高峰年龄多为 30 岁之前，显著早于颅内动脉瘤破裂所致出血，但其出血量、对于神经功能的损害、脑血管痉挛及早期二次出血率也显著低于动脉瘤。

癫痫：癫痫多为表浅脑动静脉畸形的首发表现，癫痫发生的原因主要包括以下两点：① 因为脑动静脉畸形，大量动脉血分流，直接汇入静脉，导致大脑皮质缺氧而发生异常放电。② 慢性出血导致含铁血黄素沉积，胶质细胞聚集后形成瘢痕组织，可诱导癫痫发作。

脑缺血表现：患者虽存在动静脉分流，但其日常血氧供应一般可满足日常生活需要。脑缺血表现多出现在对血氧需求较高（如运动及情绪紧张）时，畸形团周围脑组织缺血，产生相关症状。

头痛：此症状缺乏特异性，部分持续性头痛患者核磁共振平扫时偶然发现脑动静脉畸形。

颅内杂音：多由血流汇入引流静脉时产生湍流导致，主要与引流静脉位置相关，发生率较低。

五、AVM 的影像学诊断

CT/CTA：CT 能够反映患者脑出血与脑软化灶等改变情况，平扫可见高低或低等混杂密度影，呈斑点、团块或条索状，边缘不清，无明显占位效应；使用 CTA 进行诊断能够清晰显示血管病变情况。CT 图像上能够清晰显示异常的畸形团与变粗的供血动脉等，但对颅内动静脉畸形的检出率不理想，无法准确反映血流动力学的变化情况。在出血后进行 CT 诊断可同时发现颅内血肿、蛛网膜下腔出血及脑室内积血等。

MRI/MRA：MRI 在颅内动静脉畸形的诊断上具有较大优越性，尤其是位于后颅窝的动静脉畸形，诊断价值大于 CT。动静脉畸形的血管成分在磁共振影像上显示为团状、网状分布的流空影信号。磁共振多用于确诊直径 1 cm 以上的脑血管畸形，可对脑动静脉畸形病灶内或周围的重要功能区进行定位，但无法清晰显示供血动脉及引流静脉情况。

DSA：脑血管造影是诊断脑动静脉畸形的金标准，可明确供血动脉、静脉引流形式、合并动脉瘤及静脉瘤等，为手术方案的确定提供信息。

不明原因出血的患者若行上述检查均为阴性时，需考虑血肿压迫下假阴性可能，可于出血后 3 周左右再次行脑血管造影检查（图 3-2-3）。

六、AVM 的介入治疗策略

血管内栓塞治疗相对便捷、微创，栓塞率和畸形血管构筑、供血动脉多少以及血管条件相关。体积较小、单支供血脑动静脉畸形可一次完全栓塞，中、小型病变可达到完全栓塞而治愈，未完全栓塞的残留病灶可以选择显微手术或放射治疗。脑深部小型动静脉畸形，使用 Onyx 胶或 NBCA 进行栓塞治疗可获得良好效果。根据血管巢的构筑、栓塞的目的可以将栓塞策略分为以下类型：治愈性栓塞、姑息性栓塞、开颅手术前辅助栓塞、靶向性栓塞、放射治疗前栓塞和分步栓塞等。

1. 治愈性栓塞

近年来随着栓塞材料的进步，动静脉畸形的有效栓塞率逐渐增加，治愈性栓塞率也达到了 20%～40%。新型液态栓塞剂 Onyx 胶可避免微导管与血管发生粘连，可以长时间缓慢注射，且弥散性和可控性良好，使颅内动静脉畸形的栓塞治疗效果明显提高。对于直径＜3 cm 的仅有单根供血动脉（终末型）的小型颅内动静脉畸形，采用 Onyx 胶血管内栓塞治疗，绝大多数患者能够获得治愈。然而，大型颅内动静脉畸形的单纯血管内栓塞治愈率仍较低，病残和病死率约为 6.8%～12.5%。目前应用于临床的新材料如头端可解脱式微导管或新型栓塞技术如双微导管技术，均能有效提高血管内栓塞治愈率，降低并发症的发生率。AVM 治愈性栓塞率与其血容量及供血血管数量成反比。畸形团有以下特点时尽可能做到治愈性栓塞：畸形团的体积＜6 mL，或畸形团最大直径≤3 cm；供血动脉支数少（≤2 支）、供血动脉直径粗（≥正常血管直径 2 倍）。病灶位置表浅与位于非功能区的 AVM，位置表浅的 AVM 供血动脉直径相对更大，故微导管更容易到达畸形

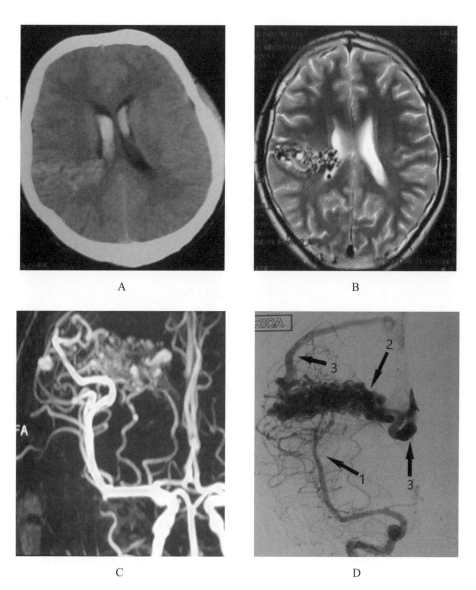

A—头颅 CT 平扫可见右侧颞叶斑片状混杂高密度影；B—头颅 MRI，T2 像上可见团块状血管流空影；C—头颅 MRA 可以看到畸形血管团及供血动脉；D—DSA 清楚显示 AVM 结构（1. 供血动脉为右侧大脑中动脉；2. 畸形团；3. 两支粗大的引流静脉，向矢状窦及横窦引流）

图 3-2-3　右侧颞叶动静脉畸形伴脑室内出血

团；Spetzler-Marin 分级为低级别的 AVM 患者更适合接受治愈性栓塞治疗；瘘型 AVM 较单纯丛型 AVM 更容易获得治愈性栓塞，因为瘘型 AVM 中动静脉直接沟通，从技术层面讲，更容易进行完全栓塞；具有单一供血单元的 AVM 较具有多个供血单元的 AVM 更容易获得治愈性栓塞。

2. 姑息性治疗

对于较难治愈的脑动静脉畸形患者，姑息性栓塞术有其可取之处：通过降低动静脉分流及静脉压暂时缓解临床症状。但随着侧支循环的形成，治疗效果会逐渐消失，同时姑息性栓塞术并不能改善药物治疗效果，甚至会加重病情恶化，增加颅内出血风险。局部栓塞术可改善畸形团附近脑组织供血量，缓解缺血症状。大型高流量 AVM 栓塞时，需要控制一次治疗的栓塞体积和术后控制性降压，否则有出现正常灌注压突破的危险。

3. 开颅手术前辅助栓塞

对于血管内栓塞手术过程中不易到达的深部供血动脉，可通过闭塞畸形团内高流量的动静脉瘘来缩小病灶体积，提高手术安全性。脑膜脑动静脉畸形，或有颈外动脉分支，特别是脑膜动脉血管参与供血的 AVM，应优先栓塞脑膜动脉等颈外动脉分支，避免在后续开颅过程中出现灾难性的大出血。术前辅助栓塞主要有以下优点：① 在显微手术前阻断部分血流供应，可减少术中出血，降低手术风险；② 由于手术风险与动静脉畸形大小存在显著关联，术前通过栓塞减小病灶范围，消除部分畸形团，可降低手术难度，提升预后；③ 可为显微手术提供定位，有助于术中寻找畸形团边界，减少对周围脑组织的损伤。

4. 靶向性栓塞

主要针对颅内动静脉畸形高危出血的危险因素，如合并血流相关性动脉瘤、畸形团内动脉瘤、引流静脉严重狭窄、明显扩张的引流静脉球（占位效应）等等。有研究表明，病灶内伴有动脉瘤的 AVM 在不予处理的情况下，年出血率为 10%。而在栓塞动静脉畸形的过程中，由于血流动力学改变，未予优先栓塞的动脉瘤样病变出血风险更高。因此行血管内治疗前应首先闭塞畸形团内动脉瘤或者动脉瘤的载瘤血管，降低其出血风险。

5. 放射治疗前栓塞

伽马刀是一种安全有效的治疗 AVM 的方法，特别是 Spetzler-Martin 分级 Ⅰ～Ⅱ 级或体积 ≤ 5.0 cm^3 的动静脉畸形、畸形血管巢中无瘤样扩张血管的脑动静脉畸形。放射治疗效果相对缓慢，无法在短期内消灭畸形血管团，降低出血风险，放射治疗的毒副反应甚至会造成脑组织放射性坏死、颅内血管狭窄及脑功能障碍。对于瘘型 AVM 及 AVM 内合并动脉瘤患者，行单纯放射性治疗可能诱发 AVM 出血，造成更严重的神经功能障碍。因此，术前行血管内介入栓塞，可消除 AVM 内的高出血因素，可提升放射治疗的安全性。另外放射性治疗的成功率与其病灶大小成反比。放射治疗前栓塞可以有效减小畸形团的体积，有利于开展放射性治疗。

6. 分步栓塞

分步栓塞的策略主要是为了减少栓塞后灌注压突破、脑出血等并发症。单次栓塞面积过大，畸形血管团残余部分及周围血管灌注压剧增，血管壁自动调节功能失调，术后可能发生正常灌注压突破综合征。脑过度灌注是造成栓塞术后颅内出血的主要原因之一。因此，对于大型或巨大型 AVM，一般予以分次栓塞，一次栓塞不超过 60%～70%，以免发生过度灌注，引起脑出血和脑水肿。此时选择分步栓塞，可以在安全的前提下逐渐达到治愈性栓塞的目的。

七、血管内介入治疗的适应证和禁忌证

【适应证】

深部脑动静脉畸形，功能区脑动静脉畸形，巨大的脑动静脉畸形，伴有动脉瘤动静脉瘘，巨大脑动静脉畸形开颅术前栓塞，患者拒绝开颅手术。

【禁忌证】

全身情况不能耐受麻醉，栓塞技术不能达到治疗目的，患者及其家属拒绝栓塞治疗。

八、术前评估及准备

【术前评估】

（1）病史及查体：详细询问病史，询问患者的发病诱因、发病时的临床表现。患者是单纯因盗血而头晕，还是癫痫，或是突发神经功能障碍（如意识变差、失语、偏瘫、偏身感觉障碍、视力变差或视野缺损），亦或是颅高压表现。了解患者是否有高血压等特殊既往史，如有，进一步询问其高血压控制水平如何，能否通过口服降压药控制平稳等。神经系统查体也同样重要：患者是否有脑膜刺激征、巴宾斯基（Barbinski）征等病理征阳性表现，肢体肌力、肌张力如何等等。患者病史及查体对治疗方案选择，甚至评估手术预后都有重要的指导意义。

（2）实验室及影像学检查：完善血、尿、粪常规，出、凝血时间，肝、肾功能，生化，心电图，胸部 X 线片及脑电图等必要的术前检查，完善心脏血管相关检查，以预防术后控制性降压诱发心肌梗死等。

术前行头颅 CT 检查是必要的。头颅 CT 可评估患者是否有颅内出血或蛛网膜下腔出血。如果有颅内出血，提示血管内介入治疗术中应注意寻找动脉瘤、静脉瘤、瘘性动静脉畸形的出血靶点，必要时需要优先处理。头颅 MRI 可以协助诊断及评估颅内动静脉畸形团大小、部位、深度，是否累及脑室以及畸形团周围有哪些重要的脑组织结构。从而可以协助评估患者预后以及指导治疗策略的选择。头颈部 CTA、MRA 是诊断颅内动静脉畸形的重要方法，如果已有主动脉弓结构信息，可在造影前预判可能存在的解剖变异或路径困难，提前做好介入的器材和技术准备。DSA 是评估颅内 AVM 的金标准。患者术

前均需行 6 根血管的全脑血管造影，仔细评估 AVM 部位、大小，供血动脉，畸形团结构，引流静脉等所有影像学信息，充分了解 AVM 血管构筑学，畸形团内有无动脉瘤，供血动脉上有无血流相关性动脉瘤、瘘和静脉狭窄等高危出血因素。在 3D-DSA 上仔细观察，寻找合适的工作角度。理想的工作角度能够良好显示供血动脉至畸形团路径、畸形团和引流静脉起始端。术前 DSA 有利于制定具体手术方案，以及为手术做好材料准备。

【术前准备】

（1）药物准备

① 降压药、抗癫痫药及其他药物：术前建议积极口服降压药控制血压。顽固性高血压患者行动静脉畸形栓塞术，术后发生灌注压突破、颅内出血风险较高。建议停用抗血小板药物 5～7 d，停用抗凝药物待凝血功能恢复正常。术前建议服用抗癫痫药物（德巴金、开浦兰）3 d，并监测血药浓度，确保达到预防癫痫的有效浓度。可以服用尼莫地平等预防血管痉挛药物。

② 术前建议至少禁食 8 h，禁饮 4 h，但是不禁药。术前药物用一小口水辅助服用。

③ 造影剂对肝肾功能有一定影响，故术前应尽可能将肝肾功能指标调整至正常水平。对于轻度肾功能不全患者术前可水化 3 d，每天静脉滴注生理盐水 1 000～1 500 mL，同时术中应用等渗造影剂（如威视派克）以降低肾功能损害。

④ 其他：包括准备术中急救药物（如阿托品、多巴胺、肾上腺素）、静脉应用降压药（乌拉地尔、硝酸甘油、尼卡地平等）、肝素、硫酸鱼精蛋白、造影剂等等。

（2）术前教育：术前与患者及其家属沟通，讲述手术的必要性，手术可能达到的目的，术中、术后可能出现的手术风险，并发症，手术费用等等，争取患者及其家属同意后签署手术知情同意书。手术的主要目的是降低动静脉畸形出血风险以及改善畸形团盗血现象，因此对于畸形血管团较大的头晕患者，术后头晕症状可能会改善，但对于其他患者，头晕症状不一定会有所改善。同样，对于癫痫患者，术后同样需要继续服用抗癫痫药物，且术前需要脑电图评估癫痫是否与畸形血管团相关。需要与患者及其家属沟通：术后需要绝对卧床一周，并说明卧床的目的是预防灌注压突破。术后需要控制性降压，患者应避免情绪过度波动，尽量减少术后人员探视等。术后如出血，视出血程度需要采取必要的外科治疗。争取患者及家属的理解及配合，最大程度减短后续突发情况发生后的沟通时间。术前交流有利于提高医患之间的信任度，有利于患者术后配合，及时发现并降低术后风险。

（3）术前麻醉准备：一般采用全身麻醉。麻醉前评估患者一般情况，跟患者及其家属沟通，为全身麻醉做准备。AVM（尤其是复杂的、较大的 AVM）的栓塞，手术操作时间较长，全麻有利于避免患者活动而产生的伪影，有利于术中观察栓塞材料的弥散情况，以及在术中更好地控制血压，而其缺点是术中不能评估患者神经功能状况，且存在一定的风险。

（4）器械及其他准备

① 双侧腹股沟及会阴区备皮：提前留置导尿，术前建立静脉通道。

② 动脉鞘 1 个（6 ~ 8 F，视选择的装置而定），脑血管造影导管 1 根（5 F 或 4 F，血管迂曲者酌情选不同形状的复合造影导管），直径 0.035 英寸亲水导丝（泥鳅导丝）1 根，导引导管 1 根，Echlon、Marathon、Apollo 等微导管，弹簧圈，液体栓塞材料，血管造影手术包 1 个，压力袋 4 个，软包装生理盐水 500 mL×8 袋，1.25 万 U 肝素 2 支，Y 阀 4 个，高压三通接头 2 个，高压注射器及连接管等。

九、手术过程

颅内动静脉畸形栓塞常规选择经股动脉入路，操作简单，且方便行全脑血管造影评估脑血管代偿情况。下面主要介绍经股动脉入路手术操作过程。

1. 患者取仰卧位，全身麻醉，导尿，消毒，铺单。连接 3 个滴注系统，排气。具体详见本书第二章"脑血管造影术"一节。

2. 于右侧腹股沟韧带下方 2 cm 处采用 Seldinger 法穿刺右侧股动脉，置入 6 F 动脉鞘。如果患者畸形相对复杂，必要时穿刺对侧股动脉置入 6 F 鞘备术中随时造影，或者穿刺股静脉备静脉途径栓塞。具体置鞘方法详见本书第二章"脑血管造影术"一节。

3. 若术前未行脑血管造影，则以 0.035 英寸亲水导丝引导造影导管行 6 根血管的全脑血管造影，详细评估畸形血管团及制定手术方案。

4. 笔者团队采用 6 F 导引导管行动静脉畸形栓塞术。以 0.035 英寸亲水导丝引导导引导管超选至目标血管。

5. 经静脉途径团注 2 000 U 肝素。准备阿托品、多巴胺、利多卡因、硫酸鱼精蛋白等。

6. 随后栓塞操作详见本书第二章"颅内外血管栓塞技术"一节。

7. 再次造影评估颅内血管是否有狭窄、血栓形成、造影剂外溢等。术后行头颅 3D-CT 扫描，评估是否出血。

8. 拔出导引导管，用血管缝合装置缝合血管，拔出导管鞘，局部加压包扎。待患者复苏后评估患者神经功能状态。跟病房医师交代术后血压控制情况，完成术后医嘱。

十、围手术期管理及术后注意事项

1. 术中应维持患者血压平稳，且控制性降压。降压幅度约为基础血压的 20% ~ 30%。术中应备用阿托品、多巴胺、硫酸鱼精蛋白。因为在注射 DMSO 及注胶过程中，可能会突然引发三叉反射，导致血压下降、心率降低，甚至突发心搏骤停。目前，笔者团队在注射 DMSO 前优先经微导管注射稀释的利多卡因，抑制三叉反射，使此类事件发生率大大降低。术中备用硫酸鱼精蛋白，拔出微导管的时候按 1 mg 硫酸鱼精蛋白：100 U 肝素的比例中和肝素，降低拔管后发生大出血的风险。

2. 术后吸氧，用心电监护设备监测生命体征。患者取平卧位，右下肢制动 8 h。每 2 h 一次，监测右下肢温度、颜色、足背动脉搏动。加压包扎维持 24 h。术后采用静脉降压药维持低位血压。术后中性治疗，不使用抗血小板药物、止血药物。术后卧床休息一周，预防便秘，避免剧烈咳嗽和情绪激动，减少人员探视。

3. 安排复查头颅 CT，评估有无新发出血、梗死。因为术中使用 3D-CT，所以常规第二天早晨安排头颅 CT 检查。如果患者有不适主诉，应尽快复查头颅 CT。

4. 复查血常规、肝肾功能、电解质。我们术后尽量不用抗生素预防感染，但是建议复查血常规排除感染可能，尤其对于患有糖尿病、身体基础情况较差的患者。如果患者肾功能较差或者患有多囊肾、单肾，建议动态监测肾功能，必要时可临时安排透析治疗。

5. 术后 3 或 6 个月门诊复行血管相关检查，建议患者行脑血管造影复查。如果采取分步栓塞，可术后 1 个月后复查，择期再次栓塞治疗。如果术后栓塞不全，选择放射治疗继续处理。建议放射治疗后 1 ~ 2 年再次复查脑血管造影检查。

第三节　硬脑膜动静脉瘘的介入治疗

硬脑膜动静脉瘘（DAVF）又称为硬脑膜动静脉畸形，主要以硬脑膜动脉与临近的皮质静脉及静脉窦之间形成异常的直接通路为特征，可发生于硬脑膜的任何部位，但以横窦、乙状窦、海绵窦及小脑幕等处最多。有文献报道，发生于横窦、乙状窦区的 DAVF 占 20% ~ 60%，发生于海绵窦区的占 20% ~ 40%，发生于小脑幕的占 12% ~ 14%，发生于上矢状窦的占 8%，发生于前颅底的占 2% ~ 3%。DAVF 发病率约为颅内血管畸形的 10% ~ 15%，约占幕上血管畸形的 6%、幕下血管畸形的 35%。DAVF 可发生于任何年龄，其中60%的患者在40至60岁之间，儿童相对少见，且病变多位于后颅窝。新生儿亦有发病的报道，为高流量瘘，多因心力衰竭而死亡，死亡率高达67%。总体发病率男性略高于女性，比例为55%∶45%。其中横窦区病变以女性中为多，比例高达85%。本病总体出血率约为17%~24%。有研究表明，病变位于硬脑膜窦附近者出血率为7.5%，远离硬脑膜窦者出血率约为51%。

一、病因

DAVF的具体发病机制尚不明确。综合考虑患者的发病年龄，以及部分患者发病前具有外伤、颅内感染、外科手术等病史，目前归纳出两种主要的机制：先天性学说及获得性学说。

先天性学说认为，部分婴幼儿出生时便存在硬脑膜动静脉瘘，并无外伤、外科手术等病史，且硬脑膜超微结构研究发现，硬脑膜存在极其丰富的血管网，静脉常与动脉伴行，甚至动脉会突入静脉腔内，存在"生理性动静脉交通"，以静脉窦附近为最多。当胚胎发育过程中脑血管发育异常时，这些"生理性动静脉交通"增加，静脉窦附近血管异常增生，便发生DAVF。Dewton研究认为，本病发生于血管系统分化为皮肤、硬脑膜及软膜血管的时期。另一方面，婴幼儿DAVF病例比较罕见，临床报道很少，且临床、影像、病理及胚胎等方面的依据仍不充分，故尚无法定论DAVF是先天性病变。

获得性学说认为，硬脑膜动静脉瘘常常继发于后天性病变，包括颅脑手术、创伤、感染、炎症及雌激素水平变化。且部分患者前期脑血管造影正常，而后期再次造影并发DAVF。目前更多学者认为，瘘的形成与静脉窦血栓之间存在相关性。Houser研究发现，80%的DAVF患者常常合并静脉窦血栓形成，从而导致硬脑膜上正常动静脉直接沟通开放增多，发展为硬脑膜动静脉瘘。而外伤、感染、激素水平变化都是静脉窦血栓形成的直接诱因。另外，婴幼儿DAVF发病率较低，可能与婴幼儿时期DAVF检出率较低有关，而其发生不排除与宫内感染导致静脉窦血栓形成有关。

二、分型

目前常用的DAVF分型方法主要有两种：Djindjian分型法、Cognard分型法。两种分型法都主要根据静脉回流进行分型，可以有效评估患者的预后及指导治疗方法的选择。而后者在前者基础上做了改进，目前更为广泛接受。

1. Djindjian 分型法

Ⅰ型：引流注入静脉窦，不引起原血流方向的改变，患者症状较轻。

Ⅱ型：引流注入静脉窦，并逆向皮质静脉引流。

Ⅲ型：引流注入皮质静脉，静脉血管明显扩张，甚至发生动脉瘤样改变。

Ⅳ型：引流入天幕上或天幕下静脉湖，甚至出现占位效应。

2. Cognard 分型法（图 3-3-1）

Ⅰ型：静脉引流入静脉窦，血流顺流（良性）。

Ⅱ型：静脉引流入静脉窦。

　　　　Ⅱa 型：有血液逆流。

　　　　Ⅱb 型：血液逆流至皮质静脉。

　　　　Ⅱa+b 型：以上两者都有。

Ⅲ型：静脉直接引流入皮质静脉，无静脉扩张。

Ⅳ型：静脉直接引流入皮质静脉，伴静脉瘤样扩张。

Ⅴ型：静脉引流入脊髓的髓周静脉。

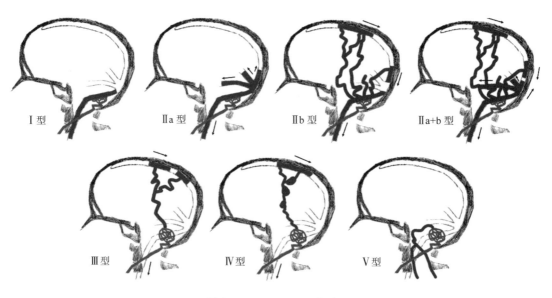

图 3-3-1　Cognard 分型法

三、DAVF 的诊断

头颅 CT 平扫可显示因 DAVF 而产生的一些继发性改变，最常见的表现为出血，包括蛛网膜下腔出血和脑出血，还可有颅内血肿；增强扫描可见管状、结节及斑片状对比增强，还可有脑白质密度减低、静脉窦血栓形成和脑积水等改变。这些改变主要是由于瘘口血供来源复杂，血流量大，静脉窦内压力明显增高，或存在静脉窦狭窄、闭塞，从而导致颅内血流分布异常，皮质静脉及脑深静脉均明显扩张迂曲。

CTA 可显示异常增粗的动脉、扩张的静脉及静脉窦，但不能显示瘘口及细小的供血动脉，不能确定血流方向及血流量情况，因此不能起到血管造影中的分型诊断并指导治疗的作用。头颅 CTA 可以发现部分 DAVF，但是正常的头颅 CTA 不能排除 DAVF 的存在。

MRI 平扫显示增粗、迂曲、扩张的血管流空信号，多分布于大脑半球或小脑表面，增强后有条索状的血管增强影。多余的软脑膜血管以及磁敏感成像中的高信号都提示 DAVF 存在皮质静脉引流，存在较高的出血风险。

MRA 可以显示颅内血管形态及分布特征，如瘘口的部位、供血动脉数量及来源、引流静脉及静脉窦扩张或狭窄程度，但易忽略颈外系统的血管成像。而 DAVF 的血供非常丰富，多数都有颈外动脉分支参与供血，因而易漏诊。MRV 显示的静脉窦闭塞，对静脉窦血栓形成具有重要的诊断价值。同样，MRA 可以发现部分 DAVF，但是正常的 MRA 同样无法排除 DAVF 的存在。

DSA 检查是明确 DAVF 的精准方式，且同时需要完善 6 根血管的造影，必要时需要于锁骨下动脉进行造影甚至超选肋颈干、甲状颈干等。DSA 可以准确显示瘘口的部位、数量，供血动脉的来源、数量及静脉引流方向。造影时需要曝光足够长时间，以便得到清晰的静脉期影像，评判有无静脉流出道梗阻，如静脉窦狭窄或血栓形成，判断有无逆行软膜支静脉引流。选择性颅内血管造影，必要时增大高压注射器压力及增加造影剂的量，以便清晰显示瘘口的供血动脉，寻找最佳的治疗途径，笔者习惯着重留意脑膜支的供血。脑膜中动脉、脑膜后动脉及其分支常常是较好的栓塞血管。有时主要供血动脉栓塞后，次一级的供血动脉方可出现。研究受累的引流静脉、引流方向以及脑循环的紊乱情况，可以更好地解释临床症状和判断预后，有助于制定治疗方案。

四、临床表现

DAVF 的症状多样，包括头痛、头晕、视力下降、突眼、视乳头水肿、颅内杂音、记忆力减退、认知功能下降，甚至并发颅内出血，出现颅高压症状，严重的甚至死亡等等。DAVF 的临床表现与其瘘口所在部位及引流静脉的方向、流速、流量相关，也与继发性的损伤有关（图 3-3-2）。

1. 颅内杂音。约 2/3 的患者有主观或客观的血管杂音，并常为就诊的第一主诉，杂音呈吹风样，与心跳同步，常发于病变同侧，偶发于双侧，压迫同侧颈动脉可使杂音减

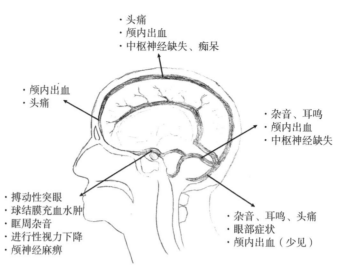

图 3-3-2　各部位临床表现简述

弱。在 DAVF 发生后，由于动静脉之间"短路"的存在，血流速度及血流量迅速增加，脑膜动脉继续扩张形成恶性循环，导致引流静脉压力增高，血流在流入静脉窦汇合处形成湍流并产生杂音，当病灶位置离内耳较近时，产生的杂音也称为"颅内杂音"，并常作为诊断依据。

2. 头痛。50% 的患者发病时伴有头痛，常为偏头痛。头痛的主要原因有以下几点：① 由于动静脉分流的存在，静脉窦内压力增高，静脉回流不畅，脑脊液循环障碍导致颅内压升高；② 扩张的 DAVF 刺激脑膜导致头痛，多位于病变侧；③ 病变压迫三叉神经半月节；④ 少量硬膜下或蛛网膜下腔出血，刺激脑膜；⑤ 向皮质静脉引流时，有脑血管受到牵拉。

3. 蛛网膜下腔出血及颅内血肿。20% 以上患者以蛛网膜下腔出血及颅内血肿为首发症状。DAVF 通过皮质静脉引流时，这些静脉周围无组织支撑，静脉在病理性扩张的情况下血管内压力增高，极易破裂出血。

4. 颅内压增高。由以下原因导致：① 由于动静脉瘘的存在，动脉血直接灌入硬脑膜静脉窦内，造成静脉窦内压力升高，影响颅内静脉回流及脑脊液的吸收；② DAVF 伴静脉窦血栓形成时，影响静脉回流；③ 大的 DAVF 产生占位效应；④ 继发性颅内出血导致颅内压升高。

5. 中枢神经系统功能障碍。主要表现为癫痫、语言障碍、偏瘫、运动障碍及视野缺损，主要由病变周围脑组织充血水肿及病变对周围脑组织的刺激导致。

6. 脊髓功能障碍。主要由于后颅窝 DAVF 向脊髓静脉引流时，脊髓静脉回流受阻，脊髓缺氧及脊髓静脉瘤样扩张压迫脊髓。

五、常见位置的 DAVF

1. 海绵窦区 DAVF：海绵窦区硬脑膜动静脉瘘（CSDAVF）是发生在海绵窦壁及其周围硬脑膜的动静脉短路，是硬脑膜动静脉瘘最常见的一种类型。CSDAVF 好发于中老年女性，部分患者有头或眼部外伤病史，其发病可能和体内雌激素水平变化、静脉窦炎或栓塞、颅脑外伤及开颅手术有关；此外，CSDAVF 患者随着发病年龄的增长，合并高血压的概率逐渐增高。CSDAVF 患者的临床表现复杂多样，轻者可毫无症状，重者可以出现严重的神经功能障碍，甚至危及生命。CSDAVF 临床症状中，最常见的是眼部症状，包括球结膜充血水肿、畏光、流泪、眼球突出、视力减退，导致 CSDAVF 常被误诊为眼科疾病。神经系统症状以头痛、颅内血管杂音和颅神经麻痹等最为多见。在治疗时，多采用静脉入路，经颈内静脉—岩下窦—海绵窦入路可到达瘘口位置。以往采用单纯弹簧圈栓塞，但因海绵窦分隔明显，弹簧圈无法致密栓塞；现多采用弹簧圈联合 Onyx 胶栓塞。相对单纯弹簧圈，"圈＋胶"联合栓塞如同"钢筋混凝土"，弥散性好，贴附牢固，栓塞致密，取得了较良好的治疗效果（图 3-3-3）。

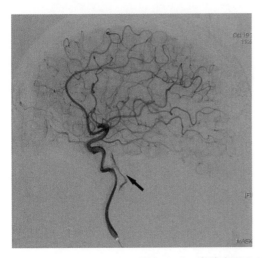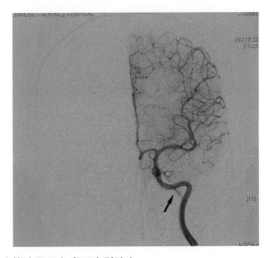

图 3-3-3　海绵窦区 DAVF（箭头显示向岩下窦引流）

2. 侧窦区 DAVF：侧窦区硬脑膜动静脉瘘（LSDAVF）是指发生在侧窦区及其周围硬脑膜的常沟通的动静脉短路。供血动脉主要为颈外动脉和（或）颈内动脉的脑膜支，引流入单侧或双侧横窦和（或）乙状窦，伴或不伴皮质静脉引流（图 3-3-4）。根据引流静脉窦的解剖位置可分为双侧横窦 DAVF、乙状窦 DAVF 两类。该病临床症状与引流静脉窦的方向及是否伴有皮质静脉逆流或瘤样扩张有关，而广泛皮质静脉逆流及瘤样扩张是造成患者慢性进展性神经功能缺损或急性脑出血的危险因素。LSDAVF 瘘口可单发或

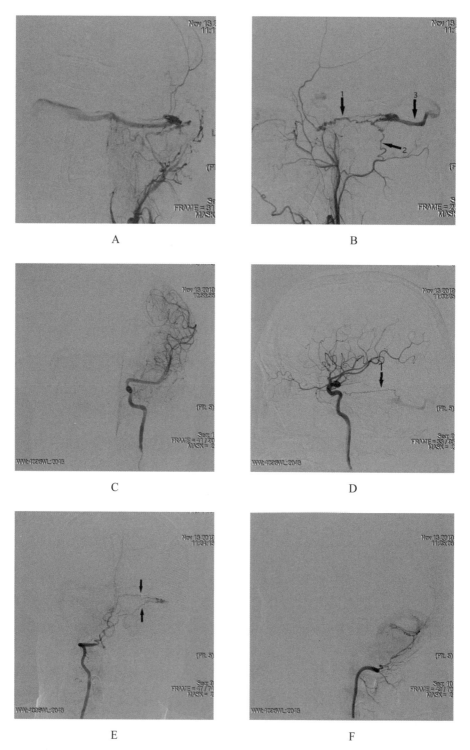

A，B—颈外动脉造影显示左侧脑膜中动脉（箭头1）、枕动脉（箭头2）供血，向左侧横窦（箭头3）引流；C，D—左侧颈内动脉造影显示左侧脑膜垂体干（箭头1）向瘘口供血；E，F—右侧椎动脉供血显示左侧脑膜后动脉（箭头）供血

图3-3-4　男，26岁，主诉"头晕1个月"，检查发现左侧窦区DAVF

多发，需对每条可能供血动脉进行超选择性血管造影，了解该供血动脉引流至静脉窦的瘘口位置。治疗上，经脑膜中动脉栓塞是治疗 LSDAVF 的首选途径，相当一部分单发瘘口或多发瘘口经该支血管即可完全栓塞。为防止静脉窦闭塞，可采取静脉端球囊保护下动脉途径栓塞。经静脉入路闭塞静脉窦治疗 LSDAVF，部分病例短期随访发现瘘口异位复发问题，可能与静脉窦闭塞后静脉压力过大有关。

3. 前颅底 DAVF：前颅底 DAVF 多见于中老年男性，男女发病比约为 4∶1。其发病机制尚不明确，可能与前颅窝底血管先天发育异常或外伤有关（图 3-3-5）。

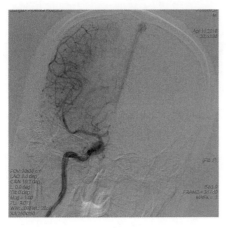
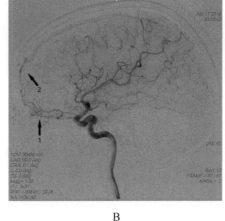

A　　　　　　　　　　　　　　B

A—右侧颈内动脉汤氏位造影；B—右侧颈内动脉侧位造影，可见眼动脉分支（箭头 1）向瘘口供血，向上矢状窦（箭头 2）引流

图 3-3-5　男，62 岁，主诉"头晕 3 个月"，检查发现前颅底眼动脉 DAVF

前颅底 DAVF 在早期通常无明显症状，多为偶然发现，需与颅内占位鉴别。随着病情的进展，其临床症状可表现为颅内出血引起的意识障碍、眼球突出、耳鸣、癫痫等。前颅窝底 DAVF 有较高的出血倾向，其出血概率约为 80%，出血后 DSA 检查可因血肿压迫出现假阴性，可在血肿吸收后再次行影像学检查。若未积极处理，再出血风险高，预后差。究其原因，有学者提出因前颅窝底 DAVF 主要通过薄壁的皮质静脉引流，导致皮质静脉长期处于高压状态并扩张，极易形成静脉球并破裂出血。此外，皮质静脉汇入静脉窦处易产生涡流，导致局部血栓形成，引起狭窄，使近端引流静脉的压力进一步增加，更易形成静脉球并破裂出血。前颅底 DAVF 通常位置较表浅，且多合并颅内血肿，因此显微手术为主要治疗方法。现随着复合手术室的广泛运用，术前重建、术中实时造影可大大降低手术难度，提升患者预后。

4. 上矢状窦区及大脑凸面 DAVF：该部位 DAVF 相对少见，Awad 统计了 377 例 DAVF

患者，其中上矢状窦区及脑膜凸面 DAVF 仅占 7.4%。脑膜中动脉、枕动脉、颞浅动脉的分支常常为主要供血动脉，前后循环的软膜支也可能参与供血。该类 DAVF，引流静脉常常向上矢状窦引流，约 41% 上矢状窦区及脑膜凸面 DAVF 患者合并引流静脉曲张，部分患者引流静脉还可向海绵窦、蝶顶窦、岩下窦等深部引流。引流静脉及软膜支常常是易发生颅内出血的薄弱环节。外伤、感染、手术等常常是该部位 DAVF 形成的主要原因。

六、DAVF 的治疗方案

DAVF 的治疗目的是永久的闭塞动静脉瘘口。可以采用多种方法实现，包括保守治疗、外科手术、介入治疗、放射治疗等等。保守治疗适用于发病早期、症状较轻、瘘口血流量小且流速较慢的患者，需要监测血压，定期复查。对于海绵窦区的病变，采取颈动脉压迫法可以取得不错的治疗效果：对侧上肢压迫患侧颈动脉及颈内静脉，每次 10 s，4~6 次 /h，随后可以逐渐增加至每次 30 s。如果双侧皆有病变，可以双手交替压迫对侧颈动脉及颈内静脉。患者如果有缺血等不适症状，对侧肌力下降，应及时解除压迫，避免出现严重脑缺血事件。压迫法可减少动脉血供，增大静脉压，使瘘口处动静脉压力梯度减小，促进海绵窦血栓形成。另外，直接压迫内眦外上方眼上静脉与头皮静脉交界处可以提高眼上静脉压，减小瘘口动静脉压力梯度，促进血栓形成。外科手术治疗方法主要包括引流静脉切断术、畸形病变切除术、静脉窦切除术、静脉窦孤立术、静脉窦骨架术以及原位硬膜移植术。常用的主要是前两种，主要适用于前颅底、天幕及凸面的病变。后几种治疗方法，创伤及并发症相对较多，应用相对较少。以下情况可以优先考虑外科手术：合并颅内血肿压迫脑组织者、合并软膜支动脉供血者、皮质静脉引流或合并动脉瘤样扩张者、合并颅内动静脉畸形者。放射性治疗主要适用于瘘口较小的 DAVF，或辅助外科开刀、介入栓塞后残留 DAVF 的治疗，相对来说具有创伤小、安全的特点，但是收效较慢，多在 2 年以上才有效果，且治疗期间存在出血、病情进展的风险。此外，放射性脑病以及瘘口附近重要组织的放射性损伤也是不可忽略的并发症。

随着材料及治疗理念的进步，血管内介入治疗 DAVF 也取得了长足的进步。基本上所有部位的 DAVF 都可以经血管内介入栓塞治疗。目前，血管内介入治疗 DAVF 的方法主要有经动脉途径栓塞、经静脉途径栓塞、经动静脉途径联合栓塞、复合手术栓塞治疗等。

1. 经动脉途径栓塞：经动脉途径栓塞是最早采用、使用最多、操作相对简便却十分有效的血管内治疗方法。经动脉途径栓塞适用于以颈外动脉供血为主，无（或可避开）"危险吻合"和颈内动脉或椎动脉的脑膜支供血，栓塞时可避开正常脑组织的供血动脉。为达到治愈性栓塞的目的，微导管应尽量超选至瘘口位置，使栓塞材料完全封闭瘘口。单纯栓塞供血动脉只是一种姑息的治疗方式，只要瘘口的动静脉沟通没有完全封闭，基本上会有新的供血动脉出现。为了保障手术安全，一般优先栓塞颈内动脉及椎动脉软膜支的供血动脉，随后再处理其余脑膜支供血动脉。如果瘘口较大，供血动脉较粗、血流流速较快，为了避免液体栓塞剂过快流入正常的引流静脉而产生严重后果，可以优先采用弹簧圈栓塞，减少血流，随后再使用液体栓塞剂辅助栓塞，或者直接采用"高压锅"技术进行栓塞，保障手术的安全性。

2. 经静脉途径栓塞：经静脉途径栓塞 DAVF 是一种可直接闭塞瘘口，不良反应少但疗效确切的治疗方式。经静脉途径栓塞 DAVF，从理论上讲是一种较经动脉途径更为理想的直接栓塞瘘口并达到解剖治愈疗效的方法。以下情况可考虑经静脉途径栓塞治疗：经动脉途径无法到达瘘口者，瘘口、供血动脉较多及高血流量者，海绵窦区、直窦区及横窦 - 乙状窦区 DAVF，Cognard 分型中 Ⅱ ~ Ⅴ 型，静脉窦狭窄需要安置支架者。经静脉途径栓塞有较好的疗效，且随着材料的进步，其治愈率不断提高。Lucas 报道了海绵窦区的 DAVF 经静脉途径栓塞的疗效为 78%，优于经动脉途径的疗效（62%）。

3. 复合手术栓塞：随着复合手术室的建立及推广，复杂脑血管病的治疗及预后有了极大的进步。将脑血管造影设备移入手术室，使术前影像学诊断、术中脑血管造影及显微外科手术结合起来：术前完成影像学重建后选择合适手术入路，精准到达瘘口位置。术中可通过动脉端导管注射亚甲蓝，判断瘘口及引流静脉，也可术中实时造影判断手术效果，调整手术范围。对于血管途径较为弯曲、难以顺利超选的病变，可以通过外科手术尽可能靠近瘘口的位置暴露血管，直接穿刺血管进行栓塞治疗。如手术无法完全闭塞供血动脉，也可通过动脉端微导管注胶辅助手术。术后可立刻行 CT 检查，明确有无手术并发症。复合手术栓塞治疗 DAVF 的主要适应证为：① 位于前颅底等表浅部位，外科手术较易到达的病灶；② DAVF 破裂出血，有较大血肿形成，可在切除病灶的同时清除血肿及去骨瓣减压；③ 供血动脉及引流静脉迂曲，血管内治疗无法接近瘘口；④ 通过单纯血管内治疗或显微外科手术无法完整消除瘘口时，可采用复合手术栓塞治疗，注胶减少血流，使手术切除更加安全。

七、血管内介入治疗的适应证和禁忌证

【适应证】

① 有出血或出血倾向，如向皮质或深静脉引流、与充血有关的明显扩张的静脉；② 难以忍受的血管杂音；③ 进行性神经功能缺损；④ 局部压迫症状；⑤ 进行性颅内

压升高。

【相对禁忌证】

① 患者无法耐受长时间全身麻醉；② 无合适手术通路；③ 患者对造影剂过敏；④ 患者肾功能较差，无法耐受造影剂；⑤ 存在无法避开的"危险吻合"及正常脑血管供血分支。

八、术前评估及准备

【术前评估】

（1）病史及查体：详细询问病史，询问患者的发病诱因及临床表现，有无外伤手术史，近期有无腹泻、感染等病史。对于女性，需询问月经情况如何，是否长期口服避孕药，有无流产史等等。这些因素都是患者可能继发 DAVF 的诱因。了解患者的临床症状如何，是否有头痛、颅内杂音、搏动性耳鸣，有无记忆力下降、认知功能障碍或其他高级神经功能障碍。观察患者有无视乳头水肿，有无眼球活动异常、突眼、巴宾斯基征等病理征阳性。患者症状较轻，或许采用保守、放射治疗方式就可以了。如果症状较重，则需要积极外科干预。患者病史及查体对于优先何种治疗方案（介入治疗、外科手术、放射治疗）及评估患者的预后都有重要的指导意义。

（2）实验室及影像学检查：完善血、尿、粪常规，出、凝血时间，肝、肾功能，生化，心电图，胸部 X 线片及脑电图等必要的术前检查。

术前行头颅 CT 检查是必要的。头颅 CT 可评估患者是否有颅内出血或蛛网膜下腔出血。对于颅内出血的患者应积极手术治疗。对于出血较多的，必要时清除颅内血肿，去骨瓣减压。如果术中能分辨出瘘口，应尽量切除；如无法明确，则术后尽快行脑血管造影。如果出血较少，建议优先保守治疗，因为早期再出血率相对较低。脑血管造影明确诊断后，再评估手术治疗方案。头颅 CTA 及 MRA 可以协助诊断部分 DAVF，但是对于手术方案选择的意义不大。需要着重提醒的是，即便患者头颅 CTA、MRA 正常，也不能绝对排除 DAVF 的存在。术前行全脑血管造影是极为必要的。患者术前均需行 6 根血管的全脑血管造影，必要时行双侧锁骨下动脉造影，仔细评估瘘口的部位、大小，供血动脉，软膜支有无供血，有无皮质静脉引流等所有影像学信息。在 3D-DSA 上仔细观察，寻找合适的栓塞途径。术前 DSA 有利于制定具体手术方案，以及为手术做好材料准备。

【术前准备】

（1）药物准备

① 降压药等药物：对于高血压患者，术前建议口服降压药控制血压。术前无须准备

抗血小板药物。对于癫痫患者，术前建议服用抗癫痫药物（德巴金、开浦兰）3 天，并监测血药浓度，确保其达到预防癫痫的有效浓度。有软膜支供血的患者建议术前服用尼莫地平等预防血管痉挛药物。

② 术前建议至少禁食 8 h，禁饮 4 h，但不禁药。术前药物用一小口水辅助服用。

③ 造影剂对肝肾功能有一定影响，故术前应尽可能将肝肾功能指标调整至正常水平。对于轻度肾功能不全患者术前可水化 3 d，每天静脉滴注生理盐水 1 000～1 500 mL，同时术中应用等渗造影剂（如威视派克）以降低肾功能损害。

④ 其他：包括准备术中急救药物（如阿托品、多巴胺、肾上腺素）、静脉应用降压药（乌拉地尔、硝酸甘油、尼卡地平等）、肝素、硫酸鱼精蛋白、造影剂等等。

（2）术前教育：术前与患者及其家属沟通，讲述手术的必要性，手术可能达到的目的，术中、术后可能出现的手术风险，并发症，手术费用等等，争取患者及其家属同意后签署手术知情同意书。手术的主要目的是争取栓塞瘘口或近端的引流静脉，降低颅内出血的概率。然而患者供血动脉，瘘口大小、部位，是否有皮质引流等情况比较多变，不一定能够达到治愈性栓塞的目的。必要时可能需要分步栓塞或多次栓塞，甚至需要联合外科手术来达到治愈目的等等。术前交流有利于提高医患之间的信任度，有利于患者术后配合，及时发现并降低术后风险。

（3）术前麻醉准备：一般采用全身麻醉。麻醉前评估患者一般情况，跟患者及其家属沟通，为全身麻醉做准备。侧窦区的瘘供血动脉较为复杂，瘘口比较弥散，手术操作时间较长，全麻有利于避免患者活动而产生的伪影，有利于术中观察栓塞材料的弥散情况，而其缺点是术中不能评估患者神经功能状况，且存在一定的风险。

（4）器械及其他准备

① 双侧腹股沟及会阴区备皮：提前留置导尿，术前建立静脉通道。

② 动脉鞘 2 个（5～6 F，视选择的手术路径而定），脑血管造影导管 1 根（5 F 或 4 F，血管迂曲者酌情选不同形状的复合造影导管），直径 0.035 英寸亲水导丝（泥鳅导丝）1 根，导引导管 1 根，Echlon™10、Marathon、Apollo 等微导管，弹簧圈，液体栓塞材料，血管造影手术包 1 个，压力袋 4 个，软包装生理盐水 500 mL×8 袋，1.25 万 U 肝素 2 支，Y 阀 4 个，高压三通接头 2 个，高压注射器及连接管等。

九、手术过程

下面以经静脉途径栓塞海绵窦区硬脑膜动静脉瘘为例介绍手术操作过程。

1. 患者取仰卧位，全身麻醉，导尿，消毒，铺单。连接 3 个滴注系统，排气。具体详见本书第二章"脑血管造影术"一节。

2. 于右侧腹股沟韧带下方 2 cm 处采用 Seldinger 法穿刺右侧股动脉、股静脉，分别置入 6 F 动脉鞘。也可以采取栓塞股动脉、股静脉置入血管鞘。具体置鞘方法详见本书第二章"脑血管造影术"一节。

3. 若术前未行脑血管造影，则以 0.035 英寸亲水导丝引导造影导管行 6 根血管的全脑血管造影，详细评估畸形血管团及制定手术方案。

4. 笔者团队采用 6 F 导引导管行 DAVF 栓塞术。以 0.035 英寸亲水导丝引导导引导管经股静脉→髂总静脉→下腔静脉→上腔静脉→颈内静脉超选。

5. 经静脉途径团注 2 000 U 肝素。准备利多卡因、硫酸鱼精蛋白等。

6. 随后栓塞操作详见本书第二章"颅内外血管栓塞技术"一节。

7. 再次造影评估颅内血管是否有狭窄、血栓形成、造影剂外溢等。术后行头颅 3D-CT 扫描，评估是否出血。

8. 拔出导引导管，用血管缝合装置缝合血管，拔出导管鞘，局部加压包扎。待患者复苏后评估患者神经功能状态，跟病房相关人员交代术后血压控制情况，完成术后医嘱。

十、围手术期管理及术后注意事项

1. 术中应维持患者血压平稳，且控制性降压。因为在注射 DMSO 及注胶过程中，可能会突然引发三叉反射，导致血压下降、心率降低，甚至突发心搏骤停。目前，笔者团队在注射 DMSO 前优先经微导管注射稀释的利多卡因，抑制三叉反射，使此类事件发生率大大降低。术中备用硫酸鱼精蛋白，拔出微导管时按 1 mg 硫酸鱼精蛋白∶100 U 肝素的比例中和肝素，降低拔管后发生大出血的风险。

2. 术后吸氧，用心电监护设备监测生命体征。患者取平卧位，右下肢制动 8 h。每 2 h 一次，监测右下肢温度、颜色、足背动脉搏动。加压包扎维持 24 h。术后血压维持在基础水平，不需要严格降压。术后中性治疗，不使用抗血小板药物、止血药物。术后可使用激素 3 d，减少行颈外动脉栓塞术以及炎症反应引起的局部疼痛。术后可预防性使用甘露醇，减轻因部分正常静脉回流受阻而产生的脑水肿。

3. 安排复查头颅 CT，评估有无新发出血、梗死。因为术中使用 3D-CT，所以常规第二天早晨安排头颅 CT 检查。如果患者有不适主诉，应尽快复查头颅 CT。

4. 复查血常规、肝肾功能、电解质。我们术后尽量不用抗生素预防感染，但是建议复查血常规排除感染可能，尤其对于患有糖尿病、身体基础情况较差的患者。如果患者肾功能较差或者患者多囊肾、单肾，建议动态监测肾功能，必要时可临时安排透析治疗。

5. 术后 3 或 6 个月门诊复行血管相关检查，建议患者行脑血管造影复查。如果采取单纯动脉栓塞或分步栓塞，可术后 1 个月后复查，择期再次栓塞治疗。如果术后栓塞不全，选择放射治疗继续处理。建议放射治疗后 1 ~ 2 年再次复查脑血管造影检查。

第四节　颈内动脉海绵窦瘘的介入治疗

颈内动脉海绵窦瘘（carotid cavernous fistula，CCF）是一种少见的脑血管疾病，其发病率约为 0.17% ~ 0.27%。CCF 是由不同原因导致颈内动脉及其分支与海绵窦之间形成异常的动静脉直接交通而产生的一组临床综合征，主要表现为搏动性突眼、颅内杂音和结膜充血。未经治疗的 CCF 甚至可以导致持久的精神和视觉的障碍，严重影响患者的生活质量。

CCF 的治疗方法主要包括颈动脉压迫保守治疗、外科手术及血管内介入治疗。保守治疗主要适用于临床症状较轻的患者。患者以对侧肢体于患侧颈内动脉搏动最强处压迫颈动脉及颈静脉，逐渐促进海绵窦内形成血栓，达到逐渐封闭瘘口的目的。当患侧颅内出现缺血情况后，对侧肢体肌力逐渐下降，从而避免严重缺血事件发生。颈动脉压迫的保守治疗方法的疗效并不确切，治疗过程中应注意监测眼内压、视力及评估颅神经功能，并且在有条件的情况下可以复查脑血管相关指标。

外科手术治疗主要包括颈动脉结扎术、海绵窦孤立术、开颅海绵窦直接栓塞术。前两种方案需行球囊闭塞试验及加强试验。即使试验提示颅内代偿良好，仍有一定概率发生迟发性脑梗死。开颅海绵窦直接栓塞术主要是指在开颅暴露海绵窦后，直接穿刺海绵窦，使用肌肉、筋膜、明胶海绵、弹簧圈等直接填塞海绵窦，相对来说创伤仍较大，部分患者可因占位效应及损伤而出现颅神经功能障碍。

近年来随着介入材料及介入技术的进步，CCF 的治疗理念及预后获得了巨大提升，血管内介入治疗逐渐发展为 CCF 的主要治疗方法。

一、病因

CCF 按病因可分为外伤性 CCF 和自发性 CCF 两种。其中外伤性 CCF 占 75% ~ 85%。虽然 CCF 常继发于头面部创伤，但仅有 0.17% 颅面部创伤的患者会发生 CCF。更进一步说，一般穿通性外伤（如颅底骨折撕裂、骨片刺破、异物穿通伤、火器伤等）较钝挫伤更容易继发 CCF。创伤所致的 CCF 更常发生于年轻的男性，男女发病比约 2∶1。CCF 可在创伤后迅速发生，也可于几天甚至几周后发生。有学者报道，43.5% 的 CCF 都是在外伤 1 个月后发生的。另外，在一些外科手术，尤其是海绵窦区的手术中，操作粗暴、过度牵拉或是锐性器械直接损伤会导致医源性颈内动脉海绵段损伤，从而造成医源性外伤性 CCF。自发性 CCF 约占 25%，常由颈内动脉海绵窦段及其分支本身的病变所致，病程缓慢，临床比较少见，如动脉瘤破裂、动脉炎、动脉粥样硬化、妊娠期间自发性 CCF。

二、病理机制

海绵窦位于蝶鞍两侧硬脑膜层与骨膜层之间，由多个分隔的静脉腔组成。海绵窦与颅内外静脉的交通十分广泛。当颈内动脉海绵窦段破损后，压力较高的动脉血直接流入海绵窦，从而导致海绵窦高压。在压力差作用下，血流自海绵窦向丰富的静脉交通逆行：① 向前引流至眼静脉、内眦静脉、面静脉，血流引向颈外静脉；② 向后引流至岩上窦、岩下窦；③ 向外侧引流至蝶顶窦；④ 经海绵间窦引流至对侧海绵窦；⑤ 向下经圆孔和卵圆孔静脉引流至翼丛。从而造成广泛性静脉高压。海绵窦与邻近的硬脑膜窦及颅外静脉的广泛交通，是 CCF 静脉回流障碍及临床症状的解剖学基础。另一方面由于血液自颈内动脉向海绵窦的分流，颈内动脉远端供血减少，如果前后交通开通不佳，患侧远端将明显缺血，可引起缺血性神经功能障碍。

三、分型

基于解剖学和血流动力学，1985 年，Barrow 等根据瘘口位置及血流量将 CCF 分为 4 型：

A 型为颈内动脉海绵窦瘘，多有一个高血流量口，无颈外动脉供血；

B 型为颈内动脉脑膜支海绵窦瘘，多有数个低血流量口；

C 型为颈外动脉脑膜支 – 海绵窦瘘；

D 型为颈内动脉及颈外动脉脑膜支共同供血，有多个低血流量口。

四、临床表现

CCF 的临床表现是海绵窦内静脉压力增高的直接结果。因为双侧海绵窦相通，因此很多 CCF 都会导致双侧临床症状，但临床症状依旧以同侧为主。同时，临床症状的轻重也取决于后方静脉的引流情况：静脉引流较差的小瘘口也会导致十分严重的临床症状；

直径较大的瘘口如果静脉引流通畅，则临床症状不明显。

1. 搏动性突眼、结膜水肿、颅内杂音：这是由于破入海绵窦内的动脉血使窦内压力增高，进而发生单方向或多方向反向引流，以海绵窦前部的眼上静脉为最显著。血液倒流导致眼部静脉迂曲扩张、组织水肿、眶内压升高、眼球突出，结膜充血水肿（图3-4-1）。当血液经过岩下窦或岩上窦引流时，由于血流速度较快，于侧窦区及颈静脉球处形成涡流，患者常能听到吹风样、与脉搏一致的杂音。听诊时可于耳后或眼眶周围听到吹风样杂音。杂音的强弱与瘘口大小有关。瘘口过大、动静脉之间压力差减少或者瘘口过小、分流量较小都可使杂音减弱。

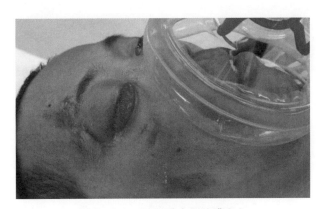

图 3-4-1 CCF 致右侧结膜充血

2. 眼球运动障碍和复视：海绵窦内压力增高，使窦内走行的脑神经的血供和轴浆运输发生障碍，产生不同程度的损害，造成眼肌麻痹所致。此外眼外肌充血也可导致眼球运动障碍和复视。

3. 继发青光眼：由巩膜静脉压增高导致眼内压增高引起。

4. 视力减退：可因视网膜动脉灌注不足、闭塞，静脉淤滞不畅，导致视力下降，也可继发于角膜、视神经受累或青光眼。严重者可突发完全性视力丧失。视力丧失为 CCF 最严重并发症，是视网膜缺血所致，通常需要急诊手术治疗。

5. 鼻衄：当外伤性 CCF 合并海绵窦内侧壁骨折、硬脑膜破裂，可能导致致命性鼻出血。此时出血量一般较大，甚至可能出现失血性休克。

6. 神经功能障碍：当血流通过颈内动脉—海绵窦—蝶顶窦—大脑中浅皮质静脉引流时，可能导致弥漫性脑水肿，甚至静脉淤滞性脑梗死及出血转化。患者出现恶心、呕吐、头痛等颅内高压表现，甚至昏迷、偏瘫、意识障碍、死亡等。另一方面，由于海绵窦的分流，颈内动脉远端供血不足，如果前后交通开通不佳，代偿较差，同样可能发生脑梗死，产生相应的神经功能障碍。

五、CCF 的介入治疗策略

CCF 治疗的最主要的目的是阻断颈内动脉至海绵窦的直接沟通，并且尽可能保证颈内动脉通畅。根据瘘口的大小、远端血管的代偿情况、患者的临床症状、术者的经验、材料的丰富程度可以选择不同的治疗方案。常用的治疗方法包括：使用可脱性球囊、弹簧圈、液体栓塞剂、覆膜支架经动脉途径栓塞治疗，使用弹簧圈、液体栓塞剂经静脉途径栓塞治疗，动静脉途径联合治疗以及瘘口及动脉原位闭塞治疗（见图 3-4-2）。

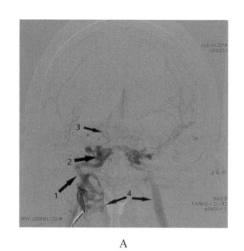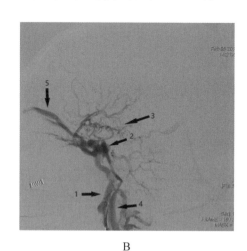

A—右侧颈内动脉汤氏位造影；B—右侧颈内动脉侧位造影显示颈内动脉（箭头 1）、海绵窦位置瘘口
（箭头 2）、扩张的皮质静脉（箭头 3）、颈内静脉（箭头 4）、扩张的眼静脉（箭头 5）

图 3-4-2　男，54 岁，主诉"外伤 3 个月，搏动性突眼 1 月余"

1. 可脱性球囊技术：目前国内外公认可脱性球囊技术是治疗本病的首选方法，主要适用于 A 型 CCF。金球囊在原有球囊的基础上进行了改进：装配更容易，不易自体解脱，更加安全，标记位于球囊颈部，显示较清楚，解脱后和球囊导管端的标志点分离很容易看清。可脱性球囊技术具有操作方便、创伤性小、效果可靠、并发症少的优点，但有少部分病例在栓塞后由于球囊内造影剂过早泄漏，球囊变小、移位，窦内血栓还未形成，而出现瘘口再通。另外颅底骨折，窦内有碎骨片存在，易刺破球囊，造成瘘口再通。

2. 使用弹簧圈及液体栓塞剂经动脉途径栓塞：主要适用于 A 型 CCF。经动脉途径的 CCF 栓塞可将血管破口视为动脉瘤瘤颈口，手术方式同动脉瘤栓塞相似。为防止闭塞颈内动脉及静脉窦，动脉端可行支架保护，静脉端可行球囊保护。此种手术方式经术中造影确定完全栓塞后，术后复发机会较少，但手术费用相对较高，且微导管超选海绵窦存在失败可能。

3. 经静脉途径栓塞：主要适用于 B、C 型 CCF。此二型 CCF 经动脉进入海绵窦的瘘口及分支较为广泛，难以完全超选栓塞，若栓塞不完全，复发率较高。此时可以选择经静脉途径填塞海绵窦，切断进入海绵窦的异常通路，达到治愈目的。经静脉途径栓塞是 CCF 的主要治疗方法之一。栓塞途径主要包括经岩下窦途径、经岩上窦途径、经眼静脉途径等。其中经岩下窦途径是最常选择的静脉入路。对于绝大多数患者，当脑血管造影岩下窦未显影时，根据解剖定位仍可探及岩下窦，并可经此途径超选至海绵窦进行栓塞。在填塞海绵窦时，应由远端及近端逐渐填塞，避免残留瘘口，增加治疗难度。江苏省人民医院喜欢先用较大弹簧圈疏松填塞，降低血流流速后，再使用 Onyx 胶辅助栓塞。这样操作可以降低患者医疗费用，且能达到较为致密地栓塞的目的。

颈内动脉海绵窦瘘栓塞

4. 覆膜支架：Willis 覆膜支架主要应用于 A 型 CCF。适用于颈内较平直且无分支段、便于贴壁的血管。覆膜支架可以直接封闭瘘口，操作相对简单。所选支架直径应该等于或略大于颈内动脉内径。但是覆膜支架相对较硬，不适用于瘘口位于血管相对较为迂曲处的 CCF，否则可能导致支架贴壁不良。使用覆膜支架，术前需要予负荷剂量双抗，术后要常规口服阿司匹林和氯吡格雷，避免支架内急性血栓形成。

5. 瘘口及动脉原位闭塞：经各种途径难以完全封闭瘘口时，可以选择原位闭塞瘘口及动脉。可使用球囊或弹簧圈于瘘口位置或瘘口远端血管开始闭塞动脉，以防止血液流经前后交通再次反流至瘘口。在闭塞颈内动脉前需要做球囊闭塞试验（BOT）。即使用球囊完全封闭颈内动脉，于对侧颈内动脉及椎动脉行血管造影，检查前后交通动脉是否开通及代偿情况。血管造影显示闭塞侧颅内动脉主干显影清晰，毛细血管期组织染色均匀，皮质静脉显影较未闭塞侧晚，但不超过 1 s，说明代偿良好。同时，闭塞时应每间隔 10 min 询问患者有无明显不适，并评估临床症状，至少持续 30 min。对于阴性患者，还需要做球囊闭塞加强试验，即利用静脉降压药降低血压，降至比正常低 20~30 mmHg，维持至少 30 min，同样每间隔 10 min 询问患者有无明显不适，评估临床症状。如无明显不适，则说明可以闭塞颈内动脉。但是即使用两种试验方法进行评估，闭塞颈内动脉后仍有 10%~20% 的患者出现迟发性脑梗死。

六、血管内介入治疗的适应证和禁忌证

【适应证】

急性视力丧失、鼻出血、蝶窦动脉瘤、精神状态恶化、按压颈动脉及颈静脉保守治疗无效时。

【禁忌证】

全身情况不能耐受麻醉，栓塞技术不能达到治疗目的，患者及其家属拒绝栓塞治疗。

七、术前评估及准备

【术前评估】

（1）病史及查体：详细询问病史，着重询问外伤史、鼻衄史、女性患者需要询问有无流产史及口服避孕药史等。有无颅内杂音、复视、视力减退等等。急性视力丧失、鼻衄、精神恶化都是急诊手术的指征。常规查体及神经系统查体同样非常重要。如了解患者有无球结膜水肿、充血，搏动性突眼，眼球活动功能障碍；于眶部、耳部是否可以听到与脉搏一致的吹风样杂音。评估患者意识及高级神经功能，有无定向力变差，失语、偏瘫等颅内出血、缺血指征。详细的查体结果可以指导手术时机的选择及判断患者的预后。

（2）实验室及影像学检查：完善血、尿、粪常规，出、凝血时间，肝、肾功能，生化，心电图及胸部 X 线等术前检查。着重了解患者有无肾功能减退，有无房颤及心动过缓。

术前头颅 CT 检查是必要的。可明确是否存在头颅损伤，如颅底骨折、颅内血肿等。如患者海绵窦较对侧增宽，密度增高，则提示 CCF 的存在。CTA 可显示海绵窦在动脉期显影，且扩张明显，并可看到扩张的引流静脉。MRI 具有其他检查不具备的高软组织分辨率，并可多方位、多参数成像，在平扫上可清晰显示扩大的海绵窦，其内表现为迂曲蜿蜒的血管流空信号，并可看到眼部组织肿胀及眼肌充血表现。DSA 普遍被认为是诊断颈内动脉海绵窦瘘的最佳检查方法，DSA 可以提供充足的解剖学信息，比如瘘口的位置和大小、对侧动脉的血供、瘘口的血流量、大脑 Willis 环的变异以及瘘口静脉端的血液引流情况等，还可根据血流动力学及解剖学特点进行分型，讨论手术方案。DSA 对血管性病变显示直观、可靠，但由于其是一种有创的、费用高昂的检查方法，有 2.5% 的病例出现不良的并发症，因此推荐，当患者有明显的外伤史，并出现眼突、复视等临床症状时应首选 CTA 或 MRI 检查。

【术前准备】

（1）药物准备

① 造影剂对肝肾功能有一定影响，故术前应尽可能将肝肾功能指标调整至正常水平。对于轻度肾功能不全患者术前可水化 3 d，每天静脉滴注生理盐水 1 000 ~ 1 500 mL，同时术中应用等渗造影剂（如威视派克）以降低肾功能损害。

② 其他：包括准备术中急救药物（如阿托品、多巴胺、肾上腺素）、静脉应用降压药

（乌拉地尔、硝酸甘油、尼卡地平等）、肝素、硫酸鱼精蛋白、造影剂、利多卡因等等。

（2）术前教育：术前与患者及其家属沟通，讲述手术的必要性，手术可能达到的目的，术中、术后可能出现的手术风险，并发症，手术费用等等，争取患者及其家属同意后签署手术知情同意书。同患者沟通并发症应该考虑患者的心理承受能力，避免加重患者思想负担，引起过度焦虑，产生新的手术风险。术前沟通术中操作可能引起的主观不适、术中沟通的方式，以及术中需要患者配合动作的目的及注意事项。沟通术后卧床的注意事项及术后血压、心率监测的注意事项等等。术前教育有利于加强医患交流，及时发现并降低术后风险。

（3）术前麻醉准备：根据具体手术方案选择麻醉方式。对于闭塞瘘口及动脉、可脱性球囊封闭瘘口的患者可采用局麻方式，而经动静脉使用弹簧圈及液体栓塞剂栓塞海绵窦患者则建议采用全身麻醉。局部浸润麻醉可以行 BOT 及加强试验，术中可随时评估患者神经功能；而全身麻醉可防止术中伪影影响手术效果，有利于术中合理控制性降压，减少手术并发症。

（4）器械及其他准备

① 双侧腹股沟及会阴区备皮：如果预计手术时间较长或术后患者不能配合平卧位排尿，可以提前留置导尿，术前需建立静脉通道。

② 动脉鞘 1 个（8 F），脑血管造影导管 1 根（5 F 或 4 F，血管迂曲者酌情选不同形状的复合造影导管），直径 0.035 英寸亲水导丝（泥鳅导丝）1 根，导引导管 1 根，可脱性球囊，Onyx 胶及弹簧圈，微导丝，微导管，血管造影手术包 1 个，压力袋 3 个，软包装生理盐水 500 mL×8 袋，1.25 万 U 肝素 2 支，Y 阀 3 个，高压三通接头 2 个，高压注射器及连接管。

八、手术过程

颅内动静脉畸形栓塞常规选择经股动脉入路。经股动脉入路操作简单，且方便行全脑血管造影，评估脑血管代偿情况。下面我们主要介绍经股动脉可脱性球囊入路栓塞治疗 CCF 的手术操作过程。

1. 患者取仰卧位，全身麻醉，导尿，消毒，铺单。连接滴注系统，排气。具体详见本书第二章"脑血管造影术"一节。

2. 于右侧腹股沟韧带下方 2 cm 处采用 Seldinger 法穿刺右侧股动脉，置入 8 F 股动鞘。视所选择的手术方案，穿刺对侧股动脉或同侧股静脉。具体置鞘方法详见本书第二章"脑血管造影术"一节。

3. 若术前未行脑血管造影，则以 0.035 英寸亲水导丝引导造影导管行全脑血管造影，详细评估畸形血管团及制定手术方案。

4. 笔者团队采用 8 F 导引导管行颈动脉支架置入术。为避免"铲雪效应"，通常采用同轴技术让导引导管沿 5 F 长单弯到达目标位置。

5. 经静脉途径团注 2 000 U 肝素。

6. 随后栓塞操作详见本书第二章"颅内外血管栓塞技术"一节。

7. 再次造影评估颅内血管是否有狭窄、血栓形成、造影剂外溢，以及瘘口是否完全闭塞等。术后行头颅 3D-CT 扫描，评估是否出血。

8. 拔出导引导管，用血管缝合装置缝合血管，拔出导管鞘，局部加压包扎。待患者复苏后评估患者神经功能状态，跟病房相关人员交代术后血压控制情况，完成术后医嘱。

九、围手术期管理及术后注意事项

1. 术后吸氧，用心电监护设备监测生命体征。患者取平卧位，右下肢制动 8 h，每 2 h 一次，监测右下肢温度、颜色、足背动脉搏动。加压包扎维持 24 h。对于可脱性球囊封闭瘘口患者，建议患者卧床休息 1 周，避免头部剧烈晃动，以防止球囊移位。弹簧圈及液体栓塞剂封闭海绵窦患者术后护理同动脉瘤栓塞患者。由于海绵窦盗血现象解除，颅内远端供血增加，建议合理监测并控制血压。

2. 术后第二天行头颅 CT，评估有无术侧远端梗死。如果患者有不适主诉，应尽快复查头颅 CT。

3. 复查血常规、肝肾功能、电解质，尤其对于患有糖尿病、身体基础情况较差的患者。如果患者肾功能较差或者患有多囊肾、单肾，建议动态监测肾功能，必要时可临时安排透析治疗。

4. 若采取覆膜支架栓塞 CCF，术后需行抗血小板药物治疗，术后服用双抗（阿司匹林 100 mg/d，硫酸氯吡格雷 75 mg/d）1 个月，后改成阿司匹林 100 mg/d，服用 1 年。定期监测血栓弹力图及 AA、ADP 抑制率；观察皮肤、牙龈有无出血，有无黑便等。

5. 出院后患者可按保守治疗方式按压同侧颈动脉及颈静脉，术后 3 或 6 个月门诊复查血管相关检查，建议患者行脑血管造影复查。

第五节 颈内动脉狭窄的介入治疗

随着生活水平的不断提高，人们的饮食结构和生活习惯发生了变化，人口老龄化问题也日益严重，颈动脉狭窄尤其是颈动脉粥样硬化导致的狭窄作为脑血管疾病的最主要病因，越来越严重地威胁着人类的健康。因此，对颈动脉粥样硬化性脑血管病的诊断和治疗受到高度重视。

2015 年中国心血管病报告显示，脑卒中导致的死亡在我国城乡居民主要疾病死亡构成比中居首位，成为中国男性和女性的首位死因；农村脑卒中的死亡率为 150.17/10 万人，城市脑卒中的死亡率为 125.56/10 万。脑卒中患者中缺血性卒中患者占 80% 左右，25%~30% 的颈动脉狭窄与缺血性脑卒中有着密切的关系。我国脑卒中患者年轻化趋势明显，其中 40~64 岁的劳动力人群占近 50%，而且我国脑卒中危险因素的控制率很低。颈动脉狭窄的主要病因是动脉粥样硬化，约占 90% 以上，并且脑梗死组与短暂性脑缺血发作（TIA）组患者颈动脉粥样硬化程度的差异有统计学意义。

颈动脉狭窄的球囊血管成形术的概念始于 1977 年，并在 1980 年由 Mullan 首次实施。随后，1989 年，球囊扩张式支架首次被用于颈动脉狭窄患者，然而由于材料和技术的限制，术后 30 d，超过 10% 患者发生了主要不良事件。之后随着材料、脑保护装置的出现，治疗理念的转化，颈动脉狭窄支架置入术并发症大大降低。广大研究者针对颈动脉狭窄支架置入术（CAS）与颈动脉内膜脱落术（CEA）展开激烈讨论，并完成了许多随机对照实验。然而笔者认为，将 CAS 与 CEA 看作是两种对立竞争的治疗手段是不明智的，这两种治疗方法应该是相互补充的。CAS 由于其微创性、有效性以及并发症较低逐渐成为治疗的主要方法。本节就对其进行简要概述。

一、危险因素

1. 高血压：高血压是导致颈动脉狭窄患者发生脑卒中的最大的危险因素之一。与血压正常者相比较，高血压患者发生脑卒中的风险率高约 4 倍，其中收缩压比舒张压与脑卒中具有更强的相关性。然而对高血压进行治疗，无论是收缩压还是舒张压的降低都会使发生脑卒中的风险明显降低。

2. 高血脂：弗雷明汉心脏研究（Framingham Heart Study）表明，总胆固醇每增加 10 mg/dL，颈动脉狭窄超过 25% 的风险增加 10%。而积极的他汀类药物降脂治疗可以降低动脉粥样硬化患者的卒中风险。强化降胆固醇水平预防脑卒中（SPARCL）试验中，学者发现使用阿托伐他汀 80 mg/d 可以使卒中的绝对风险降低 2.2%，所有卒中的相对风险降低 16%，近期发生或卒中或者 TIA 的患者中缺血性卒中的相对危险度降低 22%。还有学者研究认为他汀类药物治疗对血管壁厚度、腔内面积和内 – 中膜厚度的进展都有控制作用。

3. 吸烟：吸烟和颈动脉狭窄的发生存在相关性，可使缺血性脑卒中的风险增加 25% ~ 50%。有学者研究发现，颈动脉病变的严重程度和吸烟量呈正相关，大量吸烟者脑卒中的危险度是少量吸烟者的 2 倍，其危险度在停止吸烟后的 2 年内明显降低，5 年后回到不吸烟时的水平。

4. 糖尿病：糖尿病不仅可以使颈动脉狭窄和脑卒中发生的危险性增加，而且可使继发于脑卒中的死亡率升高。同时，胰岛素抵抗患者颈动脉狭窄和脑卒中发生的危险性增加。对胰岛素抵抗和糖尿病进行治疗能减少脑卒中的发生。

5. 其他：高同型半胱氨酸血症可以使脑卒中发生的风险增加。缺乏体育锻炼也是脑卒中发生的危险因素，但是锻炼能否使相关风险降低尚不可知。腹型肥胖是独立于其他血管疾病的危险因素，与脑卒中和 TIA 发生的风险存在相关性。

二、病因、发病机制及临床表现

1. 病因：颈动脉狭窄最主要的病因是颈动脉粥样硬化，其他因素包括颈动脉夹层、肌纤维发育不良、大动脉炎、外伤以及放射性损伤等。

2. 发病机制：颈动脉狭窄导致颅内发生脑卒中以及 TIA 的原因主要有以下几种：① 各种原因所致的颈动脉血管真腔狭窄，远端灌注减少，而远端血管代偿不足。② 粥样硬化斑块上形成的血栓栓塞。③ 动脉粥样硬化斑块破裂导致的血栓性闭塞。④ 动脉粥样硬化斑块脱落栓塞。

3. 临床表现：颈动脉狭窄患者的临床表现差距较大：许多患者甚至并无明显症状，而是常规体检发现的；而有的患者却由于大面积脑梗死而危及生命。对于无症状性的和症状性的颈动脉狭窄患者，脑卒中的风险和狭窄程度相关，而狭窄的绝对值决定了药物和介入治疗的积极程度。但是对于颈动脉狭窄患者而言，狭窄的严重程度与缺血性事件发生的相关性并不绝对。颈动脉狭窄的临床表现主要与颅内相关血管的缺血程度以及缺血部位解剖位置有关。比如：同侧大脑中动脉缺血可导致"三偏"症状，即病灶对侧偏瘫（包括中枢性面舌瘫和肢体瘫痪）、偏身感觉障碍及同向性偏盲，伴双眼向病灶侧凝视。如果优势半球受累可出现失语症状。如果缺血程度进一步增加，可出现意识障碍、大面积脑梗死，继发严重脑水肿时可导致脑疝，甚至死亡。同侧大脑前动脉缺血时，如果前交通开放、对侧代偿良好，可无明显症状。若大脑前动脉优势侧闭塞，可导致痴呆、额叶人格改变或意志缺失等等。眼动脉供血暂时减少，可发生短暂性单眼盲（一过性黑矇）。由于颈动脉狭窄严重，颅内供血减少，部分患者可反复发生 TIA。而 TIA 患者在最初的 90 d 内发生脑卒中的风险高达 13%，5 年内发生脑卒中的风险高达 30%。

三、颈动脉狭窄分级

根据脑血管造影显示的颈动脉内径缩小程度，将颈动脉的狭窄程度分为 4 级：

轻度狭窄：颈动脉内径缩小 < 50%；

中度狭窄：颈动脉内径缩小 50% ~ 75%（不含 75%）；

重度狭窄：颈动脉内径缩小 75% ~ 99%；

完全闭塞：闭塞前状态测量狭窄度 > 99%。

四、CAS 的适应证和禁忌证

CAS 的适应证应该综合考虑颈动脉狭窄程度、临床表现、狭窄部位的性质、斑块的稳定性以及狭窄远端血管代偿情况。目前总结如下：

【适应证】

（1）同侧颈动脉症状性中重度狭窄，狭窄率 ≥ 50%。

（2）无症状性重度狭窄，狭窄率 ≥ 70%。

（3）症状性重度狭窄，合并以下条件的：① 串联病变，可能同时需要血管内介入治疗；② 放射治疗诱发的狭窄；③ CEA 术后再狭窄；④ 狭窄继发于动脉夹层、肌纤维发育不良或多发性大动脉炎等。

（4）颈动脉解剖不利于 CEA，或者存在 CEA 高危因素（年龄 > 80 岁，心排血量低，患有严重慢性阻塞性肺疾病，近期有心肌梗死病史，有严重冠心病病史，长期服用抗血小板或者抗凝药物等等）的患者。

材料及技术的进步大大拓宽了颈动脉支架置入术的适应证范围，一些以前认为的绝对禁忌证，现在也仅为相对禁忌证，目前总结如下：

【相对禁忌证】

（1）手术通路（主动脉弓、颈总动脉及颈内动脉）严重扭曲，支架到达困难。

（2）伴有颅内动脉瘤及动静脉畸形等出血性疾病。

（3）血管外周严重钙化，可能导致血管破裂。

（4）有难以控制的高血压。

（5）对于肝素或抗血小板药物有用药禁忌的。

（6）2周内发生病变同侧大面积脑梗死，可能继发出血转化。

（7）严重造影剂过敏。

（8）重要脏器如心、肝、肺、肾等严重功能不全。

五、术前评估及准备

【术前评估】

（1）病史及查体：详细询问病史，明确有无脑缺血临床表现。如果合并定位性临床表现，判断其缺血症状是否由于病变侧狭窄造成。如果诊断与临床表现不符合，则应该谨慎行 CAS，需要进一步完善相关检查，明确诊断，以防漏诊。常规查体及神经系统查体同样非常重要，有利于术中、术后及早发现手术并发症，降低手术风险。如患者突发一侧肌力减退，则提示可能出现早期脑缺血表现。

（2）实验室及影像学检查：完善血、尿、粪常规，出、凝血时间，肝、肾功能，生化，心电图及胸部 X 线片，血栓弹力图及 AA、ADP 抑制率等术前检查。着重了解患者白细胞水平，有无大便隐血阳性表现，有无肾功能减退，有无房颤，心率是否偏低，必要时完善阿托品试验。血栓弹力图有助于评估患者对阿司匹林、波立维的敏感性，为合理用药提供依据。

颈动脉超声检查有助于评估动脉粥样硬化斑块是否稳定，可以测量颈动脉内 - 中膜厚度、斑块大小、收缩期峰值流速、病变部位与病变近心端的峰值血液流速比值、搏动指数等血流动力学参数。可结合 CTA、MRA 等血管检查结果和临床资料初步判断责任血管，以便术中着重观察。如果已知主动脉弓结构信息，可在造影前预判可能的解剖变异或路径困难，提前做好介入器材和技术准备。CTP、MRP 则可评估颅内缺血程度及代偿情况。缺血程度较重提示代偿较差，术中及术后出现灌注压突破风险相对较高。如果条件允许，优先行 DSA 检查评估患者血管条件，提前预判，有利于减短颈动脉支架术中操作时间，降低手术风险。对于存在神经功能障碍的患者，行头颅 CT 平扫或者头颅 MRI 是极为必要的，可以评估是否有出血或者梗死。如果新发（2周内）梗死且梗死面积较大，不建议立即行 CAS。

【术前准备】

（1）药物准备

① 双联抗血小板药物治疗：阿司匹林 100 mg/d，硫酸氯吡格雷 75 mg/d，术前服用 3 ~ 5 d。监测血栓弹力图及 AA、ADP 抑制率。如患者有重症胃炎病史，可将阿司匹林更换为西洛他唑等药物。

② 术前口服高剂量他汀类药物：术前口服他汀类药物可以稳定斑块，降低术中、术后卒中、心梗发生率。该作用与剂量有关。笔者团队习惯术前采用双倍剂量，如口服阿托伐他汀 40 mg/d 或者瑞舒伐他汀 20 mg/d。需要定期监测患者肝功能，尤其对于合并肝功能障碍患者。

③ 口服降压药及其他药物：术前建议积极口服降压药控制血压。顽固性高血压患者行 CAS，术后发生灌注压突破、颅内出血的风险较高。心、肝、肾功能障碍患者长期口服药物治疗的，建议继续服药。需要关注的是，对于长期服用抗凝药的患者，需要和相关科室会诊，合理应用抗凝或抗血小板药。笔者团队的习惯是，待抗血小板药物达到有效浓度后，停用抗凝药。CAS 术中发生血管痉挛多由机械刺激引起，术后痉挛一般会很快恢复。可以服用尼莫地平等预防血管痉挛药物，但是一般不做强制要求。

④ 术前建议禁食禁水 6 h，但是不禁药。术前药物以一小口水辅助服用。

⑤ 造影剂对于肝肾功能有一定影响，故术前应尽可能将肝肾功能指标调整至正常水平。对于轻度肾功能不全患者术前可水化 3 d，每天静脉滴注生理盐水 1 000 ~ 1 500 mL，同时术中应用等渗造影剂（如威视派克）以降低肾功能损害。

⑥ 其他：包括准备术中急救药物（如阿托品、多巴胺、肾上腺素）、静脉应用降压药（乌拉地尔、硝酸甘油、尼卡地平等）、肝素、硫酸鱼精蛋白、造影剂、利多卡因等等。

（2）术前教育：术前与患者及其家属沟通，讲述手术的必要性，手术可能达到的目的，术中、术后可能出现的手术风险，并发症，手术费用等等，争取患者及其家属同意后签署手术知情同意书。同患者沟通并发症应该考虑患者的心理承受能力，避免加重患者思想负担，引起过度焦虑，产生新的手术风险。术前跟患者强调正确用药的重要性，加强患者遵医嘱能力。跟患者沟通术中操作可能引起的主观不适、术中沟通的方式，以及术中需要患者配合动作的目的及注意事项。沟通术后卧床的注意事项及术后血压、心率监测的注意事项等等。术前教育有利于加强医患交流，及时发现并降低术后风险。

（3）术前麻醉准备：麻醉前须评估患者一般情况，跟患者及其家属沟通，评估患者耐受程度，必要时为全身麻醉做准备。通常情况下选择局部浸润麻醉，该种麻醉方式有利于规避麻醉风险，降低手术费用，节约时间，更为重要的是术中可以随时评估患者神经功能状况，及时发现并降低手术风险。但是对于狭窄情况较重、手术操作时间较长、耐受程度较差的患者可以选择全身麻醉。全身麻醉有利于术中更好地控制血压，而其缺点是术中不能评估患者神经功能状况。

（4）器械及其他准备

① 双侧腹股沟及会阴区备皮：如果预计手术时间较长或术后患者不能配合平卧位排

尿，可以提前留置导尿，术前需建立静脉通道。

② 动脉鞘 1 个（6～8 F，视选择的装置而定），脑血管造影导管 1 根（5 F 或 4 F，血管迂曲者酌情选不同形状的复合造影导管），直径 0.035 英寸亲水导丝（泥鳅导丝）1 根，导引导管 1 根，各种型号的球囊扩张导管，栓子保护装置，支架，血管造影手术包 1 个，压力袋 3 个，软包装生理盐水 500 mL×4 袋，2% 利多卡因 2 支，1.25 万 U 肝素 2 支，Y 阀 3 个，高压三通接头 2 个，高压注射器及连接管。

六、手术过程

颈动脉支架置入术常规选择经股动脉入路，操作简单，且方便行全脑血管造影评估脑血管代偿情况。对于血管过度迂曲或者解剖异常的患者，术前完善头颈部 CTA、MRA 评估后也可以选择经肱动脉或腋动脉入路完成。下面我们主要介绍经股动脉入路手术操作过程。

1. 患者取仰卧位，必要时导尿，消毒，铺单。连接滴注系统，排气。具体详见本书第二章"脑血管造影术"一节。

2. 局部浸润麻醉后，于右侧腹股沟韧带下方 2 cm 处采用 Seldinger 法穿刺右侧股动脉，扩皮后置入 8 F 穿刺鞘。具体详见本书第二章"脑血管造影术"一节。

3. 以 0.035 英寸亲水导丝引导猪尾导管超选至主动脉弓内，采用 45° 左斜位进行主动脉弓造影，评估主动脉弓形态建立及通路的难易程度，选择合理方案建立通路。若术前未行头颅 CTA 或 MRA，需行全脑血管造影，排除可疑动脉瘤或者动静脉畸形等出血性疾病，评估前后交通开放程度等等。具体造影注意事项详见本书第二章"脑血管造影术"一节。

4. 笔者团队采取 8 F 导引导管行颈动脉支架置入装置术。为避免"铲雪效应"，通常采用同轴技术让导引导管沿 5 F 长单弯导管到达目标位置。具体操作：使用肝素盐水冲洗长单弯导管及导引导管。将长单弯导管尾端连接 Y 阀、三通、加压滴注装置，打开滴注装置，排气。将 0.035 英寸亲水导丝经 Y 阀尾端插入长单弯导管，导丝不出头，开始滴注持续冲洗。经 8 F 导引导管尾端将长单弯导管插入，此过程尽量排气，将 8 F 导引导管锚定于长单弯导管末端。

5. 经静脉途径按照 60～70 U/kg 标准团注肝素。准备阿托品、多巴胺、降压药、硫酸鱼精蛋白。

6. 将长单弯导管插入股动脉鞘，以 0.035 英寸亲水导丝引导长单弯导管，长单弯导管同轴引导 8 F 导引导管超选至颈总动脉近狭窄处。此过程中，导丝、导管尽量不要扰动颈动脉狭窄处斑块，以免导致斑块脱落发生脑缺血并发症。术中可根据下颌骨位置、导丝搏动及走行、部分透视显影的钙化斑块来判断狭窄位置。术中为了尽量规避可能出现的风险，在正位亲水导丝超选过程中，导丝可指向内方（颈外动脉分叉方向）以减少部分风险。如果患者颈动脉分叉过低，或者术者经验不足，无法准确判断狭窄位置，可以选择路途模式下超选，这样更加安全和有效。导引导管到位后，停止滴注，撤出长单弯导管。待血反流后，确认无血栓形成，重新开始滴注，将 Y 阀与导引导管末端连接，调节滴注速度。

7. 行旋转造影并进行三维重建，选择合适的工作角度，并测量狭窄长度及狭窄处及狭窄近、远端血管直径。行颅内血管造影备术后对比评估（图 3-5-1），为了避免造影导致斑块脱落，造成梗死事件，可以将造影压力适当降低。

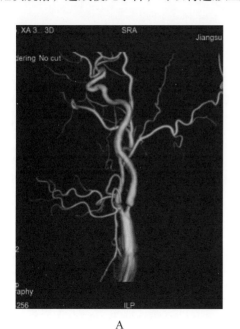 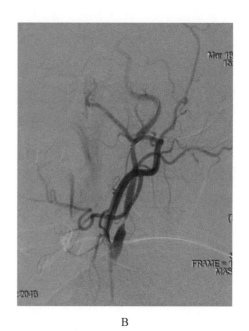

A B

A—颈动脉狭窄部位位于颈动脉分叉部，累及颈总动脉末端及颈内动脉起始部；
B—狭窄部位仅累及颈内动脉

图 3-5-1　左侧颈内动脉起始处狭窄

8. 选择合适的工作角度。根据病变特点及血管直径选择合适的保护伞。将保护伞置入肝素生理盐水中水化，打开保护伞，查看保护伞有无破损，在肝素生理盐水中，将保护伞完全回收至输送导管内，反复两次，注意排气。将扭控器安装至保护伞导丝尾端备用。将保护伞头端塑形（根据狭窄程度及血管走行塑形，多采用单弯塑形）。在路图引导下，小心旋转扭控器，使保护伞通过颈动脉狭窄处。此过程应避免反复扰动斑块，虽然保护伞头端导丝很柔软，但仍不能排除斑块脱落风险。保护伞通过狭窄处后，建议造影确认保护伞是否位于血管真腔内。确定保护伞位于真腔内后，保护伞于 C1 远端近岩段的平直段打开。若保护伞离狭窄段过近，不利于球囊及支架的超选；保护伞于非平直段打开，保护伞可能贴壁不良，无法达到完全保护作用；超选位置过高，则引起痉挛的可能性增加。打开保护伞时尽量采取原位打开，避免保护伞上下移动引起血管痉挛。可以将扭控器固定于 Y 阀末端，左手略微松开 Y 阀末端，左手食指、拇指固定扭控器，右手回撤输送导管，使保护伞逐渐打开。随后以交换手法，将输送导管撤出 Y 阀，左手尽量保证保护伞不动。如果狭窄过于严重，也可以使用 0.014 英寸导丝优先超选至狭窄处，使用球囊由小到大逐渐扩张后置入保护伞，完成后续步骤。但是在扩张过程中，可能造成斑块脱落发生脑缺血事件。

9. 根据血管直径选择合适支架。使用肝素生理盐水浸润支架系统，并用肝素生理盐水排气。经保护伞导丝，快交引入支架系统。左手略微松开 Y 阀末端，将支架送入 Y 阀。此过程中助手辅助控制保护伞导丝，避免送入支架过程中保护伞向远端移位。经过同轴段后，左手控制保护伞导丝及 Y 阀，右手输送支架系统。双手协调，避免保护伞移位。支架输送到位后，再次造影确认支架已位于理想位置。支架应尽量顺应血管走行，且完全覆盖狭窄处。轻微旋开 Y 阀，在透视下，右手固定支架输送系统操纵杆，左手下拉支架外鞘，平稳释放支架。

支架释放过程中，注意监测患者血压及心率。如果血压过低，可静脉使用多巴胺；如果血压过高，应尽快静脉使用降压药，将血压尽快降至正常或偏低水平状态。可以根据狭窄程度或者远端代偿情况选择降压程度。如果心率减慢，需要使用阿托品升高心率。支架释放后可跟病人交流，评估患者神经功能水平。

如果狭窄情况较严重，支架不宜直接置入。可通过快速交换系统，选择球囊扩张装置由小号至大号预先扩张狭窄段，随后再次进行支架置入。球囊准备过程如下：使用肝素生理盐水将球囊扩张装置水化。将造影剂按 1∶1 比例稀释。使用压力泵抽取部分造影剂，末端连接三通后排气备用。使用 5 mL 注射器抽取部分稀释后的造影剂，使用导丝导入针将造影剂滴入球囊扩张装置末端进行排气。将球囊扩张装置与三通、压力泵连接。随后通过旋转三通，使用 20 mL 注射器为球囊段负压排气，后关闭球囊系统。球囊准备结束。

10. 支架释放后，同样采取交换手法，撤出支架输送系统，尽量保持保护伞不移动。再次造影评估支架打开程度及贴壁情况，以及颅内血管是否有新生狭窄、血栓脱落，或者是否有造影剂外溢。如果残余狭窄率 ≤ 30%，一般不需要后球囊后扩张。如果残余狭

窄率 > 30% 或支架与血管贴合不佳，则需要选择较大球囊进行球囊后扩张。具体球囊准备方案如上一步骤所示。

11. 回收保护伞。将保护伞回收鞘用肝素生理盐水水化。沿保护伞导丝将回收鞘引入。同样采取快交手法，将保护伞回收装置向远端传送，此过程应避免保护伞移位，必要时助手需辅助控制保护伞导丝。保护伞回收装置末端有"marker"标志。到达保护伞标志后。左手控制住保护伞导丝，右手向远端推送回收装置，将保护伞逐渐回收至回收鞘内。保护伞尽量不要完全回收，末端可残留约 1/5，避免将收纳的脱落斑块挤入远端血管。然后小心撤出保护伞，避免其挂载至支架上。待保护伞完全取出后，重新打开保护伞，查看有无斑块脱落。

12. 再次造影评估颅内远端血管是否有狭窄、血栓形成、造影剂外溢等。与患者沟通，询问患者是否有胸闷、心慌，评估患者病变对侧肢体活动功能等。行头颅 3D-CT 扫描，评估是否出血。

13. 拔出导引导管，用血管缝合装置缝合血管，拔出导管鞘，局部加压包扎。跟病房相关人员交代术后血压控制情况，完成术后医嘱。

七、围手术期管理及术后注意事项

1. 术后吸氧，用心电监护设备监测生命体征。患者取平卧位，右下肢制动 8 h，每 2 h 一次，监测右下肢温度、颜色、足背动脉搏动。加压包扎维持 24 h。如果患者颈动脉刺激反应较重，需要持续泵入多巴胺维持血压，此时需要每隔 15 min 或 30 min 监测血压、心率。嘱患者适当进行床上活动，如果心率、血压下降，可适当咳嗽提高血压、心率，必要时加大药物用量。如果心率持续较低，必要时需要放置临时起搏器。如果制动时间到位，右下肢穿刺部位未见渗血、异常搏动性肿块，可鼓励患者尽快下床活动，逐渐降低多巴胺泵入量，直至完全停止。如果术后患者血压较高，则采用静脉降压药持续降压，维持低位血压。

2. 安排复查头颅 CT，评估有无新发出血、梗死。因为术中使用 3D-CT，所以常规第二天早晨安排头颅 CT 检查。如果患者有不适主诉，应尽快复查头颅 CT。

3. 复查血常规、肝肾功能、电解质。我们术后基本不用抗生素预防感染，但是建议复查血常规，排除感染可能，尤其对于患有糖尿病、身体基础情况较差的患者。如果患者肾功能较差或者患者患有多囊肾、单肾，建议动态监测肾功能，必要时可临时安排透析治疗。

4. 术后行抗血小板药物治疗，不同中心有不同习惯。笔者团队采用常规术后服用双抗（阿司匹林 100 mg/d，硫酸氯吡格雷 75 mg/d）3 个月，后改成阿司匹林 100 mg/d，长期服用。定期监测血栓弹力图及 AA、ADP 抑制率。观察皮肤、牙龈有无出血，有无黑便等。术后他汀类药物剂量改为常规剂量，建议患者长期服用，定期监测肝功能。

5. 术后 3 或 6 个月门诊复行血管相关检查，建议患者行脑血管造影复查。

第六节　椎动脉开口狭窄的介入治疗

缺血性卒中事件中，约有 25% 发生于椎基底动脉系统。椎基底动脉系统的血流主要供应脑干、小脑、间脑及大脑半球后部等重要区域，椎基底动脉系统缺血性卒中预后差，极大影响患者正常生存能力，并且 5 年内复发率为 30% 左右。椎基底动脉狭窄可发生在任何部位，包括颅内段及颅外段，其中约有 1/5 的椎基底动脉系统缺血事件是由椎动脉颅外段狭窄或闭塞性病变诱发。有研究表明，颅外段不同程度的狭窄中，右侧占 18%，左侧占 22.3%。而颅外段狭窄以椎动脉起始段为好发部位。

治疗症状性椎动脉开口狭窄目前有多种方案可供选择，包括药物保守治疗、外科手术及血管内治疗等。药物治疗可采用联合抗血小板治疗（阿司匹林 + 硫酸氯吡格雷等）或采用华法林减少卒中事件发生，但椎动脉开口狭窄患者的脑卒中年发病率仍高达 15%。如果患者动脉粥样硬化且合并高脂血症可同时服用降血脂药物治疗。江苏省人民医院更习惯使用抗血小板药物而避免使用华法林，因后者缺乏可信的有效性及安全性证据。因椎动脉开口解剖位置特殊，外科手术难度较大，风险高，并发症发生率较高，术式复杂，现已较少采用。椎动脉狭窄支架置入术因其创伤小、并发症较少、术后恢复快，已逐渐成为药物治疗无效时的首选治疗方案。

一、危险因素

后循环卒中的危险因素与颈内动脉狭窄的危险因素一致。高血压是最常见的危险因素。有研究表明约 61% 的患者存在高血压。而有糖尿病、高脂血症、吸烟史等的患者同样存在较高的后循环卒中风险。

二、病因、发病机制及临床表现

1. 病因：导致颅外段椎动脉狭窄的最主要的原因是动脉粥样硬化，其他因素包括动脉夹层、血管炎（如巨细胞性血管炎等）、外源性压迫（外伤、骨赘、纤维条索）等等（图 3-6-1）。

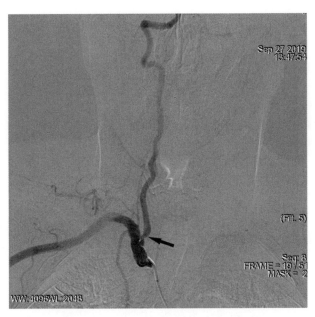

图 3-6-1　箭头示右侧椎动脉重度狭窄

2. 发病机制：椎基底动脉缺血的原因主要包括以下几种：① 栓子脱落。栓子脱落为椎基底动脉缺血最常见原因，占 45% 左右。栓子可来源于椎动脉开口狭窄处，也可来源于心脏及主动脉弓。栓子脱落常累及远端的高流量血管，症状常与视觉中枢、小脑、脑干缺血相关，其症状可因栓子溶解而很快消失。因此术前需行颅内动脉及心脏二维超声检查。② 远端血流低灌注。远端血流低灌注多由优势侧椎动脉开口狭窄所致，主要表现为短暂性 TIA，包括眩晕、视物旋转及平衡障碍，症状多与小脑、脑干缺血相关。低灌注所引起的症状多发生在固定部位，常与头颈部运动相关。③ 动脉夹层。主要症状是疼痛，以项部、后枕部为著。颅内夹层造成脑干、小脑的缺血表现，而颅外夹层可造成颅内远端供血不足。动脉夹层不仅可以引起缺血表现，还有可能引起蛛网膜下腔出血。

3. 临床表现：常见症状包括头晕或眩晕、运动或感觉障碍、构音障碍、头痛、呕吐、耳鸣、同向性偏盲、复视、共济失调、视力障碍及吞咽困难或其他脑神经麻痹等等。后循环缺血时常常一组症状及体征同时出现，很少单个症状单独出现。

患者临床症状的特异性、轻重主要与梗死的部位、面积、代偿情况、年龄、起病的快慢等有关。小脑半球梗死的患者主要表现出头晕、恶心呕吐，其中大部分患者眩晕明显，有天旋地转感。小脑与大脑运动皮质之间及小脑与脊髓之间的纤维都是交叉的，故小脑损伤后的主要表现为同侧运动障碍。一侧小脑半球梗死后，同侧肢体可能出现：① 共济失调，即随意运动不能协调；当与语言运动有关的肌肉出现共济失调后可能表现为爆发性语言，声音缓慢拖长。② 当小脑前叶蚓部和中间带损伤时可能出现肌张力下降，引起步态蹒跚。③ 意向性震颤，即肢体有目的地运动时出现的不自主、无法控制的摆动，越接近目标时动作越加剧。④ 眼球震颤，包括水平、旋转及垂直眼震。如果梗死面积进一步加大，可能诱发小脑扁桃体下疝，患者突发呼吸心搏骤停，危及生命。如果脑干穿支闭塞，可能出现脑干梗死，脑干不同部位损害可能表现为特异性综合征：韦伯（Weber）综合征、贝内迪克特（Benedikt）综合征、克洛德（Claude）综合征、闭锁综合征等等。如果一侧大脑后动脉闭塞，可能表现为对侧同向性偏盲、视野缺损等等。

三、支架置入术的适应证和禁忌证

【适应证】

（1）症状性椎动脉狭窄，最优化的药物治疗失败且血管狭窄程度 > 50%。

（2）症状性椎动脉狭窄，且对侧椎动脉闭塞、狭窄或发育不良。

（3）症状性椎动脉狭窄，若是由近端椎动脉粥样硬化斑块引起的远端动脉栓塞，即使血管狭窄程度 < 50%，也应考虑治疗。

（4）无症状性椎动脉狭窄，血管狭窄程度 > 70%，且椎动脉为单侧优势型或孤立型。

（5）无症状性椎动脉狭窄，血管狭窄程度 > 70% 或串联病变，且后循环灌注不足或脑血管储备功能下降。

（6）无症状性椎动脉狭窄，血管狭窄程度进行性加重。

（7）无症状性椎动脉狭窄，血管狭窄程度 > 70%，并发同侧颈动脉闭塞，其供血区由椎动脉代偿分流。

【相对禁忌证】

（1）手术通路（主动脉弓、锁骨下动脉）严重扭曲，支架到达困难。

（2）伴有颅内动脉瘤及动静脉畸形等出血性疾病，未能提前处理或难以同步处理。

（3）血管外周严重钙化，可能导致血管破裂。

（4）有难以控制的高血压。

（5）对于肝素或抗血小板药物有用药禁忌的。

（6）严重造影剂过敏。

（7）重要脏器如心、肝、肺、肾等严重功能不全。

（8）目标血管直径＜2 mm。

（9）2周内发生病变同侧大面积脑梗死，可能继发出血转化。

四、术前评估及准备

【术前评估】

（1）病史及查体：详细询问病史及查体，明确有无脑缺血甚至脑出血的临床表现。椎基底动脉缺血患者临床表现相对复杂，如脑干梗死可能表现为克洛德综合征、Wernekink连合综合征、帕里诺（Parinaud）综合征等等，应注意鉴别。

（2）实验室及影像学检查：完善血、尿、粪常规，出、凝血时间，肝、肾功能，生化，心电图及胸部X线片，血栓弹力图及AA、ADP抑制率等术前检查。

超声检查对于椎开口狭窄有60%的检出率。若采用彩色多普勒检查可使阳性率达到70%，但是相对依赖技师的临床经验，可将其作为筛查的一种有效方式。CTA、MRA等血管检查相对较为准确，可作为评估椎基底动脉狭窄的首选方法，且可提供主动脉弓结构信息，有助于在造影前预判可能的解剖变异或路径困难，提前做好介入器材和技术准备。如果合并颅内血管狭窄，在有条件的情况下可以完善高分辨率血管壁成像，可以协助分析狭窄的性质、斑块的位置、斑块的稳定程度等，进一步确保手术的安全性。

【术前准备】

（1）药物准备

① 双联抗血小板药物治疗：阿司匹林100 mg/d，硫酸氯吡格雷75 mg/d，术前服用3～5 d。监测血栓弹力图及AA、ADP抑制率。如患者有重症胃炎病史，可将阿司匹林更换为西洛他唑等药物。

② 术前口服高剂量他汀类药物：术前口服他汀类药物可以稳定斑块，降低术中、术后卒中、心梗发生率。该作用与剂量有关。笔者团队习惯术前采用双倍剂量，如口服阿托伐他汀40 mg/d或者瑞舒伐他汀20 mg/d。需要定期监测患者肝功能，尤其对于合并肝功能障碍患者。

③ 口服降压药及其他药物：术前建议口服降压药控制血压。顽固性高血压患者行CAS，术后有一定的发生灌注压突破、颅内出血的风险，尤其对于同侧椎动脉开口重度狭窄，对侧椎动脉纤细、发育不良或者闭塞，而后交通开通较差的患者。由于大多数椎动脉开口狭窄的患者同时合并冠心病（有研究表明，6个月以内发生后循环卒中或TIA的患者，35%伴有冠状动脉疾病。在接受心脏检查的患者中64%有心脏疾病），因而对

于对侧椎动脉代偿良好的患者，不建议术中或术后把血压控制在较低水平。必要时术前应完善心脏功能及心血管状况的评估。

④ 术前建议禁食禁水 6 h，但是不禁药。术前药物以一小口水辅助服用。

⑤ 造影剂对于肝肾功能有一定影响，故术前应尽可能将肝肾功能指标调整至正常水平。对于轻度肾功能不全患者术前可水化 3 d，每天静脉滴注生理盐水 1 000～1 500 mL，同时术中应用等渗造影剂（如威视派克）以降低肾功能损害。

⑥ 其他：包括准备术中急救药物（如阿托品、多巴胺、肾上腺素）、静脉应用降压药（乌拉地尔、硝酸甘油、尼卡地平等）、肝素、硫酸鱼精蛋白、造影剂、利多卡因等等。

（2）术前教育：术前与患者及其家属沟通，讲述手术的必要性，手术可能达到的目的，术中术后可能出现的手术风险，并发症，手术费用等等，争取患者及其家属同意后签署手术知情同意书。

（3）术前麻醉准备：麻醉前须评估患者一般情况，跟患者及其家属沟通，评估患者耐受程度，必要时为全身麻醉做准备。通常情况下选择局部浸润麻醉，但是对于狭窄情况较严重、手术操作时间较长、耐受程度较差的患者可以选择全身麻醉。

（4）器械及其他准备

① 双侧腹股沟及会阴区备皮：如果预计手术时间较长或术后患者不能配合平卧位排尿，可以提前留置导尿，术前需建立静脉通道。

② 动脉鞘 1 个（6 F），脑血管造影导管 1 根（5 F 或 4 F，血管迂曲者酌情选不同形状的复合造影导管），直径 0.035 英寸亲水导丝（泥鳅导丝）1 根，导引导管 1 根，各种型号的球囊扩张导管，支架，微导丝，血管造影手术包 1 个，压力袋 3 个，软包装生理盐水 500 mL×4 袋，2% 利多卡因 2 支，1.25 万 U 肝素 2 支，Y 阀 3 个，高压三通接头 2 个，高压注射器及连接管。

五、手术过程

椎动脉开口支架置入术常规选择经股动脉入路，操作简单，且方便行全脑血管造影评估脑血管代偿情况。对于血管过度迂曲或者解剖异常的患者，术前完善头颈部 CTA、MRA 评估后也可以选择经桡动脉或者肱动脉入路完成。下面我们主要介绍经股动脉入路手术操作过程。

1. 患者取仰卧位，必要时导尿，消毒，铺单。连接滴注系统，排气。具体详见本书第二章"脑血管造影术"一节。

2. 局部浸润麻醉后，于右侧腹股沟韧带下方 2 cm 处采用 Seldinger 法穿刺右侧股动脉，扩皮后置入 6 F 穿刺鞘。具体详见本书第二章"脑血管造影术"一节。

3. 以 0.035 英寸亲水导丝引导猪尾导管超选至主动脉弓内，采用 45°左斜位进行主动脉弓造影，评估主动脉弓形态及建立通路的难易程度，选择合理方案建立通路。若术前未行头颅 CTA 或 MRA，需行全脑血管造影，排除可疑动脉瘤或者动静脉畸形等出血性疾病，评估前后交通开放程度等等。具体造影注意事项详见本书第二章"脑血管造影术"一节。

4. 笔者团队采取 6 F 导引导管行椎动脉开口支架置入术。6 F 导引导管可直接由泥鳅导丝带至病变侧锁骨下动脉处。过程中应注意导丝不要进入椎动脉，可走行至腋动脉及肱动脉增加支撑力。

5. 经静脉途径按照 60 ~ 70 U/kg 标准团注肝素。准备降压药、硫酸鱼精蛋白。

6. 行旋转造影并进行三维重建，选择合适的工作角度，并测量狭窄长度及狭窄处及狭窄近、远端血管直径。此处三维重建一般效果较差，仅作参考，必要时协助选择工作角度。建议选择 2D 图像对血管直径及狭窄长度进行精准的测量。为了避免造影导致斑块脱落，造成梗死事件，可以将造影压力适当降低。

7. 笔者团队通常采用球囊扩张支架来处理椎动脉开口狭窄，根据血管直径及狭窄部位长度选择合适型号的支架。

支架准备：使用肝素生理盐水将球囊扩张支架水化。将造影剂按 1∶1 比例稀释。使用压力泵抽取部分造影剂，末端连接三通后排气备用。使用 5 mL 注射器抽取部分稀释后的造影剂，使用导丝导入针将造影剂滴入球囊扩张支架装置末端进行排气。将球囊扩张支架装置与三通、压力泵连接。随后通过旋转三通，使用 20 mL 注射为支架段负压排气，后关闭球囊扩张支架系统。排气有利于扩张球囊、释放支架时实时观察球囊打开情况。

选择合适工作角度。将 0.014 英寸微导丝（笔者团队一般选用支撑性相对较强的导丝，如冠脉常用的 ASAHI PTCA Guide Wire）头端根据血管走行塑形。使用肝素生理盐水水化 0.014 英寸微导丝后，自导丝尾端引入球囊扩张支架，回抽微导丝尾端，使得导丝头端与球囊扩张支架系统头端齐平后，旋开 Y 阀末端。将微导丝与球囊扩张支架系统一起送入 Y 阀。待球囊扩张支架快速交换部分完全送入 Y 阀后，左手固定球囊扩张支架系统，右手将微导丝继续向导引导管内输送约 10 cm。

将扭控器安装至保护伞微导丝尾端备用。在路图引导下，小心旋转扭控器，使微导丝头端小心通过椎动脉开口狭窄处。此过程应避免反复扰动斑块，以免斑块脱落。微导丝通过狭窄处后，建议造影确认微导丝是否位于血管真腔内。为了增加支撑性，以利于球囊扩张支架跟进，微导丝可超选至 V3 段远端。但为了避免颅内出血等风险，在允许的情况下，尽量避免微导丝超选过高位置，且接下来微导丝末端应位于术野之内。随后左手控制微导丝，右手将球囊扩张支架系统向 Y 阀内输送。球囊扩张支架输送到位后，再次造影确认支架位于理想位置：支架应完全覆盖狭窄处，支架近端位于椎开口近端下方约 1~2 mm。压力泵缓慢加压，先快后慢，后期约 1 min 加 1 个大气压，球囊逐渐打开。加压过程中应注意调节球囊扩张支架系统张力，避免球囊扩张支架释放过程中移位。到达命名压后，泄去球囊，造影评估支架打开位置及形态。如支架打开不满意，可负压排气后重新调节球囊位置（轻柔操作，避免支架移位），再次使用压力泵加压，必要时在安全前提下可释放增大压力。

在支架释放过程中，可与患者交流，评估患者神经功能水平。

支架释放满意后，可同步撤除球囊及微导丝，也可采用交换技术，优先撤出球囊，选择后扩球囊再次扩张支架。撤除过程中，动作应轻柔，避免支架移位。

8. 再次造影评估颅内远端血管是否有狭窄、血栓形成、造影剂外溢等。行头颅 3D-CT 扫描，评估是否出血。

9. 拔出导引管，用血管缝合装置缝合血管，拔出导管鞘，局部加压包扎。跟病房护士交代术后注意事项，完成术后医嘱。

六、围手术期管理及术后注意事项

1. 术后吸氧，用心电监护设备监测生命体征。患者取平卧位，右下肢制动 8 h，每 2 h 一次，监测右下肢温度、颜色、足背动脉搏动。加压包扎维持 24 h。由于对侧椎动脉代偿供血，椎动脉开口狭窄支架置入术患者血压控制无须像颈动脉支架置入术患者那样过分降压。但如果同侧是优势椎，对侧椎动脉闭塞，或者严重狭窄，远端代偿不好，建议适当降压，避免灌注压突破。另外应评估患者心血管情况，避免过分降压诱发心肌梗死。

2. 安排复查头颅 CT，评估有无新发出血、梗死。因为术中使用 3D-CT，所以常规第二天早晨安排头颅 CT 检查。如果患者有不适主诉，应尽快复查头颅 CT。

3. 复查血常规、肝肾功能、电解质。笔者团队术后基本不用抗生素预防感染，但是建议复查血常规，排除感染可能，尤其对于患有糖尿病、身体基础情况较差的患者。如果患者肾功能较差或者患有多囊肾、单肾，建议动态监测肾功能，必要时可临时安排透析治疗。

4. 术后行抗血小板药物治疗，不同中心有不同习惯。笔者团队采用常规术后服用双抗（阿司匹林 100 mg/d，硫酸氯吡格雷 75 mg/d）3 个月，后改成阿司匹林 100 mg/d，长期服用。定期监测血栓弹力图及 AA、ADP 抑制率。观察皮肤、牙龈有无出血，有无黑便等。术后他汀类药物剂量改为常规剂量，建议患者长期服用，定期监测肝功能。

5. 术后 3 或 6 个月门诊复行血管相关检查，建议患者行脑血管造影复查。

第七节　颅内大动脉狭窄的介入治疗

颅内大动脉主要指颈内动脉颅内段、大脑中动脉、椎动脉颅内段以及基底动脉。导致颅内大动脉狭窄的原因有许多，包括动脉粥样硬化性病变、动脉夹层、烟雾病及烟雾综合征等等。其中，颅内大动脉粥样硬化性病变是全球范围内引发卒中的最常见原因。在中国，33% ~ 50% 脑卒中和 50% 以上的 TIA 病例存在颅内动脉粥样硬化性狭窄。其他亚洲国家如泰国、韩国和新加坡的脑卒中病例中，颅内动脉狭窄的比例也分别高达 47%、28% ~ 60% 和 48%。而在白种人中，这一比例约为 8% ~ 10%。颅内动脉狭窄发生率在不同种族中也有差异，其中非洲裔、亚裔和西班牙裔族群是颅内动脉狭窄的高危人群，其具体原因尚不明确，可能是基因易感性、生活方式、饮食方式、危险因素等多方面原因共同作用的结果。对于症状颅内动脉狭窄，大脑中动脉狭窄发生概率最高，约为 33.9%，其次是基底动脉以及颈内动脉颅内段，均约为 20.3%，椎动脉颅内段狭窄发生率约为 19.6%。本节主要讨论颅内大动脉粥样硬化性狭窄的介入治疗。

一、危险因素

颅内动脉粥样硬化性狭窄的危险因素同颈动脉狭窄相似，主要包括高龄、男性、高血压、糖尿病和高脂血症等等。另一方面，颅内外动脉狭窄的危险因素又不完全相同，比如高血压比高脂血症更容易促进颅内动脉狭窄，而高脂血症与颈动脉粥样硬化性狭窄关系更为密切。有研究发现颅内不同动脉发生粥样硬化的危险因素略有不同。针对中国人群的研究显示，男性、高龄、高血压以及糖尿病是大脑中动脉狭窄的危险因素，而基底动脉粥样硬化与高血压和糖尿病的关系更为密切。不同种族之间颅内动脉粥样硬化也有一定差异。一项研究表明，中国人、西班牙人、日本人、非洲裔的美国人更倾向于发生颅内动脉粥样硬化，而白人更倾向于发生颅外动脉粥样硬化。代谢综合征也是脑缺血事件发生的重要危险因素，约 50% 的症状性颅内动脉粥样硬化患者合并代谢综合征。代谢综合征是一系列危险因素的统称，包括脂代谢异常、血压升高、血糖升高和血栓形成前状态。

二、发病机制

颅内动脉狭窄可以导致严重的脑缺血事件。对于狭窄率 ≥ 70% 的患者而言，症状性颅内动脉狭窄的同侧供血区域年卒中发生率约为 19%。其发生的机制主要有：① 颅内血管真腔狭窄，远端灌注减少，而侧支循环的代偿不足。② 粥样硬化斑块导致穿支动脉闭塞或狭窄。③ 动脉粥样硬化斑块破裂或斑块内出血导致狭窄部位血栓形成。④ 动脉粥样硬化斑块脱落导致远端血管栓塞。

三、分型

Mori 等根据颅内血管造影中病变的长短、几何形态于 1998 年将颅内血管狭窄分为三种类型：

Mori A：狭窄长度 ≤ 5 mm，同心圆或适度偏心的非闭塞性病变；

Mori B：5 mm < 狭窄长度 ≤ 10 mm，极度偏心的适度成角的病变；

Mori C：狭窄长度 > 10 mm，或极度成角（> 90°）。

狭窄长度越长，成角角度越大，手术成功率越低，手术风险以及再复发风险率越高。Mori 分型是根据冠状动脉狭窄介入分型提出来的，主要用于预测单纯球囊成形术的临床预后，目前也广泛用于支架成形术治疗。

为了进一步评估支架成形术的结果，我国姜卫剑教授于 2004 年提出了 LMA（classifications of location，morphology and access）分型，即部位（location）分型，形态（morphology）分型和路径（access）分型。此外，还有其他学者根据狭窄病变的供血区域及临床表现，提出了不同的分型方法用于指导治疗及评估预后。

四、临床表现

颅内动脉狭窄的临床表现主要与狭窄的程度、部位、侧支代偿情况及斑块性质等多种原因有关。部分患者因头晕、头痛而于医院检查发现，部分患者由于 TIA 发作确诊，部分患者产生严重神经功能障碍行影像学检查才发现。当然大部分患者可能患有颅内动脉狭窄，却无明显的临床症状。有项研究中，行头颅磁共振血管成像检查发现 65 例患者合并 85 处无症状性狭窄，随访 1.8 年，85 处狭窄中有 5.9% 发生脑卒中，年卒中发生率为 3.5%。由此可以推断，可能有更多的患有无症状性的颅内血管狭窄的患者由于无明显的临床症状及有效的筛查而未被发现。对于有严重神经功能障碍的患者，不同部位狭窄可能有不同的临床表现。

大脑中动脉主干狭窄：轻中度狭窄可能无症状或者仅仅有头晕症状；中重度狭窄（图 3-7-1）甚至能诱发大脑中闭塞，可能导致意识障碍，大面积脑梗死继发严重脑水肿时可导致脑疝，甚至死亡。如果斑块脱落可导致皮质支闭塞：① 上部分支闭塞导致病灶对侧面部、上下肢瘫痪和感觉缺失，但下肢瘫痪较上肢较轻，而且足部不受累，双眼向病灶侧凝视程度轻，伴表达性失语症（Broca 失语症）（优势半球）和体象障碍（非优势半球），通常不伴意识障碍；② 下部分支闭塞较少单独出现，导致对侧同向性上四分之一视野缺损，伴感觉性失语症（Wernicke 失语症）（优势半球）、急性意识模糊状态（非优势半球），无偏瘫。如果狭窄累及或导致深穿支闭塞，常常引起纹状体内囊梗死。内囊内包含大量上、下行纤维，一侧内囊小范围损伤时，可引起对侧肢体偏瘫（皮质脊髓束、皮质核束损伤）和偏身感觉障碍（丘脑中央辐射受损），大范围损伤还可以导致对侧同向性偏盲（视辐射受损），统称为三偏综合征。优势半球病变还可出现皮质下失语症，常为基底核性失语症，表现为自发性言语受限、音量小、语调低、持续时间短暂。

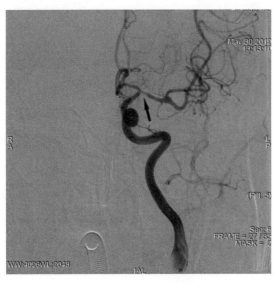

图 3-7-1　左侧大脑中动脉重度狭窄

颈内动脉颅内段狭窄：如果狭窄位于岩段或者海绵窦段，患者可能出现一过性单眼黑矇，甚至单眼失明。如果斑块脱落累及大脑中动脉可能出现大脑中动脉狭窄相关临床表现；如果斑块脱落累及同侧大脑前动脉 A1 段，可因对侧动脉的侧支循环代偿而不出现症状，但当双侧动脉起源于同一个大脑前动脉主干时，就会造成双侧大脑半球的前、内侧梗死，导致双下肢截瘫、二便失禁、意志缺失、运动性失语和额叶脑梗死人格改变等。

如果大脑前动脉 A2 段及远端闭塞，可能导致对侧足和下肢的感觉运动障碍，而上肢和肩部的瘫痪症状轻，面部和手部不受累。感觉丧失以辨别觉丧失为主，也可不出现。可以出现尿失禁（旁中央小叶受损）、淡漠、反应迟钝、欣快和缄默等（额极与胼胝体受损），对侧可出现痉挛性强直（额叶受损）。

椎基底动脉狭窄（图 3-7-2）：基底动脉或双侧椎动脉闭塞是危及生命的严重脑血管病变，引起脑干梗死，出现眩晕、呕吐、四肢瘫痪、共济失调、肺水肿、消化道出血、昏迷和高热等症状。小脑半球梗死可能出现严重头晕、行走困难、平衡失调、自发性眼震、共济失调、意向性震颤、肌张力下降等症状。大面积脑梗可能导致小脑扁桃体下疝，突发呼吸、心搏骤停等。大脑后动脉狭窄或闭死表现为对侧同向性偏盲、偏身感觉障碍，但不伴有对侧偏瘫。后循环狭窄可能产生许多经典的临床综合征。

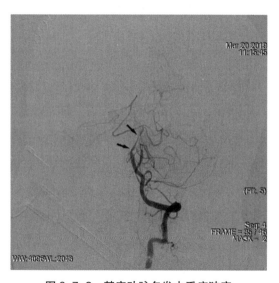

图 3-7-2　基底动脉多发中重度狭窄

- 中脑梗死常见综合征：

韦伯综合征：病变位于中脑基底部，动眼神经和皮质脊髓束受累。同侧动眼神经麻痹和对侧面瘫、舌瘫和上下肢瘫。

贝内迪克特综合征：病变位于中脑被盖部，动眼神经、红核和结合臂。同侧动眼神经麻痹，对侧肢体不自主运动，对侧偏身深感觉和精细触觉障碍。

克洛德综合征：病变位于中脑被盖部，动眼神经和结合臂。同侧动眼神经麻痹，对侧小脑性共济失调。

帕里诺综合征：中脑上丘的眼球垂直同向运动的皮质下中枢病变，导致垂直注视麻痹。

- 脑桥梗死常见的综合征：

闭锁综合征（locked-in syndrome）：又成为睁眼昏迷。是指基底动脉的脑桥支闭塞致双侧脑桥基底部梗死。患者意识清楚，因四肢瘫痪、双侧面瘫及延髓麻痹而不能言语，不能进食，不能做各种运动，只能借眼球上下运动来表达自己的意愿。

脑桥旁正中综合征（Foville syndrome）：又称福维尔综合征。基底动脉的旁中央支闭塞，同侧周围性面瘫，对侧偏瘫以及双眼不能向病变侧同向运动。

脑桥腹外侧部综合征（Millard-Gubler syndrome）：基底动脉短旋支闭塞，表现为同侧面神经、展神经麻痹和对侧偏瘫。

脑桥被盖部综合征（Raymond-Cestan syndrome）：对侧小脑性共济失调，对侧肢体及躯干深、浅感觉障碍，同侧三叉神经感觉和运动障碍，双眼向病灶对侧凝视。

- 延髓梗死常见综合征：

延髓背外侧综合征（Wallenberg syndrome）：由小脑后下动脉或椎动脉供应延髓外侧的分支动脉闭塞所致。表现为眩晕，眼球震颤，吞咽困难，病灶侧软腭及声带麻痹，共济失调，面部痛、温觉障碍，霍纳（Horner）综合征，对侧偏身痛、温觉障碍。

- 特殊类型的综合征：

基底动脉尖综合征（top of the basilar syndrome）：是椎基底动脉供血障碍的一种特殊类型，即基底动脉顶端2 cm内包括双侧大脑后动脉、小脑上动脉及基底动脉顶端呈"干"字形的5条血管闭塞所产生的综合征。这5条血管闭塞后导致眼球运动障碍及瞳孔异常、觉醒和行为障碍，可伴有记忆力丧失、对侧偏盲或皮质盲。

五、影像学诊断

TCD：是一种廉价、可床旁使用、易重复操作的检测手段。适用于颅内高度狭窄或闭塞性血管病变的筛查和诊断。动脉粥样硬化累及颅内血管的常见部位以及主要侧支循环开放等均可以采用TCD探测和评估。TCD对颅内动脉狭窄诊断的敏感性和特异性与所采用的血流速度的参数有关，同时也受操作者技术水平的影响。

CT/CTA/CTP：颅脑CT平扫可以观察到颅内动脉高密度征，对于缺血性脑血管病的诊断和预后有一定价值。CTA可以同时对心脏、颈部和颅内血管进行评估，在观察颅内动脉壁组织改变和钙化方面也是其他血管成像技术所不能比拟的。CTA图像处理可能使部分血管信息丢失或者导致误判，造成诊断不准确。CTA原始图像上的血管影减少和相应区域低密度对判断脑梗死面积敏感性更高，也有助于判断预后。CTP的定量评价需要双侧比较，计算相对血流量改变，但无法获知实际血流量。因此，多数CTP的研究都局限于单侧颅外大动脉闭塞性病变。

MRI/MRA/HR-MRI：MRI T2 相的"开花征"对血管内血栓形成有提示作用。MRA 能很好地显示脑动脉病变，但有可能过度估计颅内动脉的狭窄度。骨性伪差、血管转折或迂曲以及血流速度缓慢或者太快，都可能造成 MRA 假阳性。高分辨 MRI 可以显示颅内动脉管壁结构，HR-MRI 所判定的颅内动脉粥样斑块的分布、斑块内出血、颅内血管重塑率等与临床症状相关。

DSA：是颅内动脉粥样硬化狭窄、闭塞诊断的金标准。现有 DSA 可以进行三维旋转重建，提高了诊断颅内动脉狭窄的敏感性，并且借此实现颅内管壁斑块形态成像。但是 DSA 属于有创性检查手段，采用 DSA 对颅内动脉狭窄进行评估时，神经系统并发症发生率为 2%，非神经系统并发症发生率为 6.1%。因此，对倾向于实施介入干预的患者才考虑用 DSA 进行评估。

六、介入治疗适应证及禁忌证

【适应证】

症状性颅内动脉粥样硬化性狭窄（狭窄率为 50%～99%）的患者在接受内科药物优化治疗失败后，可考虑血管成形术或支架置入术。

无症状性颅内动脉粥样硬化性狭窄属低危病变，不推荐介入治疗。

【禁忌证】

（1）不能接受或耐受抗血小板或抗凝治疗。

（2）严重钙化病变。

（3）血管扭曲或变异而使导管等介入输送系统难以安全通过。

七、介入治疗策略

症状性颅内动脉狭窄患者具有较高的卒中复发率，即使接受积极的药物治疗，WASID 研究发现，仍有 14%～23% 的患者在初始症状出现一年内再次出现同侧卒中。随着球囊、支架、微导管等材料的进步，治疗理念的更新以及冠脉介入治疗在冠心病治疗中取得的重大进展的促进，血管内介入治疗颅内血管狭窄也得到了重视及发展。尤其是美国 FDA 于 2005 年批准 Wingspan™ 支架用于治疗颅内动脉狭窄，更进一步促进了颅内动脉狭窄血管内介入治疗技术的发展。目前处理颅内动脉狭窄主要采用球囊扩张血管成形术及支架血管成形术两种方式。

1. 球囊扩张血管成形术：球囊扩张的原理是通过球囊扩张使狭窄区血管壁内、中膜局限性撕裂，降低血管张力，扩大血管内径。一般选用具有较强膨胀力的非顺应性球囊。球囊大小一般要求其直径略小于临近正常血管的直径，球囊的膨胀直径与长度则取决于临近正常血管的直径及病灶的长度。目前各项研究表明，球囊扩张血管成形术对于稳定期的患者相对来说是安全的，但是长期预后效果并无前瞻性研究的支持。另一方面，该项技术仍有许多技术弱点存在，包括术后即刻血管弹性回缩、急性血管闭塞、血管夹层、术后残余狭窄，以及较高的再狭窄率等等。

2. 支架血管成形术：使用支架处理颅内血管狭窄具有较高的技术成功率，且对于重度狭窄的患者来说获益较大。Wingspan™ 支架是目前唯一被 FDA 批准用于治疗颅内血管狭窄的支架系统。2005 年该支架获得批准后，即开始了前瞻性多中心的一阶段的研究。当时纳入研究的共有 45 名症状性颅内狭窄患者，狭窄率为 50% ~ 90% 间。这些患者在积极药物治疗后仍反复发生同侧卒中。最后研究发现技术成功率为 97.7%，30 天内卒中率或死亡率为 4.5%。一年内同侧卒中率为 9.3%，6 个月的再狭窄率为 7.5%，且均为无症状。对 Wingspan™ 支架的研究进一步促进了支架在颅内血管狭窄中的应用。目前用于颅内血管狭窄的支架系统主要有自膨式支架系统和球囊扩张式支架系统。自膨式支架相对较软，到位方便，对于颅内长段病变往往选择较柔软的自膨式支架更好。而球囊扩张式支架相对较硬且直，有时很难通过迂曲的血管，而且颅内动脉漂浮在脑脊液中，周围缺少像冠状动脉一样的纤维结缔组织，容易发生夹层及血管破裂。目前国内使用的球囊扩张式支架系统主要有上海微创公司生产的 Apollo 支架。相对于其他冠脉支架系统，Apollo 支架系统较为柔软，且通过性较强，在大脑中动脉狭窄以及椎基底动脉狭窄中都有很好的治疗效果。研究发现，采用球囊扩张式支架与自膨式支架，围手术期并发症的发病率未见明显差别。总的来说，采用球囊扩张式支架还是单纯球囊扩张，需要根据颅内血管狭窄程度、长短、形态、路径以及患者的预期效果来综合考虑。

八、术前评估及准备

【术前评估】

（1）病史及查体：详细询问病史，了解患者主诉症状、有无定向性临床表现。部分患者颅内动脉狭窄常有多发表现，如何判断及选择需要处理的血管狭窄就显得极为重要。如果狭窄部位与患者临床表现相一致，则可放心处理。如果狭窄部位与临床表现不一致，则需要谨慎选择。必要时进一步行磁共振、DSA 等相关检查，明确诊断，以防漏诊及误诊。常规查体及神经系统查体同样非常重要，根据详细的查体结果、阳性的病理征，可以大致判断患者的临床综合征，进一步逆行判断患者梗死部位及预后。详细的查体可以让术者胸有成竹，有利于术中、术后及早发现手术并发症，降低手术风险。

（2）实验室及影像学检查：完善血、尿、粪常规，出、凝血时间，肝、肾功能，生化，心电图及胸部X线片，血栓弹力图及AA、ADP抑制率等术前检查。着重了解患者白细胞水平，有无大便隐血阳性表现，有无肾功能减退，有无房颤，心率是否偏低等。血栓弹力图有助于评估患者对阿司匹林、波立维的敏感性，为合理用药提供依据。

TCD可以作为患者的初筛检查方法，但是准确性欠佳。术前头颅CT可以用于评估患者有无合并出血，对于脑梗死的判断相对差些。术前行头颅MRI是极为必要的，可以判断有无新发梗死及梗死面积，对于TIA及相对较轻临床表现的患者或者合并多发狭窄的患者的手术部位选择可以起到一定的指导作用。头颅CTA、MRA等血管检查结果可结合临床资料初步判断责任血管，以便术中着重观察。如果已有主动脉弓结构信息，可在造影前预判可能的解剖变异或路径困难，提前做好介入器材和技术准备。如有条件可完善高分辨率血管壁成像，可以评估斑块性质、斑块于血管中的位置，对于手术方式的选择及预后有一定指导意义。DSA检查对于血管内介入治疗是必要的，然而它是一种有创检查，对于狭窄程度较重且有必要行血管内治疗患者，建议术前完善该项检查，以便判断手术方式及提前准备术中应用材料。

【术前准备】

（1）药物准备

① 双联抗血小板药物治疗：阿司匹林100 mg/d，硫酸氯吡格雷75 mg/d，术前服用3～5 d。监测血栓弹力图及AA、ADP抑制率。如患者有重症胃炎病史，可将阿司匹林更换为西洛他唑等药物。

② 术前口服高剂量他汀类药物：术前口服他汀类药物可以稳定斑块，降低术中、术后卒中、心梗发生率。该作用与剂量有关。笔者团队习惯术前采用双倍剂量，如口服阿托伐他汀40 mg/d或者瑞舒伐他汀20 mg/d。需要定期监测患者肝功能，尤其对于合并肝功能障碍患者。

③ 口服降压药及其他药物：术前建议积极口服降压药控制血压。顽固性高血压患者行颈动脉支架置入术，术后发生灌注压突破、颅内出血的风险较高。对于长期口服药物治疗心、肝、肾功能障碍的患者，建议继续服药。需要关注的是，有的患者长期服用抗凝药，需要和相关科室会诊，合理调节应用抗凝或抗血小板药。笔者团队的习惯是，待抗血小板药物达到有效浓度后，停用抗凝药。术前常规服用尼莫地平等预防血管痉挛药物。

④ 术前建议禁食禁水6 h，但是不禁药。术前药物以一小口水辅助服用。

⑤ 造影剂对于肝肾功能有一定影响，故术前应尽可能将肝肾功能指标调整至正常水

平。对于轻度肾功能不全患者术前可水化 3 d，每天静脉滴注生理盐水 1 000 ~ 1 500 mL，同时术中应用等渗造影剂（如威视派克）以降低肾功能损害。

⑥ 其他：包括准备术中急救药物（如阿托品、多巴胺、肾上腺素）、静脉应用降压药（乌拉地尔、硝酸甘油、尼卡地平等）、肝素、硫酸鱼精蛋白、造影剂、利多卡因等等。

（2）术前教育：术前与患者及其家属沟通，讲述手术的必要性，手术可能达到的目的，术中、术后可能出现的风险，并发症，手术费用，等等，争取患者及其家属同意后签署手术知情同意书。手术的主要目的是处理相关狭窄，预防狭窄进一步进展以及可能由此引发的严重后果。对于已经梗死从而产生的临床症状，可能无法改善，甚至还可能加重。许多患者术前预期较高，术后症状无法改善后，便不愿继续配合治疗，从而加深了医患矛盾。尤其对于基底动脉狭窄患者，介入治疗后可能合并脑干分支闭塞，术后可能产生严重的临床症状，甚至造成死亡。加强术前沟通不仅是规避医疗风险的方式，更是争取患者的配合，降低患者围手术期风险的重要方式。

（3）术前麻醉准备：对于颅内血管狭窄可以采取局麻或者全麻的治疗方式，两种方式各有优缺点。通常情况下，对于前循环眼动脉以下的颅内段狭窄建议选择局部浸润麻醉，而对于更高位置以及后循环狭窄的治疗，建议选择全身麻醉。局麻方式有利于规避麻醉风险，降低手术费用，节约时间，更为重要的是术中可以随时评估患者神经功能状况，及时发现并降低手术风险。但是全身麻醉可以减轻患者对于手术的恐惧以及减少术中动作伪影。此外，球囊或球囊扩张支架通过狭窄部位时，患者可能出现短暂性脑缺血表现，后循环尤其是基底动脉狭窄、脑桥穿支闭塞的患者可能出现短暂性意识散失，甚至呼吸暂停。全身麻醉条件更有利于在突发情况下进行积极抢救，但不利于术中观察及监测新发神经系统体征。

（4）器械及其他准备

① 双侧腹股沟及会阴区备皮：如果预计手术时间较长或术后患者不能配合平卧位排尿，可以提前留置导尿，术前需建立静脉通道。

② 动脉鞘 1 个（5 ~ 6 F，视选择的装置而定），脑血管造影导管 1 根（5 F 或 4 F，血管迂曲者酌情选不同形状的复合造影导管），直径 0.035 英寸亲水导丝（泥鳅导丝）1 根，导引导管 1 根，各种型号的球囊扩张导管，支架系统，微导丝，微导管，血管造影手术包 1 个，压力袋 3 个，软包装生理盐水 500 mL × 4 袋，2% 利多卡因 2 支，1.25 万 U 肝素 2 支，Y 阀 3 个，高压三通接头 2 个，高压注射器及连接管。

九、手术过程

颅内血管狭窄血管内介入治疗常规选择经股动脉入路，操作简单，且方便行全脑血管造影，评估脑血管代偿情况。对于诊断明确的，也可以选择左右侧桡动脉或肱动脉入路。下面我们主要介绍经股动脉入路手术操作过程。

1. 患者取仰卧位，全身麻醉，导尿，消毒，铺单。连接 3 个滴注系统，排气。具体详见本书第二章"脑血管造影术"一节。

2. 于右侧腹股沟韧带下方 2 cm 处采用 Seldinger 法穿刺右侧股动脉，置入 6 F 股动鞘。具体详见本书第二章"脑血管造影术"一节。

3. 若术前未行脑血管造影，则以 0.035 英寸亲水导丝引导造影导管行颅内血管造影，详细评估狭窄长短及狭窄率及制定手术方案。

4. 笔者团队采用 6 F 导引导管行颅内狭窄支架置入术。以 0.035 英寸亲水导丝引导导引导管超选至目标血管。

5. 经静脉途径按照 60 ~ 70 U/kg 标准团注肝素，准备阿托品、多巴胺、利多卡因、硫酸鱼精蛋白等。

6. 随后操作详见本书第二章"颅内外血管栓塞技术"一节。

7. 再次造影评估颅内血管残余狭窄，有无血栓形成、造影剂外溢等。术后行头颅 3D-CT 扫描，评估是否出血。

8. 拔出导引导管，用血管缝合装置缝合血管，拔出导管鞘、局部加压包扎。待患者复苏后评估患者神经功能状态，跟病房相关人员交代术后血压控制情况，完成术后医嘱。

十、围手术期管理及术后注意事项

1. 术后吸氧，用心电监护设备监测生命体征。患者取平卧位，右下肢制动 8 h，每 2 h 一次，监测右下肢温度、颜色、足背动脉搏动。加压包扎维持 24 h。术后血压维持并无统一定论，对于重度狭窄且术后血管狭窄改善较好的患者，江苏省人民医院采用静脉降压药持续降压，维持稍低位血压，避免高灌注综合征。

2. 安排复查头颅 CT，评估有无新发出血，梗死。因为术中使用 3D-CT，所以常规第二天早晨安排头颅 CT 检查。如果患者有不适主诉，应尽快复查头颅 CT。

3. 复查血常规、肝肾功能、电解质。笔者团队术后基本不用抗生素预防感染，但是建议复查血常规，排除感染可能，尤其对于患有糖尿病、身体基础情况较差的患者。如果患者肾功能较差或者患有多囊肾、单肾，建议动态监测肾功能，必要时可临时安排透析治疗。

4. 术后行抗血小板药物治疗，不同中心有不同习惯。笔者团队采用常规术后服用双抗（阿司匹林 100 mg/d，硫酸氯吡格雷 75 mg/d）3 个月，后改成阿司匹林 100 mg/d，长期服用。定期监测血栓弹力图及 AA、ADP 抑制率。观察皮肤、牙龈有无出血，有无黑便等。术后他汀类药物剂量改为常规剂量，建议患者长期服用，定期监测肝功能。

5. 术后 3 或 6 个月门诊复行血管相关检查，建议患者行脑血管造影复查。

第八节　急性缺血性卒中取栓术

中国是全球卒中危险因素暴露水平较高的国家之一，约 94% 的卒中负担由可控性危险因素造成。2014 年我国城市居民脑血管病死亡率为 125.78/10 万，农村居民脑血管病死亡率为 151.91/10 万。据此推算，全国每年死于卒中的患者达 188 万。脑血管病已经成为中国城乡居民致死、致残的第一位原因。卒中又分为缺血性卒中和出血性卒中两类，而前者所占比例更高，且发病率逐年上升，发病年龄并趋于年轻化。急性缺血性卒中（acute ischemic stroke，AIS）约占全部卒中的 80%。AIS 的急性期处理相对较为重要，且传统治疗效果不理想，许多患者留下后遗症，加重了个人及家庭的负担。有临床研究表明，急性脑梗死发生后 30 d 及 5 年的死亡率分别为 17% 和 40%；MCA 急性闭塞病人早期死亡及严重致残率为 78%。随着介入材料的发展以及更多多中心、大样本、随机对照临床试验的验证，脑血管介入技术已经成为治疗急性颅内大血管闭塞的主要治疗方法，并发挥着越来越重要的作用。

一、危险因素

1. 高血压：高血压可损伤动脉内膜，形成粥样斑块致动脉管腔狭窄，随时间累积后可导致慢性大血管闭塞。在控制其他危险因素后，收缩压每升高 10 mmHg，卒中的相对发病危险增加 49%；舒张压每升高 5 mmHg，卒中相对发病危险增加 46%。患有高血压的人群发生脑卒中的风险是血压正常人群的 5.713 倍。

2. 糖尿病：高血糖可导致乳酸及能量代谢障碍、内皮损伤、破坏血脑屏障及神经元毒性代谢产物堆积而引起或加重脑血管损害。糖尿病可以使卒中患者的年病死率增加 12%，复发率增加 14%，不良功能预后增加 58 倍；规范化的降糖治疗可以使卒中患者的心脑血管事件发病率降低 57%。

3. 血脂异常：血脂水平与卒中危险度呈"U"形关系。总胆固醇（TC）、甘油三酯（TG）、低密度脂蛋白（LDL）水平增高与缺血性卒中呈正相关，与出血性卒中呈负相关；而高密度脂蛋白（HDL）水平降低可使缺血性卒中发生风险增加。

4. 心房颤动：心房颤动的卒中患者死亡风险增加 5.31 倍。规范化抗凝治疗可以降低卒中发病率，但我国大多数心房颤动患者并未接受抗凝治疗，仅有 1% 的心房颤动患者接受了规范化的华法林抗凝治疗。

5. 吸烟：吸烟与被动吸烟可使卒中发病与死亡风险增加。约 11% 的急性缺血性卒中病例归因于吸烟，吸烟者缺血性卒中事件和出血性卒中事件的发生风险分别是不吸烟者的 1.37 倍和 21 倍；二手烟暴露人群的卒中风险较不吸烟人群增加 35%。

6. 肥胖：体质量超重和肥胖可明显增加卒中发生风险，尤其是缺血性卒中发生风险。BMI 每增长 2 kg/m²，缺血性卒中发病风险增高 18.8%；而将 BMI 控制在 24 kg/m² 以下，可使男性和女性的缺血性卒中发病风险分别减少 15% 和 22%。

7. 高同型半胱氨酸血症：同型半胱氨酸同高血压及糖尿病类似，会造成动脉内膜损伤，形成粥样硬化斑块，逐渐形成动脉狭窄及闭塞。同型半胱氨酸水平 > 19.8 μmol/L 的卒中患者较 < 11.5 μmol/L 的卒中患者复发风险增加 74%，全因死亡率增加 75%。血同型半胱氨酸水平 > 23.3 μmol/L 的卒中患者较 < 11.9 μmol/L 的卒中患者残疾率增加 29%。一项随机对照研究发现，使用依那普利联合叶酸治疗较单用依那普利，可使卒中首发率降低约 21%，死亡率降低 37%。

二、理论依据

缺血半暗带理论是急性缺血性脑血管病救治的理论基础。缺血半暗带是指脑梗死核心灶周围由于脑血流灌注不足而神经功能受损的脑组织，但其细胞正常电活动仍可维持。当及时恢复血供后，缺血半暗带的脑组织可恢复正常，因而及时恢复血供，抢救缺血半暗带显得尤为重要。缺血半暗带的缺血区从外向内依次包括：① 良性缺血区。可自行恢复功能的区域。② 缺血半暗带区。除非进行积极有效的治疗，否则将进展为不可逆损伤的区域，是临床治疗及研究的焦点。③ 核心梗死区。梗死核心即发生不可逆性损伤的脑组织，指的是与正常脑组织相比，脑血流量下降超过 30% 的区域，在平扫 CT 上显示为低密度区。梗死核心的大小与患者的临床预后密切相关。评估梗死核心可以预测血管内治疗出现并发症的风险，也有助于筛选出适合血管内治疗的卒中患者。梗死核心越小，患者预后良好的可能性越大。有文献报道，与 AIS 患者良好预后相关的预测指标是梗死核心体积，而不是缺血半暗带大小。但是缺血半暗带的大小却直接决定 AIS 患者血管再通后的获益。

2015 年中美指南都把 AIS 机械取栓的时间窗规定为 6 h（Ⅰ类证据，A 级推荐），通过节约时间挽救了大量 AIS 患者。但是仍有部分患者在规定时间内取栓，却是无效再通，没有达到预期的术后效果。DAWN 研究以及 DEFUSE 3 研究是多中心、随机、开放标签、盲法评价结局的临床研究，该研究结果显示，通过合适的影像学筛选，机械取栓的时间窗可以从 6 h 延长到 24 h，并取得了不错临床效果。临床研究中，低灌注体积定义为脑血流达峰时间（T_{max}）> 6 s 的区域体积。不匹配量为低灌注体积减去梗死核心体积，不匹配率为低灌注体积 / 梗死核心体积。不匹配量、不匹配率越大，患者的机械取栓获益可能越大。依照 DEFUSE 3 试验影像学筛查标准，缺血区与梗死区体积比 ≥ 1.8，缺血区与梗死区错配体积 > 15 mL，即表示取栓后可挽救的脑组织体积在 15 mL 以上。DAWN 以及 DEFUSE 3 研究促进了机械取栓时间窗向组织窗的转变。这也侧面说明缺血半暗带进展为梗死的速度取决于多方面原因，包括缺血持续时间、责任血管侧支代偿的程度、细胞的功能和代谢状态等等，而快速有效地识别核心梗死灶与周围潜在的可挽救脑组织对于选择适合治疗的患者有重要作用。

三、影像学诊断

进行急性缺血性卒中血管内治疗病例选择时，除时间窗外，通过影像评估选择适合的患者是获得良好预后的关键。合适的影像评估方案可为急性脑卒中血管内治疗患者的术前筛选及术后评估提供指导。近年来，临床上应用影像学技术对患者进行严格筛选，排除出血性病变，识别血管闭塞部位以及通过直接或间接征象评估梗死核心灶、缺血半暗带及侧支循环，以识别通过取栓治疗可能获得良好预后的患者，是对于缺血性脑卒中的治疗取得的巨大进步。

1. 平扫 CT（NCCT）：动脉高密度征是提示大血管闭塞的影像特征之一。由于急性血栓形成，血流减慢、停滞，进而可见血管腔内密度增高，即所谓的动脉高密度征，为动脉阻塞的早期征象。脑回增粗、脑沟变浅，灰白质交接区模糊，局部脑实质低密度等都提示超急性脑梗死可能。另外头颅 CT 可有效排除出血性卒中，为溶栓、机械取栓提供了可靠的保障。

2. CTA：CTA 能够快速无创地评价颅内外血管形态，明确是否存在大血管狭窄或闭塞。CTA 评价颅内大动脉狭窄或闭塞的准确性很高。CTA 识别颅内动脉闭塞的敏感性和准确性分别为 92% ~ 100% 和 82% ~ 100%。同时行头颈部 CTA 除了能够快速明确血管闭塞位置外，还能够评估手术入路及手术难度，为血管内治疗选择适合的材料和技术方案提供参考依据。头颅 CTA 检查需要使用造影剂，有一定肾毒性作用。结合头颅 CT 以及影像学表现，优先考虑颅内大血管闭塞的情况下，可以不必等待肌酐结果出来，优先完成头颅 CTA 检查。

3. DSA：全脑血管造影能够清晰直观地判断闭塞血管及侧支循环情况，指导血管内治疗的操作（图 3-8-1），但其为有创检查，有一定的风险和禁忌证。当客观条件受限，无法快速有效实施无创血管影像检查，又高度怀疑颅内大血管急性闭塞时，为了节约救治时间，可在行 CT 排除颅内出血后，直接行 DSA 判断大血管情况，评估侧支血管代偿情况，为合适的患者选择血管内介入治疗。

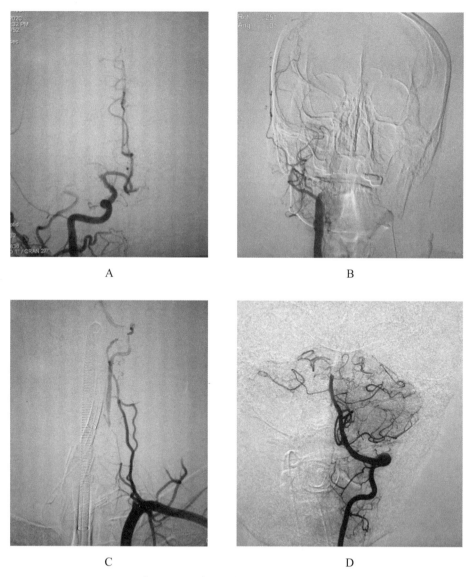

A—右侧大脑中动脉主干急性闭塞；B—右侧颈内动脉急性闭塞；
C—左侧椎动脉起始部急性闭塞；D—基底动脉远端急性闭塞

图 3-8-1 常见位置大血管急性闭塞

评估基线侧支循环状态，可应用 ASITN/SIR 侧支分级系统，协助预测血管内治疗的风险和获益。基于 DSA 检查的 ASITN/SIR 侧支循环评估系统标准如下：

- 0 级：没有侧支血流到达缺血区域；
- 1 级：缓慢的侧支血流到达缺血周边区域，伴持续的灌注缺损。
- 2 级：快速的侧支血流到达缺血周边区域，伴持续的灌注缺损，仅有部分到达缺血区域。
- 3 级：静脉晚期可见血流缓慢但完全地到达缺血区域。
- 4 级：通过逆行灌注，血流快速而完全地灌注到整个缺血区域。

1 级为侧支循环较差，2 级为侧支循环中等，3～4 级为侧支循环较好。此分级系统已在多个大型多中心临床对照研究中应用，具有较好的一致性和可靠性。

4. 对于经过筛选发病时间 > 6 h 的患者，可以通过完善头颅 CTA/CTP 或 MRI/DWI/PWI/MRA 等相关检查，评估核心梗死区、缺血半暗带、梗死面积等等。对符合 DAWN 研究以及 DEFUSE 3 研究筛查标准的患者，可以实施机械取栓治疗。

四、机械取栓适应证及禁忌证

【适应证】

（1）急性缺血性脑卒中，无创影像学检查证实为大动脉闭塞，静脉溶栓效果不佳的患者。

（2）前循环大动脉闭塞发病时间在 6 h 以内，后循环大动脉闭塞发病时间在 24 h 内可采用机械取栓。但随着该领域的快速发展，在精准影像指导下，时间窗正逐步延长。

（3）发病 3 h 内 NIHSS 评分 ≥ 9 分或发病 6 h 内 NIHSS 评分 ≥ 7 分时，提示存在大血管闭塞。

【相对禁忌证】

（1）活动性出血或已知有出血倾向。

（2）CT 或 MRI 显示大面积脑梗死（梗死体积超过 1/3 大脑中动脉供血区）。

（3）血小板计数低于 100×10^9/L。

（4）严重心、肝、肾功能不全或严重糖尿病。

（5）近 2 周内进行过大型外科手术。

（6）近 3 周内发生过胃肠或泌尿系统出血。

（7）血糖 < 2.7 mmol/L 或 > 22.2 mmol/L。

（8）患者药物无法控制的严重高血压，预期生存期 < 90 d。

（9）妊娠。

五、治疗策略

对于急性缺血性脑血管病患者而言，时间就是生命。自发并病起至治疗的时间窗越短，患者的预后越好，并发症发生率也越低。对于急性脑梗死，前循环静脉溶栓的时间窗如下：使用 rt-PA 为 4.5 h 以内，使用尿激酶进行溶栓可放宽至 6 h。其中 rt-PA 是 FDA 批准的 4.5 h 内静脉溶栓的唯一药物治疗方法。静脉溶栓对于小动脉（如大脑中动脉 M2 段及以远的血管）的闭塞可以起到溶解的作用，但是对于诸如颈内动脉末端、大脑中动脉 M1 段、基底动脉等较大的颅内血管，其再通作用相对较低。有研究表明，经静脉途径使用 rt-PA 溶栓治疗大脑中动脉闭塞，仅仅有 30% 的再通率、48% 的部分再通率，而开通血管再次闭塞率高达 27%（图 3-8-2）。

动脉溶栓相对于静脉溶栓具有一定优势。在造影过程中，可详细评估闭塞段血管的部位、长短、侧支代偿的情况等等。将溶栓微导管超选至血栓部位，可以使得药物在血栓部位高浓度聚集，直接接触溶栓，从而降低循环系统药物平均浓度，减少溶栓药物导致的继发性出血。另外还可以采取机械碎栓等操作，加快闭塞血管的再通。动脉溶栓需术前要在造影机器上操作，准备时间相对较长，且如果遇到血管条件较差患者，抢救时间可能大大延长。动脉溶栓相较于静脉溶栓时间窗相对宽泛：对于前循环梗死一般为 6 h；对于后循环梗死可以放宽至 12 h，甚至 24 h，但是此时需要综合评估患者的临床症状，如果患者昏迷 6 h 却呈现去大脑强直表现，提示脑干功能极大，预后不佳，则不建议动脉溶栓。虽然动脉溶栓挽救了部分患者，降低了并发症发生率，但是单纯依靠药物完全再通颅内大血管仍然有一定难度，即使有效，也会花费较长时间。有研究表明，经动脉尿激酶（UK）接触溶栓治疗大脑中动脉闭塞的患者，2 h 后的再通率仅有 20%，而 1 h 后完全再通的动脉闭塞率高达 50%。

机械取栓相较于溶栓更加快速高效，可以在最短时间内争取闭塞血管的再通，改善闭塞段远端血管的血流。机械取栓是指在 DSA 的监视下，通过血管内介入技术，使用特殊装置（如可回收支架或血栓抽吸系统）去除血栓，以达到血管再通的目的。MR CLEAN 试验是第一个证实了机械取栓相较于标准内科治疗有效的随机化临床试验（RCT）。随后更多的 RCT（ESCAPE、REVASCAT、SWIFT PRIME、EXTEND-IA）逐渐开展并取得了积极结果。DAWN、DEFUSE 3 试验是多中心、随机、开放标签、盲法评价结局的临床研究，结果显示，通过合适的影像学筛选，机械取栓时间窗可以从 6 h 延长到 24 h，并可取得不错临床效果。这些多中心、随机对照试验显示，采用新一代取栓装置的

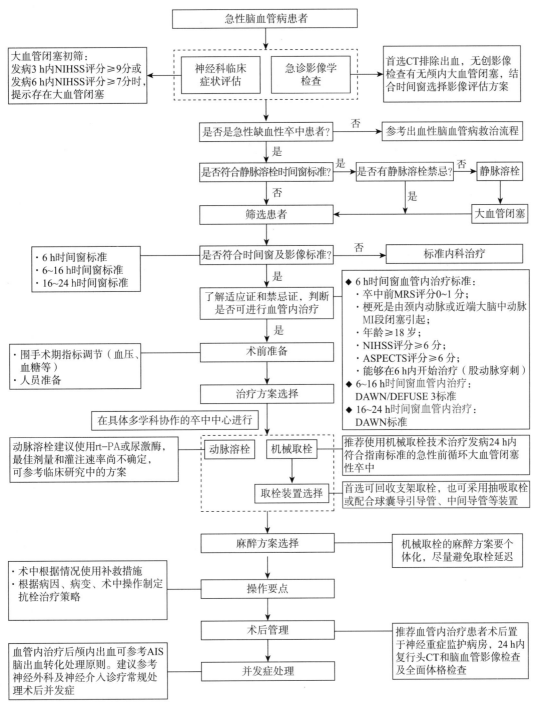

注：CT—计算机断层扫描；NIHSS—美国国立卫生研究院卒中量表；MRS—改良 Rankin 量表；ASPECTS—Alberta 卒中项目早期计算想断层扫描评分；rt-PA—重组组织型纤溶酶原激活剂；AIS—急性缺血性卒中；DAWN—应用扩散加权成像（DWI）或 CTP 联合临床不匹配治疗醒后卒中和晚就诊卒中患者用 Trero 装置行神经介入治疗；CLEAN—急性缺血性卒中血管内治疗多中心随机临床试验

图 3-8-2　急性缺血性卒中血管内治疗筛选及救治流程

随机试验中，不同机械取栓装置的血管成功开通率均较高。精准的患者筛选方案及高效的血管内治疗技术可以使 AIS 患者明显获益。

机械取栓具有快速再通、更低的出血转化以及时间窗可适当延长等优点。血管内机械取栓术的发展，也经历了从第一代的 Merci 机械碎栓和取栓，到第二代的 Penumbra 吸栓系统，再到 Solitaire™ 和 Trevo 支架取栓系统的发展过程。支架取栓是最常用的取栓技术。该技术利用可自行扩张的金属支架与血管内的血凝块相互作用并缠结，从而将血管内的血凝块取出并恢复闭塞血管的血流，血管再通率较高。其中 Solitaire™ FR 是目前治疗 AIS 最常用的取栓支架，具有操作简单、可回收、血管贴壁性更好、迂曲血管通过性更强等特点。机械取栓可延长治疗时间窗，弥补静脉溶栓的不足，也可清除具有溶栓药物抵抗性的顽固血栓，但机械取栓是一种有创操作，对操作者和取栓设备的要求极高。有创的取栓过程可能会造成血管夹层、颅内出血、蛛网膜下腔出血等，甚至会导致远处小血管栓塞。

与支架取栓相比，抽吸取栓技术具有较支架取栓更快速、症状性颅内出血发生率低的优势。颅内出血发生率低的原因可能为其头端"超级柔顺"，通过血管时对血管内皮刺激和损伤小。抽吸取栓因导管到达栓子近端并直接吸住栓子，降低了取栓支架导致栓塞碎片脱落的风险，尤其降低了大的、硬的栓子脱落的风险，如对大脑中动脉闭塞进行取栓时，同侧大脑前动脉被移位栓子栓塞的风险。直接抽吸取栓的主要优点有：技术操作更简单，无须麻醉；在近心端操作，最大化避免盲目穿刺进入血栓；化繁为简，开通时间短；无疼痛，患者耐受程度高；出血率低，安全性高；三级再通多，远端栓塞少；经济有效性高。由于其柔韧性高以及微导管的尺寸多样，再小的动脉分支都能到达，适用闭塞血管的范围更广泛。但是抽吸取栓技术也存在缺点：目前缺乏高级别循证学证据；挽救技术应用比例高（部分病例无法到位或抽不出来，从而改用支架取栓）。首选抽吸取栓的适应证包括血栓负荷大，如 ICA 末端急性闭塞、串联病变、后循环、远端栓塞等。

六、术前评估及准备

【术前评估】

（1）病史：病史中应着重关注发病时间，这是决定手术方案的关键指标。发病时间即为患者能回忆的未出现此症状的最后时间，若患者先前多次 TIA 发作，应以末次发病时间来计算。对于患者于睡眠中醒来发病或者因为发病而出现意识障碍，不能提供上述时间的，就以睡前时间或最后意识清醒的时间为发病时间。发病时间与患者预后呈负相关，发病时间越长，手术成功率越低，预后越差。病史询问的信息还包括既往史及危险因素等，如高血压、糖尿病及服用的相关药物等。

（2）体检：着重检查头颈部及心脏部位，头颈部查体可发现外伤、癫痫发作及颈动脉部分病变；心脏查体可排除心梗、瓣膜疾病等。

（3）神经系统检查及量表评估：术前神经系统检查应快速、具有针对性。目前常用 NIHSS 评分量表评分，可从患者意识水平、意识内容、语言、运动等系统进行全面评估，预估手术风险及术后并发症。

（4）辅助检查：包括血糖、电解质、血常规、凝血功能及血液生化检查。

（5）心血管检查：部分患者存在心脑联合病变，甚至为心源性脑卒中，术前应完善心肌酶谱及心电图检查。

【术前准备】

（1）药物准备：准备术中急救药物（如阿托品、多巴胺、肾上腺素）静脉应用降压药（乌拉地尔、硝酸甘油、尼卡地平等）、肝素、硫酸鱼精蛋白、造影剂、利多卡因、替罗非班或依替巴肽等等。

（2）术前教育：术前与患者及其家属沟通，讲述手术的必要性，手术可能达到的目的，术中、术后可能出现的风险，并发症，手术费用，等等，争取患者及其家属同意后签署手术知情同意书。取栓手术的目的是争取尽快开通闭塞血管，改善远端缺血区域灌注情况。然而开通术中、术后管理期间都可能出现严重并发症。如：开通失败；开通过程中血栓脱落，远端血管闭塞；开通后出血转化，甚至需要去颅骨骨瓣减压手术，可能出现死亡等情况。加强术前沟通不仅是规避医疗风险的方式，更是争取患者及其家属的配合，降低患者围手术期风险的重要方式。

（3）术前麻醉准备：对于 AIS 患者，时间就是生命。应该在尽量争取安全的前提下开展取栓操作。一般情况下，全身麻醉相对于局部麻醉所花费的时间更多。因而，对于能够配合取栓的患者多采取局部浸润麻醉，这样也方便术中随时评估患者的临床表现，评价取栓效果。对于部分烦躁患者、影响术中操作者，笔者团队可能会使用镇静剂镇静麻醉，保障手术顺利完成。而对于严重躁动患者，意识水平低（GCS < 8 分）、呼吸道保护反射丧失、呼吸障碍患者，笔者团队采取全身麻醉，以保证术中患者的安全。

（4）器械及其他准备

① 双侧腹股沟及会阴区备皮：如果预计手术时间较长或术后患者不能配合平卧位排尿，可以提前留置导尿，术前需建立静脉通道。

② 动脉鞘 1 个（5 ~ 6 F，视选择的装置而定），脑血管造影导管 1 根（5 F 或 4 F，血管迂曲者酌情选不同形状的复合造影导管），直径 0.035 英寸亲水导丝（泥鳅导丝）1 根，导引导管 1 根，各种型号的球囊扩张导管，支架系统，微导丝，微导管，血管造影

手术包 1 个，压力袋 3 个，软包装生理盐水 500 mL × 4 袋，2% 利多卡因 2 支，1.25 万 U 肝素 2 支，Y 阀 3 个，高压三通接头 2 个，高压注射器及连接管。

七、围手术期管理及术后注意事项

1. 术后吸氧，用心电监护设备监测生命体征。患者取平卧位，右下肢制动 8 h，每 2 h 一次，监测右下肢温度、颜色、足背动脉搏动。加压包扎维持 24 h。机械取栓过程中及治疗结束后 24 h 内，推荐血压控制在 180/105 mmHg 以下（Ⅱa 类推荐，B 级证据）；取栓后血管恢复再灌注后，可以考虑将收缩压控制在 140 mmHg 以下（Ⅱb 类推荐，B 级证据）。

2. 安排复查头颅 CT，评估有无新发出血、梗死。如果患者有不适主诉，应尽快复查头颅 CT。

3. 股动脉穿刺后快速行颅脑 DSA 检查（建议 5 ~ 10 min 完成病变血管及能提供代偿血管的造影），评估病变闭塞情况、侧支循环代偿及操作路径。

4. 考虑动脉溶栓的患者，单纯动脉溶栓建议选择 rt-PA 或尿激酶。目前最佳剂量和灌注速率尚不确定，推荐动脉溶栓 rt-PA 1 mg/min，总剂量不超过 40 mg，或尿激酶 1 万 ~ 3 万 U/min，总剂量不超过 100 万 U。静脉溶栓后的患者，动脉溶栓时 rt-PA 不超过 30 mg 或尿激酶不超过 40 万 U。造影显示血管再通或者对比剂外渗时，应立即停止溶栓。

5. 明确串联病变或原位狭窄病变，需要进行血管成形术时，可术前给予口服或鼻饲负荷量双联抗血小板治疗（阿司匹林 300 mg + 硫酸氯吡格雷 300 mg），术后持续给予阿司匹林 100 ~ 300 mg/d 及氯吡格雷 75 mg/d 1 ~ 3 个月。也可术中使用糖蛋白 Ⅱb/ Ⅲa 受体拮抗剂（替罗非班或依替巴肽）。如使用替罗非班，可首先通过静脉给药或联合导管内给药，负荷剂量 0.4 μg/（kg·min）持续 30 min，总剂量不超过 1 mg，后静脉泵入 0.1 μg/（kg·min）维持 24 h。如使用依替巴肽，可首先通过静脉或联合导管内推注 135 ~ 180 μg/kg，继之持续静脉输注 0.5 ~ 2.0 μg/（kg·min），维持 18 ~ 24 h。术后根据 CT 复查结果，在停止糖蛋白 Ⅱb/Ⅲa 受体拮抗剂治疗前 4 h 给予重叠双联抗血小板治疗。术后 24 h 应进行 MRA 或 CTA 检查，评估靶血管的开通程度。

第九节　慢性脑大血管闭塞再通

脑慢性闭塞性病变主要指供应颅内的大血管及其主要分支（主要包括颈内动脉、大脑中动脉、椎动脉、基底动脉等等）由各种原因导致的慢性闭塞性改变。其致病原因有很多，包括动脉粥样硬化、动脉夹层、心源性或大血管栓子脱落、动脉炎等等。动脉慢性闭塞的时间界定目前尚不统一：有的人认为其闭塞时间大于 1 个月，有的人认为闭塞时间大于 3 个月才能定义为慢性闭塞，还有的学者把闭塞时间为 2 周到 3 个月的病变也定义为慢性闭塞性病变。脑血管急性闭塞通常会导致急性脑梗死，然而慢性闭塞时患者的临床表现却很多样，大部分患者因为侧支循环随着狭窄的逐渐加重而逐渐开通，临床症状较轻，甚至完全无症状。因而临床上很难准确判断病变血管完全闭塞的准确时间，大多数情况下只能根据患者的临床表现和影像学检查来大致推测。考虑到目前经过筛选，部分患者急性颅内大血管闭塞的介入治疗时间窗延长为发病后的 24 h，为了有所区别，《2018 症状性动脉粥样硬化性非急性颅内大动脉闭塞血管内治疗中国专家共识》将超过 24 h 的动脉粥样硬化性颅内大动脉闭塞统一为非急性颅内大动脉闭塞，也称为慢性颅内动脉闭塞（chronic intracranial artery total occlusion，CIATO）。而对于慢性闭塞性病变颅外段，《慢性颈内动脉闭塞再通治疗中国专家共识》认为闭塞时间超过 4 周的为慢性颈内动脉闭塞（chronic internal carotid artery occlusion，CICAO）。一侧椎动脉闭塞，多有肌支代偿，且对侧椎动脉可向基底动脉代偿供血。目前对于慢性椎动脉闭塞再通尚无统一的专家共识。

脑慢性闭塞性病变的发生率并不明确，因为部分患者的病变是无症状性的。对于西方人群，缺血性卒中主要由颅外大动脉狭窄 / 闭塞所致。在亚洲人群中，缺血性卒中 /TIA 主要由颅内大动脉狭窄 / 闭塞所致。一项基于神经影像学的研究显示，在亚裔卒中 /TIA 患者中，颅内大动脉闭塞的发生率高达 3.4%，而颅内大动脉狭窄的发生率为 6.4%，颅外大动脉病变 / 狭窄的发生率为 14.6%。CIATO 是不良预后和卒中复发的独立预测因素。特别是伴有血流动力学障碍的患者，虽然采取了严格的药物治疗，再发卒中的概率仍高达 6% ~ 22.7%。对伴有颈内动脉闭塞的 TIA/ 小卒中患者，每年卒中再发的风险大约为 5% ~ 6%。在病变位置上，动脉粥样硬化性颅内动脉闭塞最好发的部位为前循环，其中以 MCA 闭塞最为常见（需注意与烟雾病鉴别），随后依次是颈内动脉末端闭塞、基底动脉闭塞、大脑前动脉闭塞。

一、病因及发病机制

脑慢性闭塞性病变的病因中最常见的是动脉粥样硬化，其他还可见于心源性或大动脉栓子脱落、血管夹层、动脉炎症等等。其中动脉粥样硬化比例最高。动脉粥样硬化导致大血管闭塞的原因有：① 重度狭窄部位血栓形成导致血管闭塞；② 粥样硬化斑块内出血；③ 粥样硬化斑块破裂。

慢性闭塞性病变导致脑卒中发生的主要机制有：① 闭塞段的血栓或粥样硬化斑块脱落导致远端血管栓塞，诱发脑梗死。② 闭塞远端脑灌注降低，发生脑分水岭梗死或短暂性脑缺血发作。

当脑大血管慢性闭塞后，闭塞动脉远端压力降低，为了保证脑组织有足够的血流供应以满足基本的代谢需求，需建立新的代偿机制。Willis 环及软膜支的开通在其中起着重要的作用。侧支循环代偿的程度直接决定患者神经功能损害的程度。其主要代偿机制包括：① 对侧颈内动脉通过前交通动脉向病变侧大脑前动脉及大脑中动脉供血区代偿；② 颈外动脉通过颌内动脉、眼动脉向颅内代偿；③ 后交通动脉开放使前后循环相互代偿；④ 颈外动脉通过脑膜动脉向颅内代偿；⑤ 烟雾状新生血管，多见于大脑中动脉及大脑前动脉闭塞。⑥ 一侧大脑中动脉或大脑前动脉闭塞，同侧大脑前动脉或大脑中动脉及大脑后动脉通过软膜支向缺血区域代偿供血。当代偿情况良好，患者无神经功能缺失，表现为无症状性慢性闭塞性病变。而对于症状性的患者而言，侧支循环代偿不足以补偿原发性病变导致的血流减少量，从而引发相应的神经功能缺失。

二、分型

- 颈动脉慢性闭塞的分型：

Ⅰ型：近全闭塞，有延迟的正向血流；

Ⅱ型：分叉部完全闭塞，有侧支血管来源的延迟正向血流；

Ⅲ型：完全闭塞，有自 Willis 环和或眼动脉的逆向显影。

其中Ⅰ型是假性闭塞；Ⅱ型、Ⅲ型为节段性闭塞。

- 高分辨率血管壁成像（HR-MRI）可以根据管壁、官腔形态及官腔内容物对颈动脉闭塞进行大体病理分型：

Ⅰ型：颈动脉假性闭塞；

Ⅱ型：颈动脉血栓闭塞（岩段以下）；

Ⅲ型：颈动脉纤维性闭塞；

Ⅲa 型：颈动脉纤维性闭塞位于岩段以下；

Ⅲb 型：颈动脉纤维性闭塞位于全程。

- CAO 量表于 2016 年由中国台湾学者发表在《美国心脏病学会杂志：心血管介入》（*JACC Cardiovascular Interventions*）杂志上。该评分量表包括 4 部分内容：有无缺血事件、残端形态、有无代偿、远端显影层面。对这4部分内容分别进行评分，分值越高，介入成功率越低。

CAO总分为0分，介入成功率为92%；CAO总分为1分，介入成功率为80%；CAO总分为2分，介入成功率为65%；CAO总分3~4分，介入成功率为31%；CAO总分≥5分，介入成功率为20%。具体评分量表如下：

表3-2 CAO量表

因素	状态	评分
缺血事件	有	0
	无	1
残端形态	锐	0
	钝	2
远端颈动脉系统代偿来源	通过同侧代偿	0
	通过对侧代偿	2
远端颈动脉显影平面	达到床突段	0
	达交通段或眼动脉段	2

三、影像学诊断

1. 超声：通常作为症状性CICAO的首选检查，具有无创、经济、操作简便等优点，是筛查的重要手段。根据彩色超声检查结果，可初步判断动脉狭窄及闭塞程度，并且可以评估血栓的特征，了解纤维帽的形态。通过超声，我们还可以了解闭塞血管的形态、范围、管壁结构的完整性，颈外动脉主干是否累及等等。但是根据彩色超声检查结果，无法准确判定颅内血管是否闭塞以及血管内血栓的特征，对于CIATO的诊断相对欠缺。

MRI/MRA/HR-MRI：为无创检查，同时具有较高的敏感性及特异性，是最适用于颅内大血管慢性闭塞的诊断方式。根据MRI相关序列可以评估陈旧性梗死、新发梗死以及梗死面积大小。MRA具有足够的空间分辨率，但其时间分辨率远不及DSA，无法准确判断代偿方式，因此术前评估还需进一步行DSA。近年来开展的高分辨磁共振成像（HR-MRI）检查对闭塞部位形态、闭塞长度、闭塞血管壁状况及闭塞病因的诊断有一定指导意义，可弥补DSA对于血管壁及血栓属性判断不足的缺点，可用于指导进一步的开通治疗。高分辨磁共振成像同时可提供rMTT（局部平均通过时间）、TTP（达峰时间）、rCBF（局部脑血流量）、rCBV（局部脑血容量）等脑血流检测结果，结合患者临床症状来判断手术必要性。

2. CT/CTA/CTP：CT对于急性梗死无法准确判断，但对于陈旧性梗死可以做出判断，但是准确性相较于 MRI 较差。CTA 同 MRA 效果相似，在时间分辨率上远差于 DSA，不作为首选检查。术前行头颈部 CTA 可判断手术入路难易程度，为手术材料的选择提供参考。CTP 是目前广泛应用的脑血流动力学评估技术，根据静脉注入的放射性示踪剂的稀释原理及中心容积定律，可以定量测出局部脑组织的碘聚集量，从而计算出脑血流量（CBF）、脑血容量（CBV）、平均通过时间（MTT）、TTP 等。对于 CIATO 及 CICAO 患者，由于侧支循环开通，血液到达血管闭塞部位脑组织的时间延长，从而可能出现 MTT、TTP 延长；而局部血液流入、流出延迟，可导致 CBV 升高；脑血管代偿不足及脑血管调节功能不足时可能导致 CBF 下降。

3. PET/Xe CT/HMPAO SPECT：正电子发射型计算机断层显像（PET）采用放射性核素氧吸入法定量精准测定 CBF、CBV、脑氧代谢率、脑氧摄取指数（OEF）。OEF 增加，提示灌注失代偿。PET 是检查脑血流量的金标准。^{133}Xe（氙 –133）是脂溶性惰性气体，进入血液循环后可以通过弥散的方式被脑组织摄取，随后迅速从脑组织中清除，测定其清除率可以反映脑组织的血流量。Tc-HMPAO 是一种脂溶性示踪剂，进入血液后可以顺利通过血脑屏障进入脑组织，随后经过脑组织代谢转化为水溶性物质，从而可在脑组织中滞留数小时，从而可以被 SPECT 检测到。PET 以及 Xe CT 检测准确性相当，但是 HMPAO SPECT 只能对两侧半球不对称性进行评价，不能用于定量评估，准确性相对较差。由于设备、放射性核素、氙气等需求，以上几项检查并没有广泛开展。

4. DSA：DSA 全脑血管造影仍然是诊断颅内动脉闭塞的金标准，有很好的时间及空间分辨率，可以动态观察颅内动脉闭塞部位、形态及侧支代偿情况，指导进一步的治疗策略。术前脑血管造影可明确责任病灶，结合磁共振灌注成像及患者查体制定手术方案，见图 3-9-1。

四、临床表现

由于起病相对缓慢，Willis 环代偿良好、侧支循环广泛开通的患者可能完全无临床症状，仅仅因为常规体检或其他检查发现脑血管慢性闭塞。对于症状性的脑血管慢性闭塞患者，脑卒中发生风险较高。颅内动脉狭窄率为 50% ~ 69% 的患者年卒中风险为 6%，狭窄率为 70% ~ 99% 的患者年卒中风险高达 19%，对于症状性 CIATO 患者，年卒中风险可高达 23.4%。一项研究发现，25% 的缺血性卒中存在颈内动脉闭塞，而其临床表现主要与卒中部位相关，具体可参考本章第五节"颈内动脉狭窄的介入治疗"及第七节"颅内大动脉狭窄的介入治疗"。由于同侧血管闭塞，血流动力学重新分布，代偿的血管血流负担增加，部分患者可以观察到动脉瘤形成，部分患者可能出现脑出血相关的临床表现。

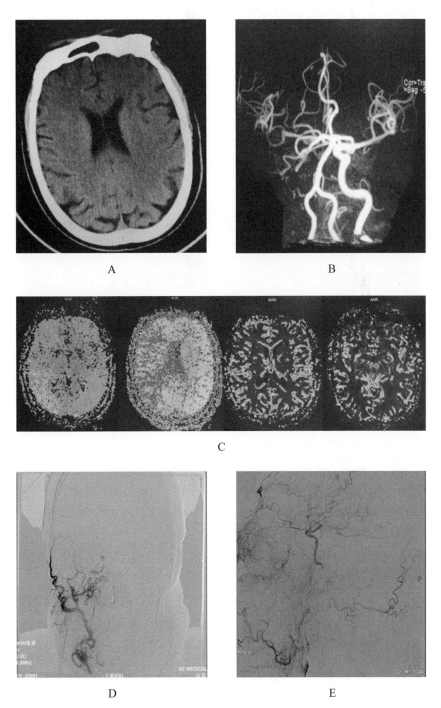

A—头颅 CT：左侧基底节区腔隙性脑梗死；B—头颅 MRA：右侧颈内动脉闭塞；C—MRCP：右侧额颞叶 TTP、MTT 延长，CBV、CBF 未见异常，提示梗死前期（1~2 期）；D—正位造影：右侧颈内动脉闭塞；E—颈外动脉血流通过眼动脉反流至颈内动脉岩段

图 3-9-1　右侧颈内动脉慢性闭塞（患者男，76 岁，反复 TIA 1 个月）

五、适应证及治疗中心条件

【适应证】

CIATO：

① 症状性颅内大血管闭塞，闭塞时间最好在 3 个月以内；

② 最佳药物治疗（强化降脂、抗血小板治疗及危险因素控制等）无效；

③ 影像学评估在靶血管区域有低灌注；

④ 无明显神经功能障碍；

⑤ 预估血管闭塞长度不超过 15 mm，闭塞远端血管管径 > 2 mm。

CICAO：

① 存在闭塞相关的症状性卒中或短暂性脑缺血发作；

② 存在影像学上的颅内低灌注；

③ 闭塞血管远端不超过眼动脉段；

④ 闭塞段近端存在血管残端。

【治疗中心条件】

① 有较好的脑血管介入诊治团队；

② 术者最好有 30 例以上颅内动脉狭窄血管内治疗（球囊扩张或支架治疗）经验，且围手术期并发症发生率 ≤ 6%；

③ 术者有 10 例以上颈动脉慢性闭塞开通经验。

六、治疗策略

对于脑慢性闭塞性病变，无论 CIATO 还是 CICAO，药物治疗是最基本的治疗措施。而如何选择治疗用药，对于颅内颅外的慢性闭塞既有相似性又有不同点。对于无症状性的慢性颈动脉闭塞患者无须特殊治疗，但是应该规范化控制动脉粥样硬化危险因素。而对于无症状性颅内大动脉闭塞，因为闭塞段脑组织多由终末软膜支代偿供血，仍有较高比例脑缺血事件发生率，故仍建议抗凝治疗或抗血小板聚集治疗，有研究表明，两者在改善神经功能及出血等不良反应上并无显著差异。对于症状性 CIATO 及 CICAO 都建议症状发生后强化抗血小板聚集治疗，比如阿司匹林联合硫酸氯吡格雷治疗，一般强化治疗至少持续 3 个月，随后采取单抗治疗。同时辅助他汀类药物降脂，积极控制动脉粥样硬化因素，对于减少心脑血管不良事件的发生率、延缓血管狭窄的进展有重要作用。另外对于 CIATO 患者，使用一些促进脑侧支循环建立的药物对于降低非急性颅内大动脉闭塞卒中发生及神经功能损伤有一定帮助。

　　鉴于颅内外搭桥手术在烟雾病的治疗中有着显著的效果。许多学者研究搭桥技术在慢性脑血管病变中的应用。最早于 20 世纪 60 年代就有关于搭桥技术在颅内外血管闭塞性疾病中的研究记录。在随后的研究中，最出名的就是 2002 年的 COSS 研究。这是美国组织的一项多中心、前瞻性、随机对照研究。于 8 年时间内共纳入 195 例患者，其中 97 例接受了手术治疗，98 例采取单纯药物治疗。结果显示两种治疗方案两年终点事件的发生率并无显著差异，而 30 d 内同侧卒中发生率手术组（14.4%）明显高于药物组（2%）。对于 CIATO，也有许多学者同步进行搭桥尝试。Kok Ann Colin Teo 所在中心于 2010 至 2017 年间纳入 69 例症状性颈动脉颅内段、大脑中动脉严重狭窄/闭塞病变患者行搭桥治疗，随后通过随访观察发现，与以往药物治疗相比，动脉搭桥术显著优于药物治疗。然而目前对于血流动力学障碍的颅内狭窄患者的搭桥治疗并无大规模的随机对照研究。目前学者们仍一致认为，对于慢性颅内外动脉闭塞患者，强化药物治疗无效的症状性患者可以尝试行颅内外动脉搭桥手术，但是效果并不确切。搭桥手术是一项围手术期风险较高的有创性治疗方法，建议在搭桥技术较为成熟的中心开展。

　　随着治疗理念的进步以及各种介入材料的出现，尤其是各种血栓保护装置的出现，介入治疗脑慢性闭塞性疾病成为可能，且有较好的治疗效果，尤其对于 CICAO 患者。介入开通闭塞血管具有许多优势，包括创伤小、手术并发症低、安全性以及成功率较高。目前，介入开通 CICAO 的成功率一般为 65%～73%，围手术期的并发症发生率约为 3.3%。介入开通的手术成功率及并发症发生率主要与以下因素有关：原始闭塞点、闭塞时间以及闭塞段长度。原始闭塞点位于颈部的手术成功率较远端闭塞的手术成功率高，且原始闭塞部位斑块性质较软的患者相较于斑块钙化的患者手术难度更低，手术成功率也更高。既往研究发现闭塞时间越长，开通成功率越低。但是真正的闭塞时间并不能够准确判断，只能根据影像学表现或临床症状大体推测。随着闭塞时间的延长，闭塞段会逐渐向远端延续，远端血管随着血流减少也会发生血管壁塌陷、闭塞段纤维化等等，这些都增加了术中导丝超选真腔的难度，也更容易出现血管夹层。闭塞段的长度可以通过高分辨率血管壁成像或脑血管造影中造影剂的反流来判断，闭塞长度越长，再通难度越大，手术成功率越低。有研究显示：反流至后交通及以上者，再通率只有 29%；反流至眼动脉者手术成功率约 33%；反流至床突段的手术成功率为 73%；反流至海绵窦段者手术成功率约为 80%；反流至岩段及以下者手术成功率高达 93%。目前《慢性颈内动脉闭塞再通治疗中国专家共识》认为：对于闭塞远端在床突及以上的非局限闭塞者，手术成功率低，并发症发生率较高，远期再闭塞率高，不建议尝试再通；而对于闭塞段在床突段及以上的局限性闭塞和闭塞段在床突段以下的长段闭塞，经过评估后可尝试再通。对于无症状患者不建议尝试介入再通，而有血流动力学障碍的患者可以尝试再通，且多有获益。

CICAO 介入开通的高技术成功率以及低围手术期并发症发生率，也启发学者研究 CIATO 的介入再通。T. Mori 最早于 1997 年报道了血管内介入开通 6 例大脑中动脉非急性闭塞。结果显示 4 例闭塞时间 ≤ 3 个月的成功开通，而闭塞时间 > 3 个月的并没有成功开通，故作者认为闭塞时间 ≤ 3 个月可以尝试开通，且相对安全。Kangning Chen 于 2017 年报道了 16 例 CIATO 患者尝试血管内介入治疗，仅有 2 例未成功开通，技术成功率为 87.5%。开通患者中仅有 1 例发生可逆性视网膜中央动脉栓塞症状，围手术期并发症发生率为 6.25%。还有学者为药物治疗无效的椎动脉慢性闭塞患者尝试血管内介入再通，也取得了不错效果。虽然许多学者进行了大量尝试，但是直到现在，颅内大血管慢性闭塞再通并没有大样本、多中心、随机对照实验研究。因而对于经过强化内科治疗仍然有症状恶化或症状反复发作，灌注评估及侧支循环评估发现有失代偿的患者，采取血管内开通治疗是可以尝试的可能获益的重要治疗方式。但是该治疗方法有一定的围手术期并发症发生率，需要在技术相对成熟的中心由技术相对成熟的医师治疗。

七、术前评估及准备

【术前评估】

（1）病史及查体：详细询问病史，了解患者是否有临床症状。如果有，进一步询问症状发生频率、持续时间、能否缓解等，是否进行了内科药物治疗，是否进行了强化药物治疗，是否使用了抗血小板药物、抗凝药物或者他汀类药物，用药是否有副反应，临床效果如何。对于无症状或者内科用药治疗有效患者不建议积极开通血管。如果症状持续加重，可以尝试血管内介入治疗。详细的查体，有利于顺利发现患者术中、术后症状的改变，规避或者早期干预，降低围手术期并发症发生率。

（2）实验室及影像学检查：完善血、尿、粪常规，出、凝血时间，肝、肾功能，生化，心电图及胸部 X 线片，血栓弹力图及 AA、ADP 抑制率等术前检查。了解有无大便隐血阳性表现，有无肾功能减退。血栓弹力图有助于评估患者对阿司匹林、波立维的敏感性，为合理用药提供依据。

彩色超声可以作为 CICAO 患者的初筛检查方法，了解斑块的性质、长度，但是对 CIATO 的检测帮助不大。术前行头颅 CT、MRI 可以判断有无新发梗死及梗死面积，且能为血管闭塞时间提供一定的诊断依据。头颅 CTA、MRA 等血管检查结果可结合临床资料初步判断责任血管，以便术中着重观察。如果已有主动脉弓结构信息，可在造影前预判可能的解剖变异或路径困难，提前做好介入器材和技术准备。高分辨率血管壁成像可以评估斑块性质、斑块于血管中的位置。磁共振灌注可以评估侧支循环代偿情况，对手术方式的选择及治疗有重要帮助。PET/Xe CT 可以评估侧支循环代偿，对于有条件的中心，建议完善。DSA 检查对血管内介入治疗是必要的，但它是一种有创检查。术中造影需要了解有无侧支循环代偿，包括眼动脉、软膜支、前后交通的代偿；有无合并其他血管出血性疾病，如动脉瘤；有无合并其他血管的病变，如椎基底动脉狭窄、烟雾病等；有无合并其他血管的闭塞；狭窄段有无残端；远端血液反流的程度等等。

【术前准备】

（1）药物准备

① 双联抗血小板药物治疗：阿司匹林 100 mg/d，硫酸氯吡格雷 75 mg/d，术前服用 3 ~ 5 d。监测血栓弹力图及 AA、ADP 抑制率。如患者有重症胃炎病史，可将阿司匹林更换为西洛他唑等药物。

② 术前口服高剂量他汀类药：术前口服他汀类药物可以稳定斑块，降低术中、术后卒中、心梗发生率。该作用与剂量有关。笔者团队习惯术前采用双倍剂量，如口服阿托伐他汀 40 mg/d 或者瑞舒伐他汀 20 mg/d。需要定期监测患者肝功能，尤其对于合并肝功能障碍患者。

③ 口服降压药及其他药物：术前建议积极口服降压药控制血压。顽固性高血压患者行颈动脉支架置入术，术后发生灌注压突破、颅内出血的风险较高。对于长期口服药物治疗心、肝、肾功能障碍的患者，建议继续服药。需要关注的是，有的患者长期服用抗凝药，需要和相关科室会诊，合理调节应用抗凝或抗血小板药。笔者团队的习惯是，待抗血小板药物达到有效浓度后，停用抗凝药。

④ 术前建议禁食禁水 6 h，但不禁药。术前药物以一小口水辅助服用。

⑤ 造影剂对于肝肾功能有一定影响，故术前应尽可能将肝肾功能指标调整至正常水平。对于轻度肾功能不全患者术前可水化 3 d，每天静脉滴注生理盐水 1 000 ~ 1 500 mL，同时术中应用等渗造影剂（如威视派克）以降低肾功能损害。

⑥ 其他：包括准备术中急救药物（如阿托品、多巴胺、肾上腺素）、静脉应用降压药（乌拉地尔、硝酸甘油、尼卡地平等）、肝素、硫酸鱼精蛋白、造影剂、利多卡因等等。

（2）术前教育：术前与患者及其家属沟通，讲述手术的必要性，手术可能达到的目的，术中、术后可能出现的风险，并发症，手术费用等等，争取患者及其家属同意后签署手术知情同意书。手术的主要目的是处理相关狭窄，预防狭窄进一步进展以及可能由此引发的严重后果。对于已经梗死从而产生的临床症状，可能无法改善，甚至还可能加重。许多患者术前预期较高，术后症状无法改善后，便不愿继续配合治疗，从而加深了医患矛盾。尤其对于基底动脉狭窄患者，介入治疗后可能合并脑干分支闭塞，术后产生严重的临床症状，甚至造成死亡。加强术前沟通不仅是规避医疗风险的方式，更是争取患者的配合，降低患者围手术期中风险的重要方式。

（3）术前麻醉准备：

对于脑慢性血管闭塞可以采取局麻或者全麻的治疗方式，两种方式各有优缺点。笔者团队多采取全身麻醉。慢性闭塞病变开通时间相对较长，患者年龄大多相对偏大，多不耐受，且再通过程中，如有夹层、硬脑膜动静脉瘘等情况而出血，患者可能发生头颈部疼痛，并不耐受，更易产生术中伪影，增加手术难度及患者的恐惧感，不利于术中抢救性治疗。而局麻方式有利于规避麻醉风险、降低手术费用及节约时间，更为重要的是术中可以随时评估患者的神经功能状况，及时发现并降低手术风险。具体采用何种麻醉方式主要取决于术者的习惯以及技术熟练程度，同时还需要综合考虑患者本人及疾病本身处理的难易程度。

（4）器械及其他准备

① 双侧腹股沟及会阴区备皮：如果预计手术时间较长或术后患者不能配合平卧位排尿，可以提前留置导尿，术前需建立静脉通道。

② 动脉鞘1个（6~8F，视选择的装置而定），脑血管造影导管1根（5F或4F，血管迂曲者酌情选不同形状的复合造影导管），直径0.035英寸亲水导丝（泥鳅导丝）1根，导引导管1根，各种型号的球囊扩张导管，支架系统，微导丝，交换导丝，微导管，血栓保护装置，血管造影手术包1个，压力袋3个，软包装生理盐水500 mL×4袋，2%利多卡因2支，1.25万U肝素2支，Y阀3个，高压三通接头2个，高压注射器及连接管。

八、手术过程

常规选择经股动脉入路，操作简单，且方便行全脑血管造影评估脑血管代偿情况。下面主要介绍经股动脉入路手术操作过程。

1. 患者取仰卧位，全身麻醉，导尿，消毒，铺单。连接3个滴注系统，排气。具体详见本书第二章"脑血管造影术"一节。

2. 于右侧腹股沟韧带下方2 cm处采用Seldinger法穿刺右侧股动脉，置入6 F（CIATO）、8 F（CICAO）股鞘。具体详见本书第二章"脑血管造影术"一节。

3. 若术前未行脑血管造影，则以0.035英寸亲水导丝引导造影导管行颅内血管造影，详细评估狭窄长度及代偿情况，制定手术方案。

4. 以 0.035 英寸亲水导丝直接引导或者采取同轴技术使用长单弯引导导引导管超选至目标血管。

5. 经静脉途径按照 2 000 U 标准团注肝素，准备阿托品、多巴胺、利多卡因、硫酸鱼精蛋白等。

6. 随后操作详见本章"慢性脑大血管的闭塞再通"一节。

7. 再次造影评估颅内血管残余狭窄，有无血栓形成、造影剂外溢等。术后行头颅 3D-CT 扫描，评估是否出血。

闭塞再通

8. 拔出导引导管，用血管缝合装置缝合血管，拔出导管鞘，局部加压包扎。待患者复苏后评估患者神经功能状态，跟病房相关人员交代术后血压控制情况，完成术后医嘱。

九、围手术期管理及术后注意事项

1. 术后吸氧，用心电监护设备监测生命体征。患者取平卧位，右下肢制动 8 h，每 2 h 一次，监测右下肢温度、颜色、足背动脉搏动。加压包扎维持 24 h。对于重度狭窄且术后血管狭窄改善较好的患者，江苏省人民医院采用静脉降压药持续降压，维持低位血压，避免高灌注综合征。

2. 安排复查头颅 CT，评估有无新发出血、梗死。因为术中使用 3D-CT，所以常规第二天早晨安排头颅 CT 检查。如果患者有不适主诉，应尽快复查头颅 CT。

3. 复查血常规、肝肾功能、电解质。笔者团队术后基本不用抗生素预防感染，但是建议复查血常规，排除感染可能，尤其对于患有糖尿病、身体基础情况较差的患者。如果患者肾功能较差或者患有多囊肾、单肾，建议动态监测肾功能，必要时可临时安排透析治疗。

4. 术后行抗血小板药物治疗，不同中心有不同习惯。笔者团队采用常规术后服用双抗（阿司匹林 100 mg/d，硫酸氯吡格雷 75 mg/d）3 个月，后改成阿司匹林 100 mg/d，长期服用。定期监测血栓弹力图及 AA、ADP 抑制率。观察皮肤、牙龈有无出血，有无黑便等。术后他汀类药物剂量改为常规剂量，建议患者长期服用，定期监测肝功能。

5. 出院前行颈动脉 B 超检查或者头颅 CTA 检查，术后 3 或 6 个月门诊复行血管相关检查，建议患者行脑血管造影复查。

第四章 并发症

第一节 脑血管造影

一、穿刺部位出血、血肿

穿刺部位出血、血肿的临床表现为穿刺部位皮下瘀紫、渗血、肿胀（图 4-1-1）。导致穿刺部位出血、血肿的原因可能为：① 反复穿刺操作和压迫方法不当。② 穿刺点过高时甚至有可能导致腹膜后血肿。③ 回病房后患者的体位、下肢摆放、制动不良，穿刺后过早活动也会引起出血、血肿。④ 应用肝素等抗凝药物会增加出血的风险。

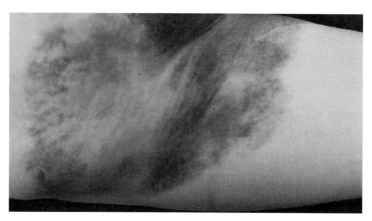

图 4-1-1 穿刺部位皮下血肿

穿刺部位出血、血肿的预防与处理：

（1）提高穿刺技巧熟练度，减少穿刺次数，穿刺进入分支动脉后拔出穿刺针冲洗时，应一直用手压迫穿刺点，以免分支动脉渗血引起穿刺部位组织肿胀，加大穿刺难度。穿刺点一般在腹股沟韧带股动脉搏动最明显处下方 1.5 ~ 2.0 cm，穿刺点宜下不宜上，以免穿刺点过高而引起腹膜后血肿。

（2）若介入术后患者出现头昏、乏力，恶心、呕吐，腹痛或背痛，血压明显下降，腹部膨隆，应怀疑腹膜后血肿形成，须急查床边 B 超，及时给予输红细胞支持及两路静脉通道补液对症处理，保留导尿。对血流动力学不稳定的患者，急诊行 DSA 数字减影检查可明确是否存在活动性出血以及出血部位和局部形态，必要时行外科修补。

（3）术后患者应该注意卧床休息，保持穿刺点所在下肢肢体伸直 8 h，制动压迫 24 h。拆除绷带前应再次观察穿刺点是否有渗血、血肿、异常搏动。

二、形成假性动脉瘤

股动脉假性动脉瘤的临床表现为：患者自觉穿刺部位疼痛，穿刺部位出现进行性增大的搏动性肿块，可触及收缩期震颤，闻及收缩期血管杂音，常伴发疼痛、局部压迫、出血及感染等症状。

导致股动脉假性动脉瘤的原因可能为：① 反复穿刺导致股动脉壁部分损伤后形成破裂口；② 导丝、导管未在透视下操作，损伤股动脉；③ 拔出穿刺针或鞘管后压迫时间过短或压迫部位不对导致穿刺点持续受到血流冲击。

股动脉假性动脉瘤的预防与处理：

（1）提高穿刺技巧熟练度，减少穿刺次数。

（2）在透视下推送导丝进入股动脉，然后引导导管，特别是高龄患者血管条件较差，其股动脉可能也是迂曲的，推送导丝、导管时若感觉阻力较大，应在透视下轻柔操作。

（3）穿刺进入分支动脉后拔出穿刺针冲洗时，应一直用手压迫穿刺点。拔出鞘管前应先准确定位穿刺点，拔出鞘管后应起码压迫 15 min。

（4）一旦怀疑患者股动脉假性动脉瘤形成，应及时复查下肢动脉彩超。当瘤体最大直径 < 2 cm 时，可在超声引导下局部压迫 30 min，及时复查；当瘤体最大直径 > 2 cm 或已采用局部压迫处理未见假性动脉瘤缩小时，可在超声引导下注射凝血酶冻干粉，术后卧床 6 h，注意观察远端动脉搏动。

三、空气栓塞

空气栓塞的临床表现为：患者可出现强直性或阵发性抽搐，意识丧失，或头痛、头晕、恶心，严重者呼吸困难、呼吸微弱、全身发绀、双目失明、肢体瘫痪或抽搐，最后进入休克（图 4-1-2，图 4-1-3）。

导致空气栓塞的原因可能为：① 注射器空气未排尽，通联开关未拧紧，接头处漏气均可造成气泡注入血管造成气栓；② 选择塑料瓶包装剂型的生理盐水进行加压滴注，盐水瓶内余气过多；③ 加压输液过程中压力不足，后再补加压力；④ 泥鳅导丝进出 Y 阀时速度过快，带动空气进入 Y 阀内；⑤ 手术时间过长时，液体更换如不及时，可能发生液体滴空现象，造成空气栓塞。

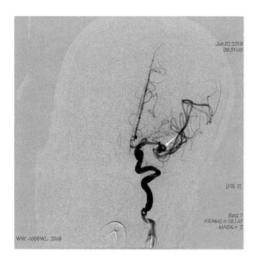

图 4-1-2 大脑中动脉空气栓塞

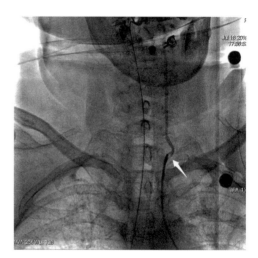

图 4-1-3 椎动脉造影时动脉空气栓塞

空气栓塞的预防与处理：

（1）连接滴注通路时应排尽空气，术者与助手两人皆应亲自确认滴注通路内无空气残留，联通开关拧紧，接头处无漏气。注射器注射时应保持枪口朝下，填加造影剂后要注意排气。

（2）应用软袋包装的生理盐水进行加压滴注能有效减少盐水袋内余气。

（3）导管连接上滴注通路后，在进入动脉鞘前应再次确认盐水袋加压充分。

（4）泥鳅导丝进出 Y 阀时应控制合适速度，Y 阀开关不宜开通太松。

（5）手术过程中应时刻关注滴注系统畅通情况，及时更换液体，更换后应再次检查确保滴注系统内无空气残留。

（6）在手术过程中，一旦发现滴注系统内有空气存在，应马上关停滴注，打开 Y 阀返血，排去滴注系统中的空气。

（7）若在脑血管造影的过程中发现"球状造影剂充盈缺损"随造影剂流动，说明空气已随造影剂进入脑血管，术后应予以德巴金抗癫痫治疗、尼莫地平抗血管痉挛等治疗。

四、动脉夹层形成

术中动脉夹层形成的原因多为器械选择与技术操作原因。术中造影表现为：① 动脉管腔内可见内膜分离所形成的薄而透亮的线样影，即内膜分离瓣片，透视下有动态变化，该线样影可呈平行状或螺旋形，可长可短；② 透明线两侧分别为真假腔，均有造影剂充盈，真腔受压变窄或无变化；③ 假腔内造影剂排空延迟；④ 真腔可有局限性狭窄或增宽，夹层远端可狭窄（图 4-1-4）。

导致动脉夹层形成的原因可能为：① 球囊因素。球囊直径明显大于病变血管直径（比值＞1∶1.2）、球囊高压力扩张损伤血管。② 动脉支架因素。发生的部位多为支架的两端，支架选择过大时硬性扩张损伤血管。③ 导引导管头端较硬、支撑力强、同轴性不合适；泥鳅导丝较硬，蓄力弹跳刺入假腔造成动脉夹层等。④ 也与患者本身血管病变有关，如：动脉粥样硬化，在钙化和非钙化病变交界处，球囊扩张、支架放置时产生不均匀的剪切力，导致交界处血管内膜损伤、撕裂，形成夹层；血管迂曲成角较大、严重扭曲，导致球囊扩张、支架放置时血管壁受力不均匀。

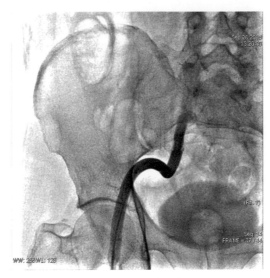

图 4-1-4 股动脉夹层

动脉夹层形成的预防与处理：

（1）重点预防术中动脉夹层形成。根据患者的 DSA 影像学特点选择合适的球囊或支架，球囊扩张时应按照命名压标准缓慢加压，支架应选择合适的大小并缓慢释放。

（2）尽量在路图引导下将导引导管超选到位，注意保持导引导管与血管的同轴性，避免导引导管空转；血管迂曲严重时，注意在推进导引导管的同时控制张力，避免导引导管与导丝发生蓄力弹跳现象而直接刺激脑血管远端，导致脑血管损伤。牢记血管造影的标准压力范围，避免操作性失误导致高压注射造影。

（3）选择合适的工作角度充分展开载瘤动脉，有利于观察支架释放的过程，以避免硬性扩张血管。

（4）如果发生夹层并有急性闭塞，应立即选择较长的支架全部覆盖夹层或撕裂的内膜，或者使用灌注球囊实施撕裂内膜贴附。并且术后给予抗凝、抗血小板聚集等治疗。

五、脑血管痉挛

脑血管痉挛是脑血管术中、术后常见的并发症之一。脑血管痉挛在术中可表现为：术中心电监护可出现血压突然升高，影像学表现为血管造影出现充盈缺损，呈串珠样改变，造影剂滞留于血管中不易散去。术后麻醉复苏后可表现为：一过性神经功能障碍如头痛、短暂的意识障碍、肢体瘫痪等，多于手术后 12～24 h 发生。

导致脑血管痉挛的原因可能为：① 术中导管超选位置过高，并且导管长时间在血管内停留，刺激管壁引发血管痉挛，易产生缺血性病理生理改变。② 与导管、泥鳅导丝蓄力弹跳刺激血管，以及造影剂高压注射刺激血管壁有关。

脑血管痉挛的预防与处理：

（1）术中及时发现脑血管痉挛，适当撤下导管，减少导管对病变血管的刺激，等血管适应导引导管的刺激后，再次将导引导管超选到位；若脑血管痉挛持续时间较长，或反应剧烈引起血压骤升，可经导引导管缓慢推入尼莫地平溶液（1 mL 尼莫地平 + 9 mL 生理盐水配成），3～5 min 内推完，再次行血管造影复查血管痉挛是否恢复正常。

（2）尽量注意保持导管与血管的同轴性；血管迂曲严重时，注意在推进导管的同时控制张力，避免导引导管与导丝发生蓄力弹跳现象而直接刺激脑血管远端，导致脑血管损伤，引发脑血管痉挛或促使脑血管夹层动脉瘤形成。

（3）术后如出现脑血管痉挛，表现出头晕、恶心等症状，可泵入尼莫同，严密观察患者生命体征变化，以及其有无头晕、恶心、语言功能、意识状态、肢体活动能力的改变。

六、下肢动、静脉血栓

下肢动、静脉血栓形成原因较多，如患者年龄偏高、血液高凝状态、患肢制动时间过长、压迫穿刺部位时间过长等因素。

下肢动、静脉血栓形成的预防与处理：

（1）术后每 15～30 min 触摸足背动脉搏动一次，如足背动脉搏动较对侧减弱，肢端苍白，皮肤温度下降，下肢疼痛，应警惕下肢血栓形成的可能。

（2）若已形成下肢动、静脉血栓，可以给予抗凝、溶栓、改善微循环的药物。

（3）要求患者卧床休息，经常更换体位，向股动脉穿刺侧翻身 60° 或向对侧翻身 20°～30°，保持穿刺侧髋关节和小腿伸直，对侧下肢自由屈伸。

第二节　动脉瘤

一、动脉瘤破裂

动脉瘤破裂在整个动脉瘤栓塞治疗的过程中均有发生风险。术中患者在全麻状态下动脉瘤破裂的临床表现为：术中心电监护可出现血压突然升高及呼吸节律的变化。影像学表现为造影见造影剂自瘤体外溢，或路图下可见微导管、微导丝或弹簧圈出现在动脉瘤轮廓以外（图 4-2-1，图 4-2-2）。

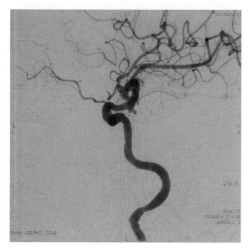

图 4-2-1　右侧后交通动脉动脉瘤破裂

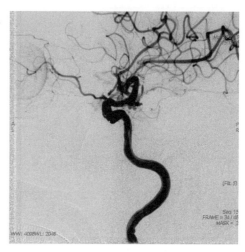

图 4-2-2　Axium 弹簧圈顺利成篮后造影见出血

导致动脉瘤破裂的原因可能为：① 破裂动脉瘤本身处于不稳定的状态，有再次破裂出血的风险；② 术中血压控制不佳，麻醉问题、血管痉挛等引起血压波动；③ 超选动脉瘤过程中，微导丝或者微导管头端刺破动脉瘤，特别是在血管路径较差导致术中操作困难时；④ 过度追求致密栓塞，致密的弹簧圈挤压动脉瘤瘤壁致其破裂；⑤ 微导管塑形不当，弹簧圈大小选择不当，导致术中超选至动脉瘤后不能稳定填塞，在动脉瘤内反复尝试填塞时弹簧圈挤压动脉瘤导致动脉瘤破裂。

动脉瘤破裂的预防与处理：

（1）术前对患者进行充分评估是避免术中破裂的关键。形态不规则、带有子囊的动脉瘤往往不稳定，容易再次破裂出血。形态不规则的动脉瘤很难达到完全致密栓塞，术中应尽量做到瘤颈口致密栓塞，以免动脉瘤再次破裂出血，同时不可过度填塞挤压动脉瘤，以免导致动脉瘤破裂。

（2）为避免术中患者血压波动，手术最好选择在全麻下进行，及时发现并处理骤升的血压。

（3）提高手术操作技巧，术中应注意：① 将导引导管放置得尽量靠近动脉瘤，以减少弯曲的血管路径给微导管操作带来的阻力；微导管超选动脉瘤时，应选择正确的工作角度，充分展示载瘤血管与动脉瘤的关系，路图下操作微导丝与微导管超选动脉瘤，应尽量避免微导丝在动脉瘤内引导微导管；当血管过度迂曲时，微导丝、微导管与血管壁间张力大，退微导丝时应注意先释放张力，避免微导管张力蓄积弹跳刺破动脉瘤。② 最后填塞动脉瘤残颈时，仔细评估动脉瘤瘤颈大小，选择合适且柔软的弹簧圈，以免过度填塞而撑破瘤壁。③ 选择合适的工作角度有利于清楚地判断动脉瘤与载瘤动脉的关系，有助于进行正确的微导管塑形，进而有利于微导管的安全超选和弹簧圈的稳定填塞。避免选择过大过硬的弹簧圈，成篮应选择匹配的弹簧圈，收尾弹簧圈应尽量选择更短、更软的圈。

（4）动脉瘤术中一旦发生破裂，立即用鱼精蛋白以 1∶1 的比例中和肝素。控制高血压，短时间内将平均动脉压降至 90/60 mmHg。继续快速填塞弹簧圈直至造影显示动脉瘤无对比剂外渗为止，同时应避免过度填塞。如果弹簧圈大部分溢出动脉瘤外，不必将其拉回，以免再次损伤瘤壁，增加动脉瘤损伤。如果是微导管头端刺破动脉瘤，不宜立刻拔出导管，可以立即送入第 2 支微导管并行弹簧圈栓塞术。患者在弹簧圈栓塞术后必须立即复查头 CT，了解有无需要外科手术的血肿、脑积水或脑室内出血，必要时行血肿清除、动脉瘤夹闭和（或）去骨瓣减压术。

动脉瘤破裂

二、弹簧圈突出、脱出、移位

弹簧圈突出、脱出和移位常见于宽颈和瘤颈不规则的动脉瘤，多为技术性原因造成，临床主要表现为缺血性并发症。术中影像学表现为：路图下透视可见部分或者整个弹簧圈离开动脉瘤瘤腔进入载瘤动脉（图 4-2-3）。

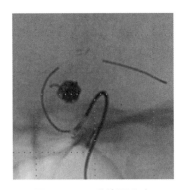

图 4-2-3　弹簧圈突出

导致弹簧圈移位的原因可能为：① 未能选择合适的工作角度，无法清晰显示瘤颈与载瘤动脉的关系。② 瘤颈口较宽而未使用支架辅助栓塞，栓塞策略不当。③过度栓塞、弹簧圈选择过大、弹簧圈填塞不稳定。

弹簧圈移位的预防与处理：

（1）利用三维重建 DSA 准确判断瘤颈与载瘤动脉的关系与最佳工作角度，找到动脉瘤与载瘤动脉的切线角度，有助于清晰观察。

（2）宽颈动脉瘤、瘤颈不规则的动脉瘤尽量选择支架辅助弹簧圈栓塞技术，在支架辅助栓塞的过程中，尽量选择支架半释放或支架后释放技术。

（3）仔细测量动脉瘤大小及形态，选择合适的弹簧圈，在栓塞的过程中注意微调微导管的位置，使新填入的弹簧圈与先前的弹簧圈紧密缠绕。在最大放大倍数下透视观察收尾时弹簧圈填塞过程，填塞完毕后，造影确认弹簧圈与血管关系后再解脱。

（4）如果弹簧圈移位发生在弹簧圈解脱之前，首选弹簧圈回收或者使用球囊或支架辅助技术继续填塞。

（5）如果弹簧圈移位发生在弹簧圈解脱之后，或者发生解旋，只能借助捕捉系统，并使用支架辅助技术，稳定动脉瘤内的弹簧圈。

（6）当弹簧圈部分突入载瘤动脉内，如果弹簧圈无明显搏动，也无其他出血风险，可以进行积极的抗凝、抗血小板聚集治疗，达到预防缺血性并发症的目的。

三、弹簧圈解旋

弹簧圈解旋影像学表现为：透视下见弹簧圈的远端部分仍滞留在原处，而近端部分则在解脱区附近被拉长，引起其初级螺旋解体。解旋后的弹簧圈可发生断裂，弹簧圈近端或远端部分移位引起缺血性并发症。

导致弹簧圈解旋的原因可能为：弹簧圈选择不当造成填塞困难，需要反复调整微导管的位置，导致弹簧圈与先前填塞的弹簧圈或支架网丝缠绕，反复回收弹簧圈时微导管张力大。

弹簧圈解旋的防治：

（1）根据动脉瘤的大小选择合适的弹簧圈，合理选择抗解旋弹簧圈。

（2）术中尽可能减少弹簧圈回收次数，回收弹簧圈时应适当调整微导管张力，减小弹簧圈回收阻力。

（3）选择支架辅助栓塞时，尽可能选择支架半释放或支架后释放技术。

（4）弹簧圈解旋后如能完全回收，则将弹簧圈撤出。

（5）若弹簧圈解旋后不能完全回收，可尝试将弹簧圈填至动脉瘤附件或载瘤动脉内，然后应用支架将解旋的弹簧圈固定在血管壁上。

四、血栓形成

血栓形成是颅内动脉瘤介入治疗中常见的并发症，临床表现为单侧面纹变浅、伸舌偏侧，甚至单侧肢体活动障碍、昏迷等。术中造影可见新出现血管造影充盈缺损或血管远端不显影（图4-2-4）。

导致血栓形成的原因可能为：① 导管内血栓形成。血液高凝状态，术中全身肝素化不充分。② 支架内血栓形成。支架展开不完全，贴壁不良，支架作为外源性异物可诱发支架放置处血管血栓形成。③ 血管痉挛导引造影剂滞留、血液淤滞形成血栓。④ 弹簧圈突入载瘤动脉中，可诱发血管内血栓形成。

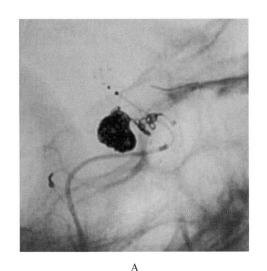
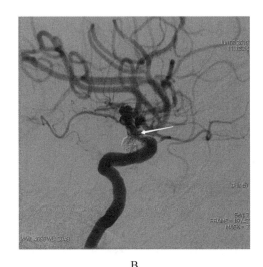

A　　　　　　　　　　　B

图4-2-4　左侧床突旁动脉瘤 HydroSoft 收尾，支架放置处血栓形成

血栓形成的预防与处理：

（1）术前三天常规双抗，术中规范足量抗凝，保持导丝导管之间加压液体滴注是预防血栓形成的重要环节。

（2）透视下多角度观察支架释放是否打开完全、贴壁，必要时操作微导丝在支架反复"J"形前进给支架"按摩"。

（3）手术操作过程中一旦发现血管痉挛严重，造影剂滞留，应及时处理脑血管痉挛。

（4）选择合适大小的弹簧圈，术中路图透视下进行弹簧圈栓塞，防止弹簧圈脱出、突出、移位。

（5）一旦发生脑血栓或脑栓塞，应立即经微导管内缓慢注射替罗非班溶液（由50 mL 盐酸替罗非班＋250 mL 生理盐水配成）10 mL，3 min 内推注完成。

（6）术后给予替罗非班静脉泵入（4~6 mL/h，6 h）、抗凝、升血压、扩容等治疗。

五、脑栓塞

脑栓塞是介入术最常见的并发症之一，也是患者致残或致死的主要原因。临床表现为单侧面纹变浅、伸舌偏侧，甚至单侧肢体活动障碍、昏迷等。术中造影可见新出现血管造影充盈缺损或血管远端不显影（图 4-2-5）。

导致脑栓塞的原因可能为：① 导引导管和导丝操作过程中动脉粥样硬化斑块脱落；② 动脉瘤瘤腔内附壁血栓脱落；③ 弹簧圈突出至载瘤动脉内导致血凝块脱落等。

脑栓塞的预防与处理：

（1）术前准备充分，合理抗凝，稳定斑块。利用三维立体成像充分评估血管条件，泥鳅导丝与导引导管通过血管斑块狭窄部位时，应尽量在路图透视下进行，导引导管前进过程中注意保持与血管的同轴性，避免触碰斑块，同时注意控制张力释放，避免泥鳅导丝、导管弹跳冲击斑块。

（2）合理利用支架辅助弹簧圈栓塞，可有效降低动脉瘤瘤腔内附壁血栓脱落的风险。

（3）选择合适大小的弹簧圈，术中路图透视下进行弹簧圈栓塞，防止弹簧圈脱出、突出、移位。

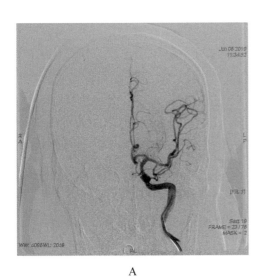
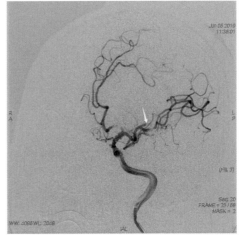

A   B

图 4-2-5　左颈内动脉血泡样动脉瘤，双 LVIS 支架辅助弹簧圈致密栓塞，远端左大脑中动脉上干闭塞

六、动脉瘤栓塞不全

动脉瘤栓塞不全可能导致动脉瘤栓塞术后动脉瘤复发或者再破裂，术中造影表现为血管造影可见动脉瘤内依然有部分造影剂充盈表现。

导致颅内动脉瘤栓塞不全的原因可能为：① 宽颈动脉瘤、大动脉瘤以及蛇形、不规则分叶状动脉瘤不易完全栓塞；② 弹簧圈与动脉瘤腔大小不完全匹配，如果所选的第 1 枚弹簧圈较小，弹簧圈进入动脉瘤后形成的成篮圈与瘤壁之间存在间隙，容易造成栓塞不全。③ 载瘤动脉痉挛，血管路径迂曲，动脉瘤介入治疗中，载瘤动脉痉挛可能会影响对动脉瘤栓塞致密程度的判断。④ 术中发生了某些危及患者重要功能或生命的并发症，须立即处理，不得不暂停栓塞。

动脉瘤栓塞不全的预防与处理：

（1）成篮技术结合 3D 微弹簧圈的应用，解决了一部分宽颈动脉瘤的栓塞问题，放置的第 1 枚 3D 弹簧圈沿动脉瘤边缘盘绕形成一个动脉瘤的成篮圈，在宽颈动脉瘤内形成了一种固有的稳定的框架，后续弹簧圈紧密填塞于圈内，可以降低弹簧圈突入载瘤动脉腔内的风险。

（2）对于蛇形、哑铃形可运用蚕食栓塞技术，将动脉瘤分块填塞，选择直径和长度合适的弹簧圈，第 1 个弹簧圈直径相当于动脉瘤的横径，当瘤顶紧密填塞后利用弹簧圈的最后几个祥突向瘤颈再形成筐网，随后再紧密填塞，如此直到瘤颈。

（3）术中通过多角度造影合理判断动脉瘤的瘤体大小，有助于正确选择规格合适的弹簧圈。

（4）手术操作过程中一旦发现血管痉挛严重、造影剂滞留，应及时处理脑血管痉挛。

七、支架移位

在应用支架辅助弹簧圈治疗时，可能会出现支架移位。支架移位在术中造影表现为透视下可见支架位置变化。

导致支架移位的原因可能有：① 工作角度选择得不好，导致支架不能准确定位；② 操作技术不娴熟，以致不能很好地控制支架；③ 血管过于迂曲，导致支架导管在血管内移动过程中阻力过大而难以控制支架的释放；④ 支架直径选择过小，释放后支架向远端移位。

支架移位的预防与处理：

（1）术中选择最佳工作角度，可以在置入支架时更清楚地显示支架位置、形态。

（2）采用支架半释放及后释放技术，可以避免微导管穿支架网孔时引起支架移位。

（3）支架大小必须根据瘤颈宽度及载瘤动脉直径进行选择。一般来说，支架长度以覆盖瘤颈口两端且各超过 5 mm 为宜，支架的直径应大于载瘤动脉直径 1~2 mm，且应选择其近端血管来测量直径。必须充分估计支架的缩短率及载瘤动脉有无痉挛等情况。

八、迟发性动脉瘤破裂

在应用血流导向装置治疗动脉瘤时，可能会出现迟发性动脉瘤破裂。虽然血流导向装置置入术后发生动脉瘤破裂较为少见，但破裂后往往会造成灾难性后果。

应用血流导向装置引起迟发性动脉瘤破裂的原因可能为：① 血流导向装置放置并覆盖在瘤颈口处后，流至动脉瘤顶端的血流速度逐渐减缓，加速了血栓形成。颅内动脉瘤形成血栓后可能同样产生了高蛋白水解活性蛋白酶。这些酶可能参与了动脉瘤壁结构成分降解，引发动脉瘤壁自溶或炎性反应，使瘤壁变得不稳定而诱发动脉瘤破裂。② 血流动力学学说认为，动脉瘤瘤腔内血流流入增加而流出减少，使瘤腔内压力较前增高导致破裂。

迟发性动脉瘤破裂的预防与治疗：最新动物实验研究表明，血流导向装置置入显著增加了血液中前体 MMP-9 表达，联合弹簧圈栓塞治疗动脉瘤可降低血液中 MMP-2、MMP-9 水平，这可能是降低术后迟发性动脉瘤破裂风险的方法之一。

九、穿支动脉闭塞

穿支卒中是比较常见的一种并发症，主要发生于穿支动脉较多的颈内动脉床突上段、大脑中动脉、基底动脉及大脑后动脉。其中以基底动脉穿支卒中的后果最为严重。

导致穿支动脉闭塞的原因可能为：①"除雪机"效应（snow plowing effect），即动脉粥样硬化斑块在支架和球囊的切割、挤压、扩张作用下出现移位，进入并阻塞穿支动脉。② 支架封堵（stent jailing），支架金属丝覆盖血管开口越多，局部血流动力学的变化就越明显，使血栓形成的概率增高，造成血管狭窄或闭塞。（3）血管内膜增生，产生支架内再狭窄，若发生于穿支动脉的开口可引起该部位狭窄或闭塞。

穿支动脉闭塞的预防与处理：

（1）术前行 DSA 造影评估狭窄血管有无重要穿支发出，结合高分辨率 MR 血管壁成像对于减少术后穿支血管闭塞很重要。

（2）应用较小直径的球囊扩张支架以及较小压力扩张，理论上可以降低夹层产生及穿支动脉闭塞的概率，但支架与狭窄两端正常血管的贴壁密切性也势必降低。

（3）放置支架时保证支架完全展开、贴壁良好可降低支架内血栓形成的风险。

十、脑血管痉挛

脑血管痉挛是动脉瘤介入治疗术中、术后常见的并发症之一。脑血管痉挛在术中可表现为：术中心电监护可出现血压突然升高，影像学表现为血管造影出现充盈缺损，呈串珠样改变，造影剂滞留于血管中不易散去。术后麻醉复苏后可表现为：一过性神经功能障碍如头痛、短暂的意识障碍、肢体瘫痪等，多于手术后 12 ~ 24 h 发生（图 4-2-6）。

导致脑血管痉挛的原因可能为：① 术中导引导管超选位置过高，并且导管长时间在血管内停留，刺激血管壁引发血管痉挛，易产生缺血性病理生理改变。② 与导引导管、泥鳅导丝蓄力弹跳刺激血管和造影剂高压注射刺激血管壁有关。③ 球囊辅助弹簧圈栓塞治疗时，球囊加压过快或压力过大，刺激损伤血管，引起脑血管痉挛。

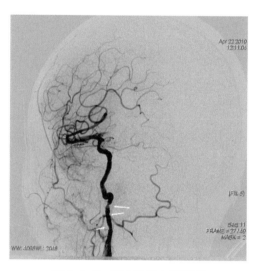

图 4-2-6 颈内动脉血管痉挛

脑血管痉挛的预防与处理：

（1）术中及时发现脑血管痉挛，适当撤下导引导管，减少导管对病变血管的刺激，等血管适应导引导管的刺激后，再次将导引导管超选到位；若脑血管痉挛持续时间较长，或反应剧烈引起血压骤升，可经导引导管缓慢推入尼莫地平溶液（1 mL 尼莫地平 + 9 mL 生理盐水配成），3 ~ 5 min 内推完，再次行血管造影复查血管痉挛是否恢复正常。

（2）尽量在路图透视下将导引导管超选到位，注意保持导引导管与血管的同轴性；血管迂曲严重时，注意在推进导引导管的同时控制张力，避免导引导管与导丝发生蓄力弹跳现象而直接刺激脑血管远端，导致脑血管损伤，引发脑血管痉挛或促使脑血管夹层动脉瘤形成。牢记血管造影的标准压力范围，避免操作性失误导致高压注射造影。

（3）球囊扩张时应缓慢加压，压力应遵循命名压标准。

（4）术后如出现脑血管痉挛，表现出头晕、恶心等症状，可泵入尼莫同，严密观察患者生命体征变化，以及其有无头晕、恶心、语言功能、意识状态、肢体活动能力的改变。

第三节　脑血管畸形

一、术中颅内出血

术中颅内出血是脑血管畸形患者栓塞术后最严重的并发症，多发生在术后 24～72 h，发生率为 11%～12%。术中表现为心电监护可出现血压突然升高及呼吸节律的变化。影像学表现为造影见造影剂自畸形血管团或动脉外溢（图 4-3-1）。

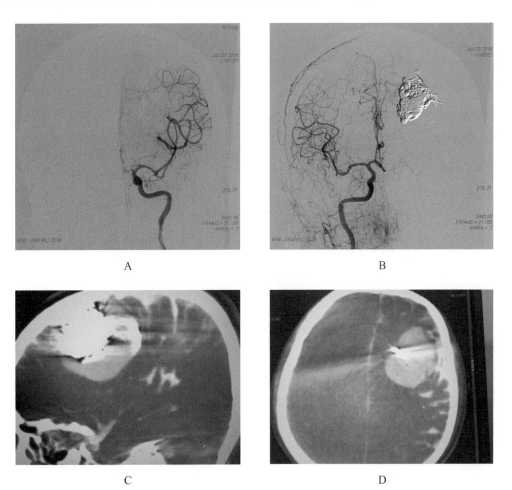

A，B—畸形血管团大部分栓塞后双侧颈内动脉造影；C，D—术后 3D-CT 提示畸形团位置出血

图 4-3-1　颅内动静脉畸形栓塞术后出血

导致术中颅内出血的原因可能为：① 病变部位。深在部位的 AVM 供血动脉主干明显短于周围区域供血动脉主干，供血动脉压升高，对畸形血管团的压力升高，出血率升高。② 畸形团内动脉瘤破裂出血。畸形团内动脉瘤是 AVM 出血的显著风险因素。③ 微导丝或微导管刺破薄弱的畸形血管。④ 微导管拔管时出血。⑤ 合并动脉瘤。合并动脉瘤是脑 AVM 出血最重要的危险因素，而畸形团部分栓塞后，局部血流重新分布，造成供血动脉和残余畸形团内压力升高，相应部位的血流相关性动脉瘤更容易破裂出血。

术中颅内出血的预防与处理：

（1）在栓塞治疗前，首先应全面分析动静脉畸形的影像学特征，在 3D-DSA 上仔细观察，寻找合适的工作角度。理想的工作角度能够良好显示供血动脉至畸形团路径、畸形团和引流静脉起始端。栓塞前需要明确栓塞目的和制定栓塞计划。

（2）栓塞术前必须反复进行微量造影判断畸形团内有无动脉瘤。如病灶内伴有动脉瘤，应先栓塞动脉瘤及其载瘤动脉，防治动脉瘤破裂出血。

（3）微导管超选畸形团时，在接近畸形团时回撤微导丝至微导管内，借助血流导向将微导管送入畸形团，避免微导丝进入畸形团并刺破畸形团导致出血。

（4）AVM 栓塞术中，选择的路径供血动脉不宜过于迂曲，供血动脉近畸形团部位不宜有过多迂细的正常分支，应留出足够的反流长度。一般情况下 Onyx 胶反流要控制在微导管头端 1.5 cm 以内，以免造成拔管困难。

畸形术后再出血

在注胶过程中要控制注胶力度，避免注胶压力过大，胶从解脱点溢出粘连导管，造成拔管困难或者误栓正常血管。拔管过程一定要缓慢，有时会持续较长时间，必须耐心，切忌暴力快速拔管，否则易导致畸形团或供血动脉被拉破出血。使用头端可解脱微导管注胶栓塞时，由于微导管头端至解脱点有一定的距离，这就允许胶反流长度可以以解脱点为标准适当延长，避免过度用力拔管引起的血管损伤等并发症。

（5）避免血流相关性动脉瘤破裂出血，动脉瘤应优先予以栓塞，以降低出血风险。

（6）出血性并发症。及时发现并止血是治疗的关键，对于术中出血患者的出血迹象进行严密观察，发现血压突然升高、心律不齐、瞳孔扩大时，应立即对患者进行造影，发现造影剂外漏时应立即栓塞止血。处理原则：中和肝素；导管到位者，继续填塞畸形团，直至完全填塞；导管未到位者，中止手术；行急诊头颅 CT，如果必要，再开颅清除血肿或脑室穿刺引流。

二、脑血管痉挛

脑血管痉挛在术中表现可为：术中心电监护可出现血压突然升高，影像学表现为血管造影出现充盈缺损，可呈串珠样改变，造影剂滞留于血管中不易散去。术后麻醉复苏后可表现为：一过性神经功能障碍，如头痛、短暂的意识障碍、肢体瘫痪等，多于手术后 12～24 h 发生。

导致脑血管痉挛的原因可能为：① 术中导引导管超选位置过高，并且导管长时间在血管内停留，刺激血管壁引发血管痉挛，易产生缺血性病理生理改变。② 与导引导管、泥鳅导丝蓄力弹跳刺激血管，以及造影剂高压注射刺激血管壁有关。③ 球囊辅助栓塞技术治疗时，球囊加压过快或压力过大而刺激损伤血管，引起脑血管痉挛。

脑血管痉挛的预防与处理：

（1）术中及时发现脑血管痉挛，适当撤下导引导管，减轻导管对病变血管的刺激，等血管适应导引导管的刺激后，再次将导引导管超选到位；若脑血管痉挛持续时间较长，或反应剧烈引起血压骤升，可经导引导管缓慢推入尼莫地平溶液（1 mL 尼莫地平 + 9 mL 生理盐水配成），3～5 min 内推完，再次行血管造影复查血管痉挛是否恢复正常。

（2）尽量在路图透视下将导引导管超选到位，注意保持导引导管与血管的同轴性，避免导引导管空转；血管迂曲严重时，注意在推进导引导管的同时控制张力，避免导引导管与导丝发生蓄力弹跳现象而直接刺激脑血管远端，导致脑血管损伤，引发脑血管痉挛或促使脑血管夹层动脉瘤形成。尽量减少造影次数，牢记血管造影的标准压力范围，避免操作性失误导致高压注射造影。

（3）球囊扩张时应缓慢加压，压力应遵循命名压标准。

（4）术后如出现脑血管痉挛，表现出头晕、恶心等症状，可泵入尼莫同，严密观察患者生命体征变化，以及其有无头晕、恶心、语言功能、意识状态、肢体活动能力的改变。

三、脑梗死

脑梗死是脑 AVM 血管内治疗的重要并发症之一。临床表现为神经功能障碍加重或出现新的神经功能症状，包括神志障碍、偏瘫、失语、偏盲及共济失调等。术中造影可见新出现血管造影充盈缺损或血管远端不显影。

导致脑梗死的原因可能为：① 注胶经危险吻合误栓：由于注胶栓塞时影响了正常脑组织的穿支动脉。② Onyx 胶反流导致正常动脉栓塞。③ 导引导管和导丝操作过程中动脉粥样硬化斑块脱落。

脑梗死的预防和处理：

（1）栓塞前需要仔细辨析 AVM 供血动脉有无正常脑组织的动脉穿支存在；三维 DSA 能以三维立体方式直观显示有无正常穿支，病灶供血动脉数，病灶的大小及形态，引流静脉数和引流方向以及相互关系。

（2）插管时一定要超选择性将微导管送至病变供血动脉，如果难以避开正常脑组织供血动脉穿支，则不易实施栓塞。

（3）术前应准备充分，合理抗凝，稳定斑块。利用三维立体成像充分评估血管条件，泥鳅导丝与导引导管通过血管斑块狭窄部位时，应尽量在路图透视下进行，导引导管前进过程中注意保持与血管的同轴性，避免触碰斑块，同时注意控制张力释放，避免泥鳅导丝、导管弹跳冲击斑块。

（4）注意术中检测和合理给予药物治疗，必要时栓塞术中、术后采用控制性低血压，应用血管扩张剂，以防止血管痉挛，改善被误栓的正常脑血管供血区域的血供；术中若发生栓塞应给予溶栓和抗血小板治疗。

四、微导管滞留血管内

微导管滞留血管内在术中表现为将微导管回撤拉直时，在张力较大且保持一段时间的情况下，微导管仍未与 Onyx 胶反团分离，反复尝试也无法成功拔离微导管。

造成微导管滞留载血管的原因如下：① 血管痉挛使血管直径变小，微导管拔出困难，是暂时性的。② Onyx 胶反流过多造成拔管困难，常为 Onyx 胶反流或拔管过慢所致，是永久性的。③ Glubran 胶粘管。④ 可解脱微导管在使用过程中解脱点损坏。

微导管滞留载血管的预防与处理：

（1）血管痉挛使血管直径变小时，停止操作，动脉内给予解痉药物缓解。可经导引导管缓慢推入尼莫地平溶液（1 mL 尼莫地平 + 9 mL 生理盐水配成），3 ~ 5 min 内推完，再次行血管造影复查血管痉挛是否恢复正常。

（2）根据路径血管的粗细和迂曲程度估计好安全拔管所允许的反流长度，一般情况下 Onyx 胶反流要控制在微导管头端 1.5 cm 以内，以免造成拔管困难。在注胶过程中应时刻关注反流，避免反流过多造成拔管困难。

（3）在空白路图指引下，用 1 mL 注射器抽取 Glubran 胶通过微导管缓慢持续注入畸形团内，使胶向畸形团内弥散，密切关注胶的走行，一旦铸型满意或出现反流，迅速拔出微导管，避免粘管。使用头端可解脱微导管注胶栓塞时，由于微导管头端至解脱点尚有一定的距离，这就允许胶的反流长度可以适当延长。

（4）可解脱微导管在使用过程中需要注意对解脱点的保护，在迂曲血管中，微导丝在微导管内前行通过解脱点时要特别轻柔，避免微导丝从微导管内破坏解脱点，导致微导管损害。在注胶过程中要控制注胶力度，注胶压力不要过大，以免胶从解脱点溢出粘连导管，造成拔管困难或者误栓正常血管。

五、三叉神经反射

三叉神经反射术中表现为心率和血压下降，严重的会导致心搏骤停。

导致三叉神经反射的原因可能为血管内注射二甲基亚砜（DMSO）溶剂刺激血管。

三叉神经反射的预防与处理：注射 DMSO 前，微导管尾端接上 1 mL 注射器，使用生理盐水置换出造影剂，冲洗微导管，生理盐水用量至少 6 mL。冲洗后常规缓慢注射稀释 10 倍的利多卡因 1 mL，可以减轻 DMSO 造成的使心率和血压下降的三叉反射。

六、术后出血

脑动静脉畸形介入栓塞术后出血临床表现主要为突然出现的剧烈头痛、恶心、呕吐、颈项强直、意识障碍、肢体瘫痪、脉搏增快、血压增高、瞳孔不等大、偏盲或眼球活动障碍等。由于儿童主观表达能力较差，故在判断患儿是否出现脑出血时须仔细检查其脉搏、瞳孔、呼吸、血压等客观临床表现。而老年患者颅内出血的特点为发病迅速，意识障碍发生率较高，头痛、呕吐等颅内压增高的表现较少。

导致术后出血的原因可能为：① 静脉超载理论。主要是由于畸形血管团的引流受到栓塞剂的影响而伤及静脉，继而畸形血管团内压力升高而导致静脉破裂。② 正常灌注压突破综合征（NPPB）也可能是导致术后颅内出血的原因，过度的栓塞使正常脑组织中的血液量增加，导致毛细血管床破裂。

术后出血的预防与处理：

（1）推注 Onyx 胶期间可以多次造影确认 AVM 栓塞情况，在畸形团被完全栓塞之前，要避免提前栓塞引流静脉。畸形团部分栓塞时，一定要保证主要引流静脉不受影响。在栓塞末期，一旦出现引流静脉闭塞，务必将残余的畸形团彻底栓塞，否则有导致脑出血的风险。

（2）大型高流量 AVM 栓塞时，需要控制一次治疗的栓塞体积和术后控制性降压，否则有出现正常灌注压突破的危险。

（3）术后卧床休息、通便，并告知患者避免剧烈活动、剧烈咳嗽等引起颅内压突然升高的因素。

（4）监测血压（< 150/90 mmHg）、意识变化、瞳孔的变化以及肢体活动改变。一旦发现有出血征象，须立即复查颅脑 CT 并做好再次手术的准备。主要观察指标：① 复查脑血管造影，与栓塞前脑血管造影对比研究；② 头昏、头痛、癫痫等临床症状

缓解程度；③ 栓塞治疗后是否有脑出血；④ 栓塞治疗后神经功能恢复情况。

七、癫痫

脑血管畸形的患者本身就有癫痫发作的可能，但在使用 Onyx 胶栓塞时，癫痫发作的可能性增大，术后早期癫痫发作有 1/3 发生在术后 1 h 内，约 65% 发生在术后 6 h 内。

导致癫痫发作的原因可能为：① 因血管畸形病变累及脑组织运动功能区。② 血中抗癫痫药物浓度不足和电解质紊乱等原因，术后患者可发生癫痫。③ 使用 Onyx 胶栓塞时，可能与术中二甲基亚砜挥发时对脑皮质的刺激有关。

癫痫的预防与处理：

（1）对以癫痫为主要临床表现或术中可能出现癫痫的患者进行重点护理观察，保持病室内安静，避免强光刺激，遵医嘱给予抗癫痫药物治疗。无法进食的患者可以静脉使用抗癫痫药物（丙戊酸钠），病情许可者可口服抗癫痫药。注意监测血药浓度，防止药物过量导致患者意识障碍或过敏症状发生。

（2）当术后发生癫痫时积极采取处理措施，防止误吸、舌咬伤或者跌倒。

（3）癫痫发作控制后给予低流量吸氧、镇静治疗，同时监测血生化，防止电解质紊乱发生，必要时行 CT 检查，明确是否发生颅内出血。

第四节　硬脑膜动静脉瘘

一、脑梗死

脑梗死是硬脑膜动静脉瘘（DAVF）血管内介入治疗的重要并发症之一。临床表现为神经功能障碍加重或出现新的神经功能症状，包括神志障碍、偏瘫、失语、偏盲及共济失调等。术中造影可见新出现动脉造影充盈缺损或动脉远端不显影。

导致脑梗死的原因可能为：① 颅内 DAVF 由硬脑膜动静脉供血的，在插管和栓塞过程中发生血栓栓塞而导致血管供血不足、脑功能损伤的风险较小。导致脑梗死的主要风险是注胶经"危险吻合"（颈外动脉、颈内动脉或椎基底动脉间的异常交通）误栓。② 微导管爆裂也可以导致正常动脉误栓。

脑梗死的预防和处理：

（1）术前需行6根血管的全脑血管造影，评估DAVF的供血动脉，瘘口的部位、大小、是否多发等特点，静脉引流方式和途径，"危险吻合"等，还可以间接地了解瘘口血流量的大小及颅内血流动力学特征。应警惕的"危险吻合"如下：上颌内动脉—脑膜中动脉—岩骨嵴硬脑膜—茎乳突动脉（面神经部分血供），上颌内动脉—副脑膜中动脉—海绵窦硬脑膜—同侧颈内动脉海绵窦段，上颌内动脉—圆孔动脉—筛骨血管网—眼动脉，上颌内动脉—翼管动脉—颈内动脉外侧段，颞浅动脉—骨穿支—矢状窦附近硬脑膜—眼睑支—眼动脉，咽升动脉—神经脑膜分支—颅底脑膜—脑膜后动脉—椎动脉，颈内动脉海绵窦前曲段—脑膜垂体干—小脑幕边缘支—颈内动脉海绵窦下侧干，颈内动脉海绵窦前曲段—脑膜垂体干—回旋支和圆孔动脉—眼动脉，眼动脉—筛骨支—盲孔支—大脑镰前动脉。

（2）不要暂停注胶超过2 min，因为这样会导致Onyx胶在导管内固化。避免在阻力很大的情况下注胶，以免堵塞的微导管破裂，造成Onyx胶将正常血管堵塞。

（3）注意术中检测和合理给予药物治疗，必要时栓塞术中、术后采用控制性低血压，应用血管扩张剂，防止血管痉挛，改善被误栓的正常脑血管供血区域的血供；术中发生栓塞应给予溶栓和抗血小板治疗。

二、颅神经损伤、麻痹

颅神经损伤、麻痹的临床表现即相对应的颅神经功能障碍的表现。导致颅神经损伤、麻痹的原因可能为：① 颈外动脉的脑膜支参与颅神经供血，例如咽升动脉的颈支供应舌咽神经、迷走神经、副神经，舌下支供应舌下神经，脑膜中动脉的岩支和海绵窦支供应动眼神经。这些动脉被误栓后容易导致相对应的颅神经功能障碍。② 单纯使用弹簧圈致密填塞海绵窦区硬脑膜动静脉瘘时，如弹簧圈使用量过大，可能压迫颅神经。③ 生物胶的生物毒性刺激颅神经。

颅神经损伤、麻痹的预防与处理：

（1）术前充分评估动静脉瘘的"危险吻合"，合理选择栓塞策略，避免误栓穿支动脉。

（2）合适使用生物胶联合弹簧圈栓塞，以免弹簧圈使用量过大而压迫展神经。

（3）当患者出现展神经麻痹的症状时，可以给予地塞米松等糖皮质激素对症药物治疗。

三、三叉神经反射

脑膜动脉注射DMSO引起心脏三叉神经迷走反射的发生率较高，三叉神经迷走反射术中表现为心率和血压下降，严重的会导致心搏骤停。

导致三叉神经反射的原因可能为：① 血管内注射二甲基亚砜（DMSO）溶剂刺激血管。② 栓塞过程中海绵窦张力升高。

三叉神经反射的预防与处理：

（1）注射 DMSO 前，微导管尾端接上 1 mL 注射器，使用生理盐水置换出造影剂，冲洗微导管，生理盐水用量至少 6 mL。冲洗后常规缓慢注射稀释 10 倍的利多卡因 1 mL，可以减轻 DMSO 造成的使心率和血压下降的三叉反射。

（2）栓塞过程中海绵窦张力升高引发心脏三叉神经迷走反射时，停止注胶或给予适量阿托品通常都能使心率恢复正常。

四、瘘口远端引流静脉闭塞

经静脉途径栓塞硬脑膜动静脉瘘时，误栓影响了承担脑实质静脉回流的瘘口远端静脉，可能导致严重的后果，如脑水肿、静脉性梗死和脑出血并发症；同时还有可能把低级的瘘转变成高级别的瘘。

瘘口远端引流静脉闭塞的预防与处理：

（1）闭塞静脉窦之前一定要明确该静脉窦是否还接受正常脑组织的引流，是否尚存一定功能。

（2）血流动力学性闭塞的静脉窦在术前应充分评估，除了行脑血管造影之外，还应行球囊闭塞试验以降低皮质静脉梗死、颅内出血的风险。

五、动静脉瘘复发

经动脉途径栓塞硬脑膜动静脉瘘时，由于硬脑膜动脉常呈网状分布，单纯阻断影像学上可见的供血动脉并不能完全阻断所有供血动脉，瘘口可通过细小的硬膜血管网继续获得血供，并形成新生的粗大的供血动脉。

动静脉瘘复发的预防与处理：

（1）微导管造影确认头端位置，保证头端位于瘘口或最接近瘘口处的供血动脉内并在手术过程中能看清反流。

（2）DAVF 的栓塞应尽量强调阻断瘘口或紧靠瘘口的静脉端，远端的引流静脉必须保留。

六、术中颅内出血

术中颅内出血是硬脑膜动静脉瘘栓塞术后最严重的并发症，多发生在术后 24～72 h，发生率约 11%~12%。术中表现为心电监护可出现血压突然升高及呼吸节律的变化。影像学表现为造影见造影剂自硬脑膜动静脉瘘口或动脉外溢。

导致术中颅内出血的原因可能为：① 相较于软膜的 AVM，DAVF 因动静脉瘘口近端引流静脉突然闭塞导致血管破裂的可能性比较低。但是动静脉瘘远端的承担着脑组织回流的静脉闭塞有可能引起脑皮质反流加重，严重者可出现颅内出血。② 微导丝或微导管刺破薄弱细小的动脉或损伤静脉。③微导管拔管时导致血管破裂出血。

术中颅内出血的预防与处理：

（1）在栓塞治疗前，首先应全面分析硬脑膜动静脉瘘的影像学特征，评估 DAVF 的供血动脉，瘘口的部位、大小、是否多发等特点，静脉引流方式和途径。闭塞静脉窦之前一定要明确该静脉窦是否还接受正常脑组织的引流，是否尚存一定功能。血流动力学性闭塞的静脉窦之前应充分评估，除了行脑血管造影之外，还应行球囊闭塞试验以降低皮质静脉梗死、颅内出血的风险。

（2）术前充分评估动脉瘘的血管构筑，选择优势的动脉或静脉入路，谨慎、规范地进行血管内操作，避免微导丝进入动静脉瘘口内，注意控制微导丝与微导管的张力。

（3）需要根据路径血管的粗细和迂曲程度估计好安全拔管所允许的反流长度，一般情况下 Onyx 胶反流要控制在微导管头端 1.5 cm 以内，以免造成拔管困难。

（4）及时发现出血性并发症并止血是治疗的关键，对于术中出血患者的出血迹象进行严密观察，发现血压突然升高、心律不齐、瞳孔扩大时，立即对患者进行造影，发现造影剂外漏时应立即栓塞止血。处理原则：① 中和肝素；② 导管到位者，继续填塞动静脉瘘，直至完全填塞；③ 导管未到位者，中止手术；④ 行急诊头颅 CT，如果必要，再开颅清除血肿或脑室穿刺引流。

七、术后出血

硬脑膜动静脉瘘介入栓塞术后出血临床表现主要为突然出现的剧烈头痛、恶心、呕吐、颈项强直、意识障碍、肢体瘫痪、脉搏增快、血压增高、瞳孔不等大、偏盲或眼球活动障碍等。

导致术后出血的原因可能为：① 静脉超载理论。动静脉瘘的主要引流静脉引流受到栓塞剂的影响，引起脑皮质反流加重，严重者可出现颅内出血。② 正常灌注压突破综合征（NPPB）也可能是导致术后颅内出血的原因，由于瘘口的存在，脑组织长期盗血而处于低灌注状态，其小动脉代偿性扩张而丧失了收缩功能，栓塞治疗后脑灌注改变，但血管本身已丧失自动调节功能，血流过度灌注突破毛细血管床，可以造成脑出血或脑肿胀。

术后出血的预防与处理：

（1）推注 Onyx 胶期间可以多次造影确认动静脉瘘栓塞情况，要避免提前栓塞引流静脉，一定要保证远端的主要引流静脉不受影响。

（2）控制一次治疗的栓塞体积和术后控制性降压，否则有出现正常灌注压突破的危险。

（3）术后卧床休息、通便，并告知患者避免剧烈活动、剧烈咳嗽等引起颅内压突然升高的因素。

（4）监测血压（< 150/90 mmHg）、意识变化、瞳孔的变化以及肢体活动改变。一旦发现有出血征象，须立即复查颅脑 CT 并做好再次手术的准备。主要观察指标如下：① 复查脑血管造影，与栓塞前脑血管造影对比研究。② 头昏、头痛、癫痫等临床症状缓解程度。③ 栓塞治疗后是否有脑出血。④ 栓塞治疗后神经功能恢复情况。

八、微导管滞留血管内

微导管滞留血管内在术中表现为将微导管回撤拉直时，在张力较大且保持一段时间的情况下，微导管仍未与 Onyx 胶团分离，反复尝试也无法成功拔离微导管。

造成微导管滞留载血管的原因如下：① 血管痉挛使血管直径变小，微导管拔出困难，是暂时性的。② 动静脉瘘的颈动脉栓塞时，常是从颈外动脉进行，推注 Onyx 胶的张力可以较颅内动脉大些，拔管张力可以比颅内动脉大一些。Onyx 胶反流过多造或拔管困难更多出现在经颅内动脉途径栓塞时，常由 Onyx 胶反流或拔管过慢所致，是永久性的。

微导管滞留载血管的预防与处理：

（1）血管痉挛使血管直径变小时，停止操作，动脉内给予解痉药物缓解。可经导引导管缓慢推入尼莫地平溶液（1 mL 尼莫地平 +9 mL 生理盐水配成），3 ~ 5 min 内推完，再次行血管造影复查血管痉挛是否恢复正常。

（2）根据路径血管的粗细和迂曲程度估计好安全拔管所允许的反流长度，一般情况下 Onyx 胶反流要控制在微导管头端 1.5 cm 以内，以免造成拔管困难。在注胶过程中应时刻关注反流，避免反流过多造成拔管困难。

第五节 颈内动脉海绵窦瘘

一、脑梗死

颈动脉海绵窦瘘血管内栓塞治疗的目的包括保护视力，消除杂音，使眼球回缩，防止脑缺血或出血。原则为堵塞瘘口，保持颈内动脉通畅。但是颈内动脉海绵窦瘘栓塞可能导致颈内动脉梗塞，其原因可能是：① 瘘口太大，球囊充盈闭塞瘘口的同时也使颈内动脉狭窄或闭塞；颈内动脉瘘口较大，术中反复充盈、调整球囊位置试图封堵瘘口而引起海绵窦内血栓脱出。② 早脱球囊位于颈内动脉。③ 弹簧圈突入血管内、④ Onyx 胶逆流进入颈内动脉。

颈内动脉梗塞的预防与处理：

（1）一旦瘘口过大，球囊闭塞瘘口困难，就应避免反复在海绵窦内充盈及调整球囊并及时更改手术策略，可考虑改用弹簧圈或覆膜支架，亦可在充分评估侧支循环代偿情况下，选择颈内动脉闭塞方案。

（2）根据瘘口的位置选择合适的球囊，将球囊导管前端塑成小弯头状，以利于球囊进入瘘口内；在球囊解脱的操作过程中应细心操作，切忌暴力，并在透视下密切观察。

（3）选择相对较长且稳定的弹簧圈以增加栓塞密度，减少 Onyx 胶用量，但海绵窦腔内栓塞不必过于致密；选择球囊辅助弹簧圈栓塞以达到颈内动脉完全封闭和定位，同时也有助于栓塞过程中稳定微导管。

（4）在存在高流量引流静脉时，为避免 Onyx 胶误栓，首先应保证球囊尽可能封闭颈内动脉瘘口，阻断进入海绵窦内血流，其次微导管应置于接近瘘口的海绵窦内而非深入海绵窦，然后通过在瘘口附近释放弹簧圈以保证 Onyx 胶逐步弥散凝固，同时需要多角度透视以避免误栓。

二、占位效应

球囊栓塞治疗颈动脉海绵窦瘘可致动眼神经麻痹，患者动眼神经功能恢复时间较长。导致占位效应的原因可能为：① 球囊使用数量越多，患者颅内短时间占位效应越明显。虽然球囊会随着时间推移自行泄漏而解除压迫效应，但是，这种短时间的压迫效应仍然可能导致患者动眼神经出现缺血损伤，影响患者动眼神经功能恢复。② 对大瘘口病例，如单独使用弹簧圈栓塞，弹簧圈用量大，会产生占位效应。

球囊栓塞治疗颈动脉海绵窦瘘的预防与处理：

（1）术中反复经导引导管手推造影剂，及时了解患者外伤性颈动脉海绵窦瘘口的闭塞情况能够最大程度地减少球囊充盈对患者动眼神经的压迫，尽快恢复患者的动眼神经功能。

（2）对大瘘口病例，不宜单独使用弹簧圈栓塞，合理使用生物胶联合弹簧圈栓塞，以免弹簧圈使用量过大而压迫颅神经。

三、覆膜支架释放后内漏

应用覆膜支架覆盖颈动脉海绵窦瘘后，虽然能即刻隔离瘘口并且保持颈内动脉血流正常供给，但有可能在覆膜支架释放后出现内漏。影像学表现为原本基本被隔绝不显影的颈动脉海绵窦瘘再次显影或者部分显影（图4-5-1）。

导致覆膜支架释放后内漏的原因可能为：① 瘘口大小判断不够准确，支架型号大小不符；② 支架移位导致支架未能完全覆盖瘘口；③ 支架没有充分打开，无法完全贴壁；④ 支架覆膜破损或者膨胀。

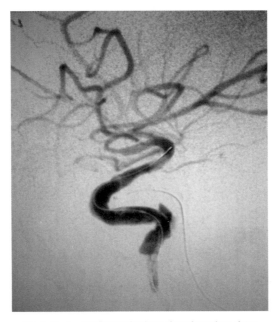

图4-5-1 覆膜支架初次释放后发现瘘口内漏

覆膜支架释放后内漏的预防与处理：

（1）手术能否成功，关键在于对瘘口位置和大小的判断。可采用提高造影帧数、压颈造影或球囊闭塞试验等确定瘘口位置及长度，选择合适类型的支架。如果实在难以判断，应在可能的前提下尽可能选择直径大、长度长的支架，以减少瘘口残留内漏的可能性。

（2）支架释放时由于血流的作用，支架很有可能向远端移位，造成瘘口覆盖不全，释放时一定要注意并留有一定余地。

（3）支架释放后发现有内漏，可适当提高球囊张力，对支架进行复扩，必要时可考虑再放一枚支架。

（4）术后及时复查脑血管造影评估手术治疗效果、支架在位情况及有无复发，及早发现术后出现的内漏。

四、球囊早脱

可脱性球囊治疗外伤性颈动脉海绵窦瘘的手术过程中可能发生球囊早脱。导致球囊早脱的原因可能是：① 在安装球囊时，乳胶线结扎球囊不够紧；② 选择的球囊型号不合适；③ 瘘口大、血流速度快者，未采用压迫患侧颈动脉或采用降血压的方法来减慢血流速度。

球囊早脱的预防与处理：

（1）根据不同位置的瘘口选择合适的球囊，将球囊导管前端塑成小弯头状，以利于球囊进入瘘口内。

（2）在整个操作过程中细心操作，切忌暴力，并在透视下密切观察。

（3）在安装球囊时，用乳胶线扎紧球囊。

（4）瘘口大、血流速度快者，可采用压迫患侧颈动脉或采用降血压的方法减慢血流速度。

（5）球囊在颈内动脉内，造影显示 Willis 环侧支循环良好时，应按压患侧颈动脉以减少血流对球囊的冲击，并迅速再送入 1 个球囊，闭塞颈内动脉瘘口。

（6）一旦早脱球囊进入功能区的供血动脉内，出现神经功能障碍，可采用紧急颈内、颈外动脉搭桥术，或采用血管扩张剂、升压药、激素、细胞活化剂等治疗，以提高脑灌注压，尽量增加脑代偿供血，减少神经细胞坏死，最大程度地恢复神经功能。

五、球囊早泄

可脱性球囊治疗外伤性颈动脉海绵窦瘘后，短期的复发多与球囊早泄及球囊不稳定移位相关。导致球囊早泄的原因可能为：① 海绵窦处有骨折片刺破球囊是球囊早泄的常见原因；② 球囊内充盈的造影剂为稀释后低渗造影剂；③ 可能存在球囊自身质量问题使球囊早泄。

球囊早泄的预防：① 根据瘘口的大小选择适合的球囊，充盈等渗造影剂使球囊达到理想的充盈量，以防止球囊充盈量不足致球囊颈压力不良，引起球囊里造影剂泄漏而栓塞失败；② 栓塞术后要头部制动 3 ~ 5 d，防止骨折片刺破球囊致栓塞失败。

球囊早泄发生后，应根据不同情况做相应的处理：

（1）颈动脉海绵窦瘘因颅底骨折碎片刺破颈内动脉而产生时，其瘘口部可有带尖角的骨折片残留。术中当球囊经瘘口顺利进入海绵窦内充盈到一定程度时即见充填的造影剂外溢，球囊即刻瘪缩，拉出球囊检查可见球囊上有破裂口，可选择闭塞颈内动脉。亦可采用其他栓塞，如微弹簧圈栓塞瘘口或带膜支架覆盖瘘口，同时保持颈内动脉通畅。

（2）如术后出现球囊早泄，可再次采用球囊栓塞颈动脉海绵窦瘘口，也可采用微弹簧圈栓塞瘘口、带膜支架覆盖瘘口，同时保持颈内动脉通畅或选择闭塞颈内动脉。

六、瘘口再通、复发

可脱性球囊治疗外伤性颈动脉海绵窦瘘有再通和复发的可能，导致瘘口再通、复发的原因可能为：① 球囊早泄；② 球囊早脱；③ 覆膜支架释放后内漏。对瘘口再通、复发的预防与处理方法同前文中对球囊早泄、球囊早脱及覆膜支架释放后内漏的预防与处理方法。

第六节　急性缺血性卒中取栓

一、颅内出血

颅内出血是机械取栓最常见也是最严重的并发症，但是相对于溶栓治疗，由于大大减少了溶栓药物的使用，出血并发症相对较低。

其原因可能为：① 在微导丝、微导管超选的过程中与支架捕捉血栓后取出的过程中可能损伤血管壁，导致动脉夹层、血管穿孔或者穿支破裂。② 再灌注损伤。③ 脑梗死后出血转化。超时间窗、术前血压偏高（收缩压大于 180 mmHg，舒张压大于 100 mmHg）、侧支循环差、自身的凝血功能及头颅 CT 已显示低密度改变等因素与脑梗死后出血转化密切相关。

颅内出血的预防与处理：

（1）合理选择适当的取栓装置。使用 Solitaire™ AB 较使用之前其他取栓装置脑出血的发生率及病死率更低。

（2）根据血管依从性选择合适的支架：对于颈内动脉闭塞的患者可以使用 Solitaire™ 6.0 mm × 20.00 mm 的支架；对于大脑中动脉 M1—M2 段以及椎基底动脉，可以使用 Solitaire™ 4.0 mm × 20.0 mm 的支架。这样在捕获栓子的同时可以减少对血管内膜以及分支血管的影响。

（3）微导丝、微导管超选时，如果血管过度迂曲，微导丝、微导管与血管壁间张力大，退微导丝时应注意先释放张力，避免微导管张力蓄积弹跳刺破末支的细小动脉。

（4）注重血压管理。虽然目前脑梗死急性期血管内治疗后血压控制范围无明确研究定论，但有文献指出术后平均动脉压控制在 90～120 mmHg 是较为安全的。

二、脑血管再闭塞

闭塞血管再通后，约有 10%～20% 患者的脑血管再次发生闭塞。

导致脑血管再闭塞可能为：① 取栓次数过多，取栓过程中微导丝、微导管或支架损伤血管内壁导致新生血栓形成；② 取栓后血管未完全再通，残留血管狭窄引起血管闭塞。③ 原位动脉粥样硬化斑块造成狭窄，进而闭塞；围手术期抗血小板聚集药物使用不充分或与抗血小板聚集药物抵抗。

脑血管再闭塞的预防与处理：

（1）用 Solitaire™ 支架取栓次数大于 3 次，取栓时间窗超过 6 h，血管再闭塞率明显增高，这可能是由于拉栓次数多，血管内膜损伤，暴露出内皮下的胶原，活化血小板和凝血因子Ⅻ，内皮下结缔组织内的纤维连接蛋白也有助于血液细胞的纤维蛋白原黏着在暴露的血管壁上，导致血栓形成。所以，应控制取栓次数，尽量减少取栓中对血管内膜的损坏；微导丝、微导管超选过程中注意轻柔操作，合理释放张力；选择合适的支架，避免支架张力过大损伤血管壁。

（2）取栓后存在的残留血管狭窄可行球囊扩张、支架置入桥接治疗。

（3）血管再闭塞的预防主要是使用抗血小板药物和抗凝药物。术后联合应用 GPⅡb/Ⅱa 抑制剂如替罗非班，可减少再闭塞发生或治疗再闭塞。术后抗血小板聚集和抗凝药物治疗过程中，可采取检测血栓弹力图、血小板与凝血功能测定等辅助对药物种类及剂量进行选择与调整。

三、缺血再灌注损伤

急性缺血性脑卒中治疗的关键是对缺血半暗带的挽救。但是缺血半暗带脑组织损伤的可逆性是有时间限制的，即所谓的治疗时间窗（TTW），如果脑血流再通时间超过TTW，脑损伤可继续加重，即有可能产生再灌注损伤。

导致再灌注损伤的原因：主要是通过过度产生自由基及引发其瀑布式连锁反应、神经细胞内钙超载及兴奋性氨基酸细胞毒性作用等一系列变化，导致神经细胞损伤。

再灌注损伤的预防与处理：

（1）应严格把握治疗时间窗，当前研究认为前循环闭塞的血管内治疗时间窗可延长至发病后 8 h，后循环闭塞的血管内治疗时间窗可进一步延长至发病后 24 h 内，这可能与后循环侧支循环较为丰富有关。相对于单纯静脉溶栓，血管内治疗时间窗要延长 1 h 以上，患者恢复脑灌注时间每拖延 30 min，其神经功能恢复概率下降 10%。做多种影像学检查对缺血半暗带进行评估，对判断治疗时间窗内患者或超治疗时间窗患者是否适合机械取栓治疗至关重要。

（2）但是也有在治疗时间窗范围内仍出现再灌注损伤的病例，这就可能与动脉闭塞部位侧支循环差有关。术后可应用一些抗氧自由基药物如应用依达拉奉减轻再灌注损伤、应用甘露醇减轻脑细胞水肿，并严格控制血压。

四、脑血管痉挛

脑血管痉挛也是机械取栓治疗中常见的并发症之一。脑血管痉挛在术中可表现为术中血压监测出现血压突然升高，影像学表现为血管造影出现充盈缺损，呈串珠样改变，造影剂滞留于血管中不易散去。术后麻醉复苏后可表现为：一过性神经功能障碍，如头痛、短暂的意识障碍、肢体瘫痪等，多于手术后 12～24 h 发生。治疗过程中血管痉挛易发生血管闭塞及再狭窄，研究也提示血管痉挛可能是治疗后血管病变的先兆。

导致脑血管痉挛的原因可能为：① 支架释放、支架抽拉以及球囊扩张过程中刺激血管壁；② 术中导引导管超选位置过高，并且长时间在血管内停留，刺激血管壁引发血管痉挛，易产生缺血性病理生理改变。③ 与导引导管、泥鳅导丝蓄力弹跳刺激血管，以及造影剂高压注射刺激血管壁有关。

脑血管痉挛的预防与处理：

（1）根据血管依从性选择合适的支架、控制取栓次数以及缓慢增加球囊内压力等皆可减轻术中对血管壁的损伤。

（2）术中及时发现脑血管痉挛，适当撤下导引导管，减轻导管对病变血管的刺激，等血管适应导引导管的刺激后，再次将导引导管超选到位；若脑血管痉挛持续时间较长，或反应剧烈引起血压骤升，可经导引导管缓慢推入尼莫地平溶液（1 mL 尼莫地平 + 9 mL 生理盐水配成），3 ~ 5 min 内推完，再次行血管造影复查血管痉挛是否恢复正常。

（3）尽量在路图透视下将导引导管超选到位，注意保持导引导管与血管的同轴性，避免导引导管空转；血管迂曲严重时，注意在推进导引导管的同时控制张力，避免导引导管与导丝发生蓄力弹跳现象而直接刺激脑血管远端，导致脑血管损伤，引发脑血管痉挛或促使脑血管夹层动脉瘤形成。

五、远端血管及其分支栓塞

机械取栓和脑血管造影同样面临着远端血管及其分支栓塞的可能。导致远端血管及其分支栓塞的原因可能为：① 部分血栓脱落而导致远端血管及其分支栓塞；② 血管里存在的不稳定斑块在取栓操作中极易脱离而发生栓塞风险。

远端血管及其分支栓塞的预防与处理：

（1）可以术前使用稳定斑块类药物如他汀类及阿司匹林等进行抗血小板聚集等预防治疗。

（2）使用 Solitaire™ AB 支架输送装置，该装置近端有封堵球囊，可降低远端血管栓塞的风险；在回撤支架的同时持续负压吸引也可避免微小栓子脱落引发远端栓塞风险；同时在支架回收过程中须高度关注支架有无损伤可能。研究中发现穿支血管闭塞事件发生率较低，这可能与取栓操作较为迅速、未放置支架，且没有对血管扩张有关。

第七节　颈动脉狭窄

一、迷走反射

颈动脉狭窄支架置入术中可能出现迷走反射，其临床表现为：术中心率和血压波动，高血压发生率为 6.8%，低血压发生率为 32.6%，心动过缓发生率为 15.9%。术中心率减慢可至 < 50 次 /min，血压下降，仅持续数分钟，但也有患者出现长时间低血压，可达 2 周。

迷走反射发生的原因可能为：① 球囊扩张和支架置入时出现颈动脉窦反应，球囊扩张和支架置入时的机械扩张以及牵拉导致内膜和动脉粥样硬化斑块表面撕裂，压迫和刺激颈动脉窦压力感受器，从而引起血管迷走神经反射及低血压。颈动脉窦调节全身血压的作用一般较为短暂。② 在拔除股动脉鞘管时，疼痛和紧张引起血管迷走神经反射而出现头晕、胸闷、出汗、恶心呕吐、面色苍白、四肢厥冷。

迷走反射的预防与处理：

（1）术中准确、缓慢释放支架可以降低这种并发症的发生率。

（2）针对迷走反射，术前可给予心理护理，消除紧张、焦虑情绪；必要时术前行临时或永久起搏器治疗；术中可预防性使用阿托品 0.5 ~ 1 mg，避免球囊过度扩张。

（3）术中若出现心率 < 50 次 /min，建议静脉注射阿托品 0.5 ~ 1 mg，静脉微量泵泵入多巴胺，补液扩充血容量。

（4）拔出股动脉鞘管时避免一瞬间迅速拔出，拔出鞘管时做好患者心理安慰，使其放松心情，术后监测患者血压及心电，密切观察患者是否因迷走神经反射而出现心率减慢和反射性低血压。

二、支架置入后再狭窄

颈动脉狭窄支架置入术后，颈动脉可能再次发生狭窄甚至闭塞。脑血管造影表现为支架内或边缘的脑血管造影充盈缺损。此并发症发生率较低，文献报道的发生率约为 0.04% ~ 2%，但却有可能导致患者缺血性卒中加重，具有较高的死亡率和致残率。其原因主要是：① 抗血小板准备不充分或者抗血小板药效不佳为部分患者发病的主要病因。② 支架留置在动脉中，经由血小板沉积、纤维蛋白包裹很容易形成血栓。③ 支架置入处血管内膜受损后继发血栓形成。④ 斑块重度钙化，单次球囊扩张往往不能充分扩张颈动脉。⑤ 斑块突出：斑块突出定义为斑块突出支架网眼 0.5 mm。在数字减影血管造影影像中，斑块突出的表现为突出支架网眼的"充盈缺损"。斑块突出可造成支架再狭窄，或造成早期或晚期栓子脱落（图 4-7-1）。

支架置入后再狭窄的预防与处理：

（1）术前规范的抗血小板治疗至关重要，对于支架置入术的术前准备，中心常规术前 3 天给予阿司匹林 100 mg/d+ 氯吡格雷 75 mg/d 口服。术后健康教育尤为重要，嘱托患者按医嘱服用双抗 3 个月，复查后视情况可改成服用单抗 1 年。定期复查血栓弹力图，及早发现并调整抗血小板用药。

（2）术中操作切忌暴力，应轻柔、耐心，应在最大放大倍数的路图透视下操作泥鳅

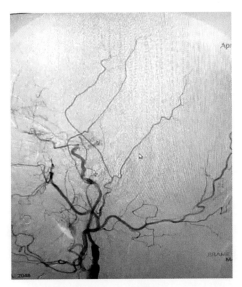

图 4-7-1 颈内动脉起始段支架置入术后支架内再狭窄

导丝通过颈动脉狭窄段，避免导丝刺入斑块损伤血管内皮；

（3）球囊扩张时避免过快加压扩张，支架释放时也应多角度观察，缓慢释放，尤其避免血管迂曲时损伤血管内皮。

（4）如单次球囊扩张不满意，可多次反复进行球囊扩张，但反复操作球囊有导致血栓脱落及血管破裂的风险，建议选择径向支撑力强的球囊类型。另外，支架对病变覆盖不全或支架移位也是导致颈动脉再狭窄的病因，这时可增加 1 枚支架，全面覆盖病变，预防颈动脉再狭窄发生。

（5）一旦明确诊断斑块突出，治疗办法包括保守治疗和支架置入术。亢盈缺损较小时对血管管径影响较小，可以采用药物保守治疗（如抗血小板及抗凝治疗），并结合超声检查密切随诊观察；充盈缺损较大时可采用球囊扩张成形术，若充盈缺损持续存在，可考虑行支架置入术，但支架需完全覆盖动脉斑块。

（6）若支架内再狭窄导致闭塞，可供选择的治疗方法包括机械性取栓、碎栓术或动脉内药物溶栓。若采用上述方法治疗后均未获成功，可考虑外科手术取出血栓或置入支架。

三、动脉栓塞

脑栓塞是颈动脉支架置入术中最重要的并发症，预防栓塞事件也是颈动脉支架成形术（CAS）的终极目标，各种程度不等的栓塞事件可以贯穿颈动脉支架置入术中的各个环节。动脉栓塞颗粒的大小及数量不同，造成的临床表现多种多样。小的栓塞颗粒（直径 < 20 mm）可以直接通过脑动脉循环，而直径为 20 ~ 80 mm 的栓塞颗粒一般不会引起

临床症状，直径 > 100 mm 的栓塞颗粒可能会引起临床症状。根据不同的临床表现，栓塞事件可分为大颗粒栓塞事件、多发小颗粒栓塞事件及无症状栓塞事件。大颗粒栓塞是颈动脉狭窄支架置入术后最为严重的并发症之一，严重者可导致死亡。根据栓塞颗粒大小及栓塞区域的不同，临床表现亦有不同。术中造影可见新出现血管造影充盈缺损或血管远端不显影。保护装置的使用降低了 CAS 中栓塞事件发生的概率，即便如此，若保护伞释放后未完全贴壁或位置不良，仍有可能发生栓塞事件。

导致动脉栓塞的原因可能为：① 导引导管和泥鳅导丝操作过程中触及动脉粥样硬化斑块并使其脱落。② 自膨式支架扩张时对斑块的切割和挤压作用可能导致斑块碎片脱落而发生远端血管栓塞。③ 导引导管内血栓形成，脱落后栓塞脑血管。④ 保护伞释放后未完全贴壁或位置不良，仍有可能发生栓塞事件。

动脉栓塞的预防与处理：（1）术前准备充分，合理抗凝，稳定斑块。利用三维立体成像充分评估血管条件，泥鳅导丝与导引导管通过血管斑块狭窄部位时，应尽量在路图透视下进行，导引导管前进过程中注意保持与血管的同轴性，避免触碰斑块，同时注意控制张力释放，避免泥鳅导丝、导管弹跳冲击斑块。

（2）重度狭窄患者，先行小球囊预扩张，轻度扩张狭窄段血管，便于支架输送器顺利通过狭窄部位，从而降低支架输送过程中斑块脱落、栓塞远端颅内血管等风险。但支架置入后扩张应该慎用，除非支架开放极不理想，因为置入后扩张有可能使支架的网眼切割斑块，导致小斑块脱落。

（3）术中规范足量抗凝、保持导丝导管之间加压液体滴注是预防导管内血栓形成脱落的重要环节。

（4）术中所使用的保护装置的大小一定要与血管直径相匹配，若保护装置直径太小，则失去保护作用；术中每一步操作完成后，都要造影观察血流是否通畅，如血液滞留或中断，可能是动脉痉挛引起的，也有可能是因为大量斑块脱落在保护装置内，堵塞血流，此时需采取相应处理措施；回收保护装置时动作要缓慢、轻柔，特别是在通过支架时，防止保护装置卡挂在支架头端或支架向内翘起的金属丝上。

（5）一旦发生脑栓塞，应立即经微导管缓慢注射替罗非班溶液（由 50 mL 盐酸替罗非班 + 250 mL 生理盐水配成）10 mL，3 min 内推注完成。

（6）术后给予替罗非班静脉泵入（4 ~ 6 mL/h，6 h）、抗凝、升血压、扩容等治疗。

四、支架移位

颈动脉狭窄支架置入术后，可能会出现支架移位。支架移位在术中造影表现为透视下可见支架位置变化。这是一种少见的并发症，如果支架向远心端移位，并未造成血流紊乱，可随诊观察，反之，应考虑行外科手术取出支架。支架向近心端移位一般预后良好，需要密切临床随诊查。

导致支架移位的原因可能有：① 工作角度选择得不好，导致支架不能准确定位；② 支架可能贴壁不完全，颈动脉内皮细胞不容易覆盖固定支架，支架可能出现移位。③ 颈总动脉管径和颈内动脉起始段管径差距较大，颈总动脉管径粗，对支架的纵向支撑力较弱，CAS后支架慢性自膨，易向管径较粗的颈总动脉侧回缩、下移。④ 支架直径选择过小，释放后支架向远端移位。

支架移位的预防与处理：

（1）术中选择最佳工作角度，必要时可以选择多个角度，在支架放置过程中多角度观察，可以在置入支架时更清楚地显示支架位置和形态。

（2）路图透视下缓慢释放支架，多角度观察支架是否完全张开，如支架张开不满意可以用微导丝在支架内"J"形反复按摩支架，再次造影观察。

（3）颈内动脉直径与颈总动脉直径差别过大时应考虑置入锥形支架。

（4）支架长度应以完全覆盖病变为准；支架的具体尺寸以导引导管的直径作参考。

五、颈动脉夹层

颈动脉狭窄支架置入术后，颈动脉夹层的发生与保护伞的应用、球囊扩张和支架的置入过程有关。根据血管造影表现，颈总动脉夹层可分为非血流限制型及血流限制型两类（图4-7-2）。对于非血流限制型夹层可以考虑抗凝或抗血小板药物保守治疗，密切随访。

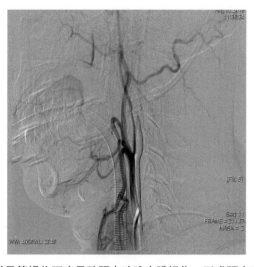

图 4-7-2　导引导管操作不当导致颈内动脉内膜损伤，形成颈内动脉起始段夹层

导致颈动脉夹层的原因可能为：① 在颈总动脉中操作导引导管或长鞘的过程中内膜损伤所致，此并发症发生率临床尚无明确统计，但发生相关因素可能为血管重度迂曲、血管内操作的次数及时间、主动脉弓型等。② 大部分支架远端颈动脉夹层都与病变远端保护装置的应用有关。③ 球囊扩张的过程可能损伤颈动脉内膜。

颈动脉夹层的预防与处理：

（1）重点预防术中动脉夹层形成。根据患者的 DSA 影像学特点选择合适的球囊或支架，球囊扩张时应按照命名压标准缓慢加压，支架应选择合适的大小并缓慢释放。

（2）尽量在路图引导下将导引导管超选到位，注意保持导引导管与血管的同轴性；血管迂曲严重时，注意在推进导引导管的同时控制张力，避免导引导管与导丝发生蓄力弹跳现象而直接刺激脑血管远端，导致脑血管损伤。

（3）选择合适的工作角度充分展示狭窄处斑块和血管的关系，有利于观察支架释放过程，以避免硬性扩张血管。

（4）对于血流限制型夹层，由于存在血栓形成及夹层进展造成血管闭塞的风险，建议行颈动脉支架置入术处理。自膨式支架较球囊扩张式支架的血管顺应性强，可作为首选。应立即选择较长的支架全部覆盖夹层或撕裂的内膜，或者使用灌注球囊实施撕裂内膜贴附，并且术后给予抗凝、抗血小板聚集等治疗。若支架置入手术失败，则需紧急行外科手术。

六、保护伞堵塞

大型的栓塞物质堵塞远端过滤型保护伞，可导致保护伞堵塞。造影检查表现为手术结束保护伞回收前"慢血流"现象，少数可表现为保护伞内充盈缺损。若保护伞完全堵塞，则表现为颈动脉完全不显影，常在球囊扩张后马上发生；若保护伞部分堵塞，可表现为沿颈动脉走行的柱状造影剂滞留，其远端止于保护伞的头端位置。临床应注意将保护伞堵塞与近端颈总动脉夹层（血流限制型）及颅内大量小栓子栓塞相鉴别，鉴别诊断关键点为：保护伞堵塞造成的造影剂滞留远端位于保护伞位置。

保护伞堵塞的预防与处理：若发生保护伞堵塞，可考虑用导管于保护伞近端抽吸伞内物质（一般为碎屑、斑块或血栓），不宜完全回收保护伞，否则会有大量小血栓被挤出保护伞网眼。

七、高灌注综合征

高灌注综合征多见于颈动脉重度狭窄支架置入术后，临床表现主要为高颅压及癫痫发作，出现头痛、头胀、恶心、呕吐、抽搐及意识障碍。

高灌注综合征发生的原因可能为：血管高度狭窄解除后血运重建，大量血液流入原先处于低灌注压的脑组织区域，脑血管不能在短时间内适应增高的脑血流量与脑灌注压，从而发生脑血管壁通透性的改变，血–脑脊液屏障破坏，发生脑组织肿胀、出血。

高灌注综合征的预防与处理：

（1）术前控制血压是预防高灌注综合征的关键，对慢性高血压或血压不稳定患者更应重视血压的调控，血压一般控制在 120～140 mmHg/70～80 mmHg。

（2）对于颈动脉高度狭窄的高危患者，在释放支架前可使用球囊预扩狭窄处，使缺血脑组织能够适应这种急剧改变，支架释放时应速度缓慢、动作轻柔。

（3）术后应严格控制血压，特别是对于原有高血压病、治疗侧血管重度狭窄且代偿不良患者，血压应该保持 <120/80 mmHg，并尽量 ≤ 140/90 mmHg，如果血压升高且出现头痛及新发体征，应及时复查头颅 CT，一旦发生颅内出血，依据血肿及临床情况选择治疗措施，其他措施主要为对症治疗（镇静、止痛、抗癫痫、脱水等）。

（4）术后高灌注综合征导致癫痫发作时，要防止患者发生咬伤、坠床等意外。要保持患者呼吸道畅通，以避免窒息，嘱家属不能按压抽搐患者，以防骨折。

八、血管痉挛

脑血管痉挛表现为头晕、恶心、意识模糊。老年患者血管大多有动脉粥样硬化表现，严重的血管痉挛会导致血栓形成和脑缺血，如未及时发现可造成严重后果。

发生机制：① 由于术中导管长时间在血管内停留，刺激使病变血管痉挛，易发生缺血性病理生理改变；② 手术操作及造影剂的刺激，以及使用脑保护装置。

并发症防治：

（1）术中尽量缩短操作时间以降低导管、导丝、支架、造影剂等对血管的长时间刺激，是预防脑血管痉挛发生的关键。手术操作时手法应轻柔、准确，减少对血管内壁的刺激，随时注意血流变化。

（2）颈动脉保护装置的直径应略小于血管直径，保护装置释放后应避免移动，也是有效预防术后脑血管痉挛的重点。

（3）若出现脑血管痉挛，表现出头晕、恶心等症状，应立即暂停手术操作，可泵入尼莫同，严密观察患者生命体征变化，以及其有无头晕、恶心、语言功能、意识状态、肢体活动能力的改变。

第八节　椎动脉开口狭窄

一、脑栓塞

椎动脉狭窄可以发生在任何部位，包括颅内段及颅外段，但以椎动脉起始段为好发部位。椎动脉开口处狭窄介入治疗过程中可能发生脑栓塞，导致缺血性脑卒中及 TIA 等缺血性脑血管事件。椎动脉开口处狭窄支架置入时脑栓塞比例较高，原因可能为相比于颈动脉支架置入时均采用保护装置，椎动脉开口处支架置入常因管径细小未采用保护装置。椎动脉开口狭窄斑块不同于颈内动脉起始段和颅内段斑块，常为环形、向心性，相对光滑，多不伴溃疡及壁内血凝块。目前国内外大部分学者认为支架置入时环形斑块不易脱落。其次椎动脉常较细或者狭窄严重，血管过度迂曲，保护装置有可能不能通过狭窄部位，或不能正常释放，甚至有可能在释放时引起局部血管痉挛，因此不主张使用远端保护装置。

导致脑栓塞的原因可能为：① 术中导管、导丝穿过狭窄处时的冲击作用可能导致斑块碎片脱落而发生远端血管栓塞。② 自膨式支架扩张时对斑块的切割和挤压作用可能导致斑块碎片脱落而发生远端血管栓塞。③ 导管内血栓形成，脱落后栓塞脑血管。

脑栓塞的预防与处理：

（1）术前准备充分，合理抗凝，稳定斑块。利用三维立体成像充分评估血管条件，泥鳅导丝与导引导管通过血管斑块狭窄部位时，应尽量在路图透视下进行，导引导管前进过程中注意保持与血管同轴性，避免触碰斑块，同时注意控制张力释放，避免泥鳅导丝、导管弹跳冲击斑块。

（2）对于狭窄不太严重的病变，如能通过支架输送器，则不予以预扩，支架到位后如残余狭窄严重则采取后扩，尽量降低预扩斑块脱落的风险；于高度狭窄病变，支架置入前必须先行小球囊预扩，目的在于轻度扩张狭窄段血管，便于支架输送器顺利通过狭窄部位，进而降低支架输送过程中斑块脱落栓塞远端血管的风险；支架置入后除非残余狭窄严重，否则一般不行球囊后扩，球囊后扩有可能使支架网眼对斑块形成切割效应，导致小斑块脱落，从支架中挤出。不管预扩还是后扩均不宜采用过大直径的球囊。

（3）术中规范足量抗凝，保持导丝导管之间加压液体滴注是预防导管内血栓形成并脱落的重要环节。

（4）一旦发生脑血栓或脑栓塞，应立即经微导管内缓慢注射替罗非班溶液（由 50 mL 盐酸替罗非班 +250 mL 生理盐水配成）10 mL，3 min 内推注完成。

（5）术后给予替罗非班静脉泵入（4～6 mL/h，6 h）、抗凝、升血压、扩容等治疗。

二、支架内再狭窄

椎动脉开口处狭窄支架置入术后缺血性脑卒中的发生率为3.9%，而支架内再狭窄是重要的原因之一，是支架治疗缺血性脑卒中的讨论焦点（图4-8-1）。

导致支架内再狭窄的原因可能为：① 支架的机械性支撑消除了血管回缩，但造成局部动脉内膜损伤，激活一系列细胞因子及血管活性物质，进一步引起血管平滑肌细胞迁移和增生。② 椎动脉开口处狭窄置入裸金属支架后支架内再狭窄发生率较高（大约为30%）。③ 发生再狭窄的支架直径偏小。椎动脉直径＞4.5 mm，术后血管再狭窄发生率为12%；而椎动脉直径＜4.5 mm，术后血管再狭窄发生率高达36%。椎动脉内径越小，支架直径越小，越容易发生支架术后再狭窄。④ 擅自停药。⑤ 吸烟史是发生支架内再狭窄的危险因素。

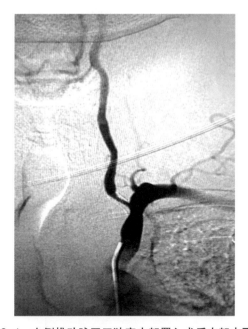

图 4-8-1 左侧椎动脉开口狭窄支架置入术后支架内再狭窄

支架内再狭窄的预防与处理：

（1）选择合适的支架。由于椎动脉起始部位置特殊，支架近端游离在锁骨下动脉内，应选择可控性好、回缩率低、定位性好的支架，支架直径以大于狭窄段正常动脉血管直径1 mm为宜，支架长度以覆盖病变两端并各超过2 mm为宜。支架释放时应逐步加压，待球囊完全充盈后迅速回撤压力泵，务必使支架保持良好的贴壁性，同时避免其损伤血管。

（2）相对于裸金属支架而言，药物洗脱支架置入术后支架内再狭窄的发生率较低。

（3）对椎动脉狭窄应用支架成形术，目标血管的参考直径应 > 2 mm，否则易发生支架内再狭窄。

（4）研究发现阿托伐他汀可以稳定斑块，改善动脉粥样硬化，还能抑制血管平滑肌细胞移行和增殖，降低支架内再狭窄的发生率。支架内再狭窄与是否规范抗血小板聚集治疗有密切关系，因此坚持支架置入术后的抗血小板聚集及稳定斑块治疗以及加强对脑血管病危险因素的管理对降低再狭窄发生风险有重要意义。

（5）术后予以患者健康教育，嘱托戒烟、控制血压等对椎动脉开口处狭窄支架置入术的预后有着重要的影响。

三、穿支动脉闭塞

穿支卒中是比较常见的一种并发症，主要发生于穿支动脉较多的颈内动脉床突上段、大脑中动脉、基底动脉及大脑后动脉。其中以基底动脉穿支卒中的后果最为严重。

导致穿支动脉闭塞的原因可能为：① "除雪机"效应，即动脉粥样硬化斑块在支架和球囊的切割、挤压、扩张作用下出现移位，进入并阻塞穿支动脉。② 支架封堵，支架金属丝覆盖血管开口越多，局部血流动力学的变化就越明显，使血栓形成的概率增高，造成血管狭窄或闭塞。③ 血管内膜增生，产生支架内再狭窄，若发生于穿支动脉的开口可引起该部位狭窄或闭塞。

穿支动脉闭塞的预防与处理：

（1）术前行 DSA 造影评估狭窄血管有无重要穿支发出，结合高分辨率 MR 血管壁成像对于减少术后穿支血管闭塞很重要。

（2）应用较小直径的球囊扩张支架以及较小压力扩张，理论上可以降低夹层产生及穿支动脉闭塞的概率，但支架与狭窄两端正常血管的贴壁密切性也势必降低。

（3）放置支架时保证支架完全展开、贴壁良好可降低支架内血栓形成的风险。

四、脑血管痉挛

脑血管痉挛是动脉瘤介入治疗术中、术后常见的并发症之一。脑血管痉挛在术中可表现为：术中心电监护可出现血压突然升高，影像学表现为血管造影出现充盈缺损，可串珠样改变，造影剂滞留于血管中不易散去。术后麻醉复苏后可表现为：一过性神经功能障碍，如头痛、短暂的意识障碍、肢体瘫痪等，多于手术后 12 ~ 24 h 发生。

导致脑血管痉挛的原因可能为：① 术中导引导管超选位置过高，并且导管长时间在血管内停留，刺激血管壁引发血管痉挛，易产生缺血性病理生理改变。② 与导引导管、泥鳅导丝蓄力弹跳刺激血管和造影剂高压注射刺激血管壁有关。③ 球囊扩张血管的过程中，球囊加压过快或压力过大，刺激损伤血管，引起脑血管痉挛。

脑血管痉挛的预防与处理：

（1）术中及时发现脑血管痉挛，适当撤下导引导管，减少导管对病变血管的刺激，等血管适应导引导管的刺激后，再次将导引导管超选到位；若脑血管痉挛持续时间较长，或反应剧烈引起血压骤升，可经导引导管缓慢推入尼莫地平溶液（1 mL 尼莫地平 + 9 mL 生理盐水配成），3 ~ 5 min 内推完，再次行血管造影复查血管痉挛是否恢复正常。

（2）尽量在路图透视下将导引导管超选到位，注意保持导引导管与血管的同轴性，避免导引导管空转；血管迂曲严重时，注意在推进导引导管的同时控制张力，避免导引导管与导丝发生蓄力弹跳现象而直接刺激脑血管远端，导致脑血管损伤，引发脑血管痉挛或脑血管夹层动脉瘤形成。

（3）球囊扩张时应缓慢加压，压力应遵循命名压标准。

（4）术后如出现脑血管痉挛，表现出头晕、恶心等症状，可泵入尼莫同，严密观察患者生命体征变化，以及其有无头晕、恶心、语言功能、意识状态、肢体活动能力的改变。

五、高灌注综合征

高灌注综合征发生率很低，但病死率较高。临床常表现为单侧头痛、癫痫发作、局灶性神经功能缺损，严重者甚至可能出现颅内出血。

导致高灌注综合征的原因可能为：① 狭窄动脉长期低灌注导致脑血管自动调节功能紊乱，无法适应支架置入后瞬间的高血流量致血脑屏障破坏，血液成分渗入组织间隙，导致脑组织肿胀。② 血管开通后缺乏侧支血管的血容量分流作用，使得颅内血容量激烈增加，高灌注综合征出现的概率增高。③ 术前脑血管的狭窄程度与术后高灌注综合征发生呈正相关：狭窄率 >80% 的患者术后较易发生高灌注综合征，而狭窄率为 95% ~ 99% 的患者术后发生高灌注综合征的危险性最高。

高灌注综合征的预防与处理：

（1）进行术前风险评估，椎动脉重度狭窄、急性脑梗死、侧支循环代偿不良均可使患者术后发生高灌注综合征的风险增高，术前应积极评价，规避此类风险。

（2）监测生命体征，控制术中、术后血压。

（3）若高度怀疑或已确诊为高灌注综合征，应迅速采取以下措施。监测生命体征；控制血压是最为有效的治疗措施，平均动脉压宜控制在 70 mmHg 以下至少 24 ~ 48 h，但要注意避免使用会增加脑血流的降压药物；立即停用抗凝及抗血小板药物；监测术侧及对侧大脑中动脉血流速度；若怀疑有脑出血可能，行头部 CT 检查明确诊断，必要时立即行外科手术清除血肿。

（4）予脱水剂减轻脑细胞水肿，自由基清除剂减轻再灌注损伤。

六、动脉穿孔

动脉穿孔是支架置入术中导致颅内出血的常见原因，一般发生在输送微导丝过程中以及沿微导丝输送球囊或者支架时。

造成动脉穿孔的原因可能为手术操作过程中导丝穿破远端动脉而导致颅内出血。

动脉穿孔的预防与处理：在置放微导丝的过程中，一定要在示踪图引导下尽量将导丝超选进入较大的分支。有条件者应同时检测正侧位影像，没有条件者必须反复调整透照角度，证实导丝位于血管内，且找出最佳角度，确保在支架放置的过程中能够观察到微导丝的头端，尽量避免微导丝头端突然移动。

第九节　大脑中动脉狭窄

一、血管破裂

术中血管破裂出血是大脑中动脉狭窄血管内支架成型术中最严重的并发症。术中造影可见造影剂从血管充盈影中涌出或喷出。导致血管破裂的原因可能为：① 颅内血管全部位于蛛网膜下腔，周围没有任何支撑组织；加之长期动脉粥样硬化致血管本身结构不良，脆性增加，因此在狭窄段置入金属支架并扩张释放后就有潜在致血管破裂的风险。② 狭窄段的几何形态也与血管破裂有关，根据狭窄血管的结构和颅内血管成形术的经验将狭窄血管长度和几何形态分为三型。A 型：狭窄长度小于或等于 5 mm，同心和中等程度的偏心。B 型：狭窄长度为 5 ~ 10 mm，极度偏心，中等成角。C 型：狭窄长度大于 10 mm，极度成角（ > 90°）。并发症发生率、技术成功率以及再狭窄率与狭窄血管长度和几何形态有极大关系。狭窄长度越长、成角越大，技术成功率越低，并发症发生率和再狭窄率越高。A 型最适合行球囊血管成形术或支架置入术。③ 选择的支架过大：在支架置入前要准确测量狭窄程度以及狭窄两端血管管径的大小，支架过小会发生移位，支架过大会导致血管破裂。④ 既往所选支架多为冠脉球囊扩张式支架，如果球囊压力过大、压力增加速度过快，就有可能导致血管破裂，随着颅内支架系统的应用，这一问题得到了有效改善。

血管破裂的预防与处理：

（1）术中患者采用最佳工作体位，可以在置入支架时更清楚地显示支架位置形态；根据狭窄动脉的位置、形态合理选择支架。一般原则是所选支架直径略小于狭窄段正常动脉的管径。

（2）选择相对小的球囊或支架（支架直径 ≤ 0.9 × 目标血管管腔直径），这样可避免对血管过度扩张；尽量选择柔软度高的球囊扩张支架，或选用颅内专用的自膨式支架，这样支架经过弯曲血管时对血管的损伤更小；球囊扩张或支架释放时，速度不宜过快，压力不宜过高。

（3）术中一旦确定狭窄动脉破裂出血，应及时完成出血段近端的栓塞，采用弹簧圈闭塞出血分支血管和以球囊临时阻断破裂动脉，尽量减少血液外溢，同时应用鱼精蛋白中和肝素。术后行"3H"治疗，必要时去骨瓣减压。

二、皮质动脉穿孔

皮质动脉穿孔是支架置入术中另一类常见的颅内出血原因，一般发生在输送微导丝过程中以及沿微导丝输送球囊或者支架时。

导致皮质动脉穿孔发生的原因可能为：手术操作过程中导丝张力蓄积后弹跳穿破远端动脉而导致颅内出血。

皮质动脉穿孔预防与处理：在放置微导丝的过程中，一定要在示踪图下尽量将导丝超选进入较大的分支，有条件者同时检测正侧位影像，没有条件者必须反复调整透照角度，证实导丝位于血管内，且找出最佳角度，确保在放置支架的过程中能够观察到微导丝的头端，尽量避免微导丝头端突然移动。

三、支架内再狭窄

大脑中动脉狭窄支架置入术后容易出现动脉再狭窄，吸烟史、合并高血压病、合并糖尿病、合并高脂血症、术前动脉狭窄程度 > 75% 均会使其复发风险增加。脑血管造影表现为支架内或边缘的脑血管造影充盈缺损。再狭窄标准为术后支架前后 5 mm 发生狭窄程度超过 50% 的狭窄或血管绝对管径较治疗后减少 > 20%。狭窄程度 = （D–d）/D × 100%，D、d 分别为原管腔与狭窄处剩余管腔直径（图 4-9-1）。

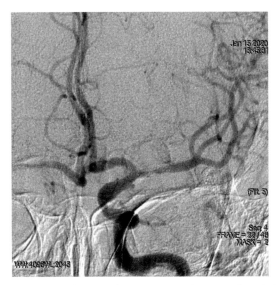

图 4-9-1　左侧大脑中动脉支架置入术后支架内再狭窄

导致支架内再狭窄的原因可能为：① 术前抗血小板药物服用不规范。② 血管病变情况。有研究显示，直径 < 2.5 mm 的小血管支架成形术后血栓发生率相对较高。长病变、偏心病变、严重狭窄病变、溃疡病变及含血栓病变支架术后血栓发生率较高，支架贴壁性不良或不全而缺乏对血管壁的径向支撑力，从而极易诱发支架内急性血栓形成与亚急性血栓形成。③ 自膨式支架不能完全扩张狭窄的血管，残余狭窄率高时容易发生支架内再狭窄。④ 裸金属支架置入后，血管内皮细胞增生导致支架内再狭窄。

支架内再狭窄的预防与处理：

（1）为了预防支架内血栓形成，充分抗凝尤为重要。术前 3 d 开始服用阿司匹林 300 mg/d 和氯吡格雷 75 mg/d。

（2）若急症手术，则顿服阿司匹林 300 mg 和氯吡格雷 300 mg。

（3）术后阿司匹林 100 mg/d 联合氯吡格雷 75 mg/d 维持 3 个月，阿司匹林 100 mg/d 维持 1 年，对支架内亚急性血栓形成、支架再狭窄有着良好的预防作用。

（4）相对于自膨式支架，冠状动脉球囊扩张支架可以完全打开狭窄的血管，残余狭窄率很低。但若斑块较硬，不应强行扩张。

（5）相对于裸金属支架，药物洗脱支架对血管内皮细胞增生的抑制更持久。

（6）术中一旦确定血栓发生，即刻行溶栓治疗，同时加强抗凝。可采用经微导管动脉靶向灌注盐酸替罗非班溶解新鲜血栓，同时配合微导丝、微导管机械碎栓。中心常经微导管内缓慢注射替罗非班溶液（由 50 mL 盐酸替罗非班 + 250 mL 生理盐水配成）10 mL，3 min 内推注完成。

（7）术后给予替罗非班静脉泵入（4～6 mL/h，6 h）、抗凝、升血压、扩容等治疗。

四、高灌注综合征

高灌注综合征（HPS）指在大脑中动脉狭窄再通后，患者出现同侧颞部、额部及眶后疼痛伴或不伴恶心、呕吐，同侧局灶性癫痫发作或出现神经功能障碍，影像学检查示再通血管分布区呈高灌注状态伴大脑中动脉平均血流量升高，头部 CT 或 MRI 示无缺血性梗死的临床综合征。高灌注综合征发生率很低，但病死率较高。研究表明，HPS 一旦发展为脑出血，其残疾率高达 30%，病死率可达 50%。高灌注脑出血可表现为脑实质出血、蛛网膜下腔出血、脑室内出血或以上几类出血并存，其中以脑实质出血最常见

高灌注综合征的发生机制：① 狭窄动脉长期低灌注导致脑血管自动调节功能紊乱，无法适应支架置入后瞬间的高血流量致血脑屏障破坏，血液成分渗入组织间隙，导致脑组织肿胀。② 血管开通后缺乏侧支血管的血容量分流作用，使得颅内血容量激烈增加，高灌注综合征出现的概率增高。③ 术前脑血管的狭窄程度与术后高灌注综合征发生呈正相关：狭窄率 > 80% 的患者术后较易发生 HPS，而狭窄率为 95%～99% 的患者术后发生高灌注综合征的危险性最高。

高灌注综合征的预防与处理：

（1）进行术前风险评估，颅内动脉重度狭窄、急性脑梗死、侧支循环代偿不良均可使患者术后发生高灌注综合征的风险增高，术前应积极评价，规避此类风险。

（2）监测生命体征，控制术中、术后血压；围手术期 TCD 监测结果提示，控制术后血压 < 140/90 mmHg 可有效降低高灌注的发生率；有研究表明，对于高风险人群，将血压控制在 120/80 mmHg 左右是合理的。

（3）若高度怀疑或已确诊为高灌注综合征，应迅速采取以下措施：① 监测生命体征；② 控制血压是最为有效的治疗措施，收缩压宜维持在 120～140 mm Hg 至少24～48 h，但要注意避免使用会增加脑血流量的降压药物；③ 立即停用抗凝及抗血小板药物；④ 监测术侧及对侧大脑中动脉血流速度；⑤ 若怀疑有脑出血可能，行头部 CT 检查明确诊断，必要时立即行外科手术清除血肿；⑥ 予脱水剂减轻脑细胞水肿，自由基清除剂减轻再灌注损伤。

五、穿支动脉闭塞

穿支卒中是比较常见的一种并发症，主要发生于穿支动脉较多的颈内动脉床突上段、大脑中动脉、基底动脉及大脑后动脉。其中以基底动脉穿支卒中的后果最为严重。

导致穿支动脉闭塞发生的原因可能为：①"除雪机"效应，即动脉粥样硬化斑块在支架和球囊的切割、挤压、扩张作用下出现移位，进入并阻塞穿支动脉。② 支架封堵，支架金属丝覆盖血管开口越多，局部血流动力学的变化就越明显，使血栓形成的概率增高，造成血管狭窄或闭塞。③ 血管内膜增生，产生支架内再狭窄，若发生于穿支动脉的开口可引起该部位狭窄或闭塞。

穿支动脉闭塞的预防与处理：

（1）术前行 DSA 造影评估狭窄血管有无重要穿支发出，结合高分辨率 MR 血管壁成像对于减少术后穿支血管闭塞很重要。

（2）应用较小直径的球囊扩张支架以及较小压力扩张，理论上可以降低夹层产生及穿支动脉闭塞的概率，但支架与狭窄两端正常血管的贴壁密切性也势必降低。

六、脑栓塞

脑栓塞是介入治疗中极具挑战性的问题，是较常见的严重并发症。支架置入的每一步骤都有可能产生栓子，特别是在球囊扩张或置入支架时易诱发血栓和引起斑块脱落，可导致缺血性脑卒中，甚至可能致死。

脑栓塞的预防与处理：

（1）术前规范化给药和术中规范化操作十分必要，包括全身肝素化、连续的导管滴流和排除空气。

（2）术中操作一定要注意导丝在前、导管在后，造影前冒烟确定导管头位置等，可有效地降低栓子脱落的概率。

（3）应用脑保护装置、远端球囊、滤器可减少栓塞事件；同时，早期的溶栓、脱水、解痉、给氧也是十分重要的。

（4）术后常规予以阿司匹林 100 mg/d + 氯吡格雷 75 mg/d 口服，服用双抗 3 个月后改成服用阿司匹林 100 mg/d 单抗 1 年，定期复查血栓弹力图和凝血功能。

七、血管痉挛

脑血管痉挛表现为头晕、恶心、意识模糊。老年患者血管大多有动脉粥样硬化表现，严重的血管痉挛会导致血栓形成和脑缺血，如未及时发现可造成严重后果。

导致脑血管痉挛的原因可能为：① 由于术中导管长时间在血管内停留，刺激使病变血管痉挛，易发生缺血性病理生理改变；② 手术操作及造影剂的刺激，以及使用脑保护装置。

脑血管痉挛的预防与处理：

（1）术中尽量缩短操作时间以降低导管、导丝、支架、造影剂等对血管的长时间刺激，是预防脑血管痉挛发生的关键。手术操作时手法应轻柔、准确，减少对血管内壁的刺激，随时注意血流变化。

（2）颈动脉保护装置的直径应略小于血管直径，保护装置释放后应避免移动，也是有效预防术后脑血管痉挛的重点。

（3）若出现脑血管痉挛，表现出头晕、恶心等症状，应立即暂停手术操作，可泵入尼莫同，严密观察患者生命体征变化，以及其有无头晕、恶心、语言功能、意识状态、肢体活动能力的改变。

第十节　慢闭再通

一、操作相关血管损伤

血管内操作导丝开通血管的过程中可能造成医源性动脉损伤，导丝损伤动脉穿孔后可能引起颈动脉出血而形成颈部血肿、动脉夹层，引发灾难性颅内出血，而过大的颈部血肿则可能压迫气管而影响患者呼吸。

导致操作相关血管损伤的原因可能是：颈部血管闭塞段开通不同于狭窄血管成形，无法在术中辨识血管的走向，而动脉粥样硬化患者颅内椎动脉、基底动脉走行迂曲，有别于正常走向，如果导丝探查过程中严重偏离闭塞段血管轴向极易造成穿孔、夹层。借鉴冠状动脉慢性闭塞再通的经验，首次发病后影像学评估证实颅内大血管闭塞到进行血管内治疗的时间间隔＜3个月的患者闭塞再通的成功率较高。若闭塞时间过长，血管内血栓易发生机化及钙化，导致血管再通困难，同时容易使开通过程中导丝张力增加，导丝蓄积张力过大时容易损伤、刺穿血管。

操作相关出血的预防与处理：

（1）术前仔细阅读患者的影像资料，MRI、CT等断面成像上的血管遗迹有助于推测血管轴向；有研究利用高分辨率MRI评估闭塞血管管腔的长度、迂曲的程度及血管的内部性质，高分辨率MRI可同时从管壁和管腔两个方面评估闭塞段及闭塞段以远血管的结构，比血管造影更有优势。

（2）术中切忌单一角度投照，应适时判别导丝走向是否和血管轴向一致。

（3）前、后循环同时插管是一种选择；对于那些远端血流缓滞、分支动脉显影不良的患者，采用单导丝技术盲目探查远端并留置工作导丝不可取，通过微导管做路径图更为安全。

（4）术中操作切忌暴力，应轻柔、耐心。探查导丝应尽量选取头端柔软、附着亲水涂层、扭控性好的导丝。导丝头端一般不需要塑形，直头有利穿过闭塞段。穿过闭塞段时应前后轻柔的抽动导丝，从而安全通过闭塞段。超声对判断原始闭塞点可能有帮助。

（5）合理应用微导管交换技术，以确保导丝在真腔内。

二、脑血管远端栓塞

血管内治疗颈动脉闭塞的安全性备受争议，最主要的并发症为斑块脱落导致栓塞。临床表现为单侧面纹变浅、伸舌偏侧甚至单侧肢体活动障碍、昏迷等。术中造影可见新出现血管造影充盈缺损或血管远端不显影。

发生脑血管远端栓塞的原因可能为术中血栓移位导致栓塞。术中血栓位移导致栓塞是慢性颈动脉闭塞血管内开通的最常见并发症，发生率超过 50%，但多为非症状性栓塞，仅在术后 DWI 检查时显示急性点状梗死灶。对于慢性颈动脉闭塞，管腔内多为陈旧性血栓，相对不容易出现较大的远端栓塞，因此症状性栓塞风险小。同时，血流速度减慢不足以将血栓带向远端，颈动脉远端狭窄或者管腔变细都能起保护作用。

脑血管远端栓塞的预防与处理：

（1）近端保护。颈总动脉可用球囊导引导管封堵；若颈外动脉也需封堵，可通过导引导管放一枚小球囊至颈外动脉，也可以选用 Moma 装置（Moma 装置上有两枚球囊，一枚用于封堵颈总动脉，另一枚用于封堵颈外动脉）。

（2）穿过闭塞段。首先选择微导丝＋微导管组合探查；若反复探查无果，可选择泥鳅导丝＋造影导管组合探查，探查时用造影导管顶至闭塞口，然后用泥鳅导丝穿越闭塞段。一旦穿越闭塞段，可造影证实微导丝或泥鳅导丝在真腔内，同时了解远端血管情况，判断闭塞段长度。

（3）获得远端保护。可以在闭塞段远端充盈球囊或使用保护伞。

（4）闭塞病变扩张时，球囊扩张后务必抽吸可能存在的斑片碎块或血栓，以防止远端栓塞事件发生。

（5）在抽泄保护远端球囊，恢复向前血流前，务必充分回抽，防止远端栓塞事件发生。

三、血栓形成

闭塞血管再通后，脑血管可能由于血栓形成而再次发生闭塞。导致闭塞血管再通后支架内血栓形成的原因如下：① 血小板抵抗为部分患者发病的主要病因；② 血管内膜受损后继发血栓形成；③ 支架在动脉中留置，血小板的沉积、纤维蛋白的包裹很容易形成血栓。

血栓形成的预防与处理：

（1）故术前规范的抗血小板治疗至关重要，对于支架置入术的术前准备，中心常规术前 3 d 给予阿司匹林 100 mg/d + 氯吡格雷 75 mg/d 口服。

（2）术中操作切忌暴力，应轻柔、耐心。探查导丝应尽量选取头端柔软、附着亲水涂层、扭控性好的导丝。穿过闭塞段时应前后轻柔的抽动导丝，从而安全通过闭塞段。

（3）术后抗凝药物的合理应用直接关系到手术的成功。要确保剂量准确，采用微量泵保证液体匀速注入，从而维持血液中相对恒定的低凝状态。

（4）一旦血栓形成，可供选择的治疗方法包括机械性取栓、碎栓术或动脉内药物溶栓。若通过上述方法治疗均未获成功，可考虑外科手术取出血栓或置入支架。

四、过度灌注综合征

高灌注出血是颈动脉狭窄 CAS 或 CEA 后最常见的出血原因。术后出血的临床表现主要为突然出现的剧烈头痛、恶心、呕吐、颈项强直、意识障碍、肢体瘫痪、脉搏增快、血压增高、瞳孔不等大、偏盲或眼球活动障碍等。

导致过度灌注综合征的原因可能为：由于脑组织长期处于低灌注状态，其小动脉代偿性扩张而丧失了收缩功能。再通治疗后脑灌注改变，但血管本身已丧失自动调节功能，血流过度灌注突破毛细血管床，可以造成脑出血或脑肿胀。

过度灌注综合征的预防与处理：术前严格的影像学评估及对闭塞侧脑血管代偿情况进行判断是提高手术成功率及减少手术并发症的重要保障。术后监护：给予患者持续心电监护，对预防和早期发现一些术后并发症至关重要，术后 24 h 需连续进行心电监测，密切观察心率、脉搏及肢体运动功能的变化。术后血压应控制在 100 ~ 130/70 ~ 90 mmHg 左右，询问患者主诉以防止血管再通后过度灌注综合征发生，患者血压过低时应采取积极严密的护理措施。

附　　录

Hunt-Hess 分级法

Ⅰ级：　无症状或轻微头痛及轻度颈强直。

Ⅱ级：　中至重度头痛．颈强直 除有颅神经麻痹外，无其他神经功能缺失。

Ⅲ级：　嗜睡，意识模糊，或有轻微的灶性神经功能缺失。

Ⅳ级：　木僵，中或重度偏侧不全麻痹，可能有早期的去脑强直及自主神经系统功能障碍。

Ⅴ级：　深昏迷，去大脑强直，处于濒死状态。

若有严重的全身疾患（如高血压、糖尿病、严重动脉硬化、慢性肺病）及动脉造影发现有严重血管痉挛，要加一级。

美国国立卫生研究院卒中量表（NIHSS）

1a. 意识水平

即使不能全面评价（如气管插管、语言障碍、气管创伤、绷带包扎等），检查者也必须选择 1 个反应。只在患者对有害刺激无反应时（不是反射），方记录 3 分。

0＝清醒，反应敏锐

1＝嗜睡，轻微刺激能唤醒，可完成指令、回答问题或有反应

2＝昏睡或反应迟钝，需要强烈反复刺激或疼痛刺激才有非刻板的反应

3＝昏迷，仅有反射性活动或自发性反应，或完全无反应、软瘫、无反射

1b. 意识水平提问

询问当前月份、年龄。仅对初次回答评分，检查者不可提示。回答必须完全正确方能算正确，不能大致正常。失语和昏迷者不能理解问题记 2 分，因气管插管、气管创伤、严重构音障碍、语言障碍或其他任何原因不能说话者（非失语所致）记 1 分。可书面回答。

0 = 两项都正确

1 = 正确回答一项，或非失语原因致不能完成

2 = 两项都不正确，或失语、昏迷

1c. 意识水平指令

要求睁眼、闭眼，非瘫痪侧握拳、张手。若双手不能检查，换另一个指令（要求伸舌）。仅对最初的反应评分，有明确努力但未完成也视为成功。若患者对指令无反应，可用动作示意，然后记录评分。对创伤、截肢或其他生理缺陷者，应给予适当的指令。

0 = 两项都完成

1 = 完成一项

2 = 两项都未完成

2. 凝视

只测试水平眼球运动。对自主或反射性（眼头）眼球运动记分。若眼球偏斜能被自主或反射性活动纠正，记 1 分。若为孤立性外周神经（第Ⅲ、Ⅳ、Ⅴ脑神经）麻痹，记 1 分。对失语患者，凝视是可以测试的。对盲人及眼球创伤、绷带包扎或有视觉或视野疾病的患者，由检查者选择一种反射性运动来测试。与患者建立眼神交流，然后从一侧向另一侧运动，根据患者能否保持眼神接触发现凝视麻痹。

0 = 正常

1 = 部分凝视麻痹（单眼或双眼凝视异常，但无被动凝视或完全凝视麻痹）

2 = 被动凝视或完全凝视麻痹（不能被头眼反射克服）

3. 视野

用数手指或视威胁方法检测上、下象限视野。如果患者保持双眼注视前方，遮住一只眼后能看到另一侧的上或下象限有几根手指，记录正常（0 分）。如果单眼盲或眼球摘除，检查另一只眼。明确的非对称盲（包括象限盲）记 1 分。全盲（任何原因）记 3 分。

若患者濒临死亡记 1 分，可以通过做动作回答问题。

0 = 无视野缺损

1 = 部分偏盲

2 = 完全偏盲

3 = 双侧偏盲（包括皮质盲）或全盲

4. 面瘫

言语指令或动作示意，要求患者示齿、扬眉和闭眼，测试面部表情是否对称。对反应差或不能理解的患者，根据有害刺激时表情的对称情况评分。有面部创伤 / 绷带包扎、经口气管插管、胶布或其他物理障碍影响面部检查时，应尽可能将物理障碍移除至可进行评估的状态。

0 = 正常

1 = 最小（微笑时鼻唇沟变平，不对称）

2 = 部分（下面部完全或几乎完全瘫痪，中枢性瘫）

3 = 完全（单或双侧瘫痪，上、下面部缺乏运动，周围性瘫）

5. 上肢运动

置肢体于合适的位置：坐位上肢平举 90°或卧位上肢上抬 45°，掌心向下。要求坚持 10 s。对失语的患者用语言或动作鼓励。评定者可以抬起患者的上肢至要求的位置，鼓励患者坚持。仅评定患侧。

0 = 上肢于要求位置坚持 10 s，无下落

1 = 上肢能抬起，但上肢不能达到或维持坐位时平举 90°或卧位时上抬 45°，下落时不撞击床或其他支持物

2 = 试图对抗重力，但不能维持 10 s，较快下落到床或其他支持物上

3 = 不能对抗重力，上肢快速下落

4 = 无运动

un = 截肢或关节融合，解释：_____（5a—左上肢；5b—右上肢）

6. 下肢运动

下肢卧位抬高 30°，坚持 5 s。对失语的患者用语言或动作鼓励。评定者可以抬起患

者的下肢至要求的位置，鼓励患者坚持。仅评定患侧。

0 = 下肢于要求位置坚持 5 s，不下落

1 = 下肢在 5 s 末下落，不撞击床或其他支持物

2 = 下肢 5 s 内较快下落到床或其他支持物上，但试图抵抗重力

3 = 下肢快速落下，不能抵抗重力

4 = 无运动

un = 截肢或关节融合，解释：_____（6a—左下肢；6b—右下肢）

7. 共济失调

目的是发现双侧小脑病变的迹象。检查时双眼睁开，若有视力障碍，应确保检查在无缺损视野内进行。进行双侧指鼻、足跟膝胫试验（每项重复 3～4 次）。如患者明显无力无法完成动作、不能理解或肢体瘫痪不记分。盲人用伸展的上肢摸鼻。若为截肢或关节融合患者，跳过此测试并记录清楚。

0 = 没有共济失调

1 = 1 个肢体有共济失调

2 = 2 个或更多肢体均有共济失调

un = 截肢或关节融合，解释：_____

8. 感觉

检查患者肢体远端对针刺的感觉并观察其表情，或昏迷及失语患者对有害刺激的躲避。只对脑卒中引起的感觉缺失评分。偏身感觉丧失者需要精确检查，应测试身体多个部位：上肢（不包括手）、下肢、躯干、面部。严重或完全感觉缺失记 2 分。昏迷或失语可记 1 或 0 分。脑干卒中双侧感觉缺失记 2 分。无反应及四肢瘫痪记 2 分。昏迷（1a 评分为 3 分者）记 2 分。

0 = 正常，没有感觉缺失

1 = 轻到中度感觉缺失，患侧针刺感不明显或迟钝，或仅有触觉

2 = 一侧严重或完全感觉缺失，面部、上肢、下肢无触觉

9. 语言

命名、阅读测试。要求患者叫出物品名称，读所列的句子。根据患者的反应以及一

般神经系统检查中对指令的反应判断其理解能力。若患者视觉缺损干扰测试，可让其识别放在手上的物品，复述和发音。气管插管者手写回答。昏迷患者（1a 评分为 3 分者）记 3 分。给恍惚或不合作者选择一个分数记录，但 3 分仅给不能说话且一点都不执行指令的人。

0 = 正常，无失语

1 = 轻到中度失语，流利程度和理解能力有一定下降，但表达无明显受限

2 = 严重失语，患者语言破碎，听者须推理、询问、猜测，能交换的信息范围有限，检查者感到交流困难

3 = 哑或完全失语，不能讲话或不能理解

10. 构音障碍

不要告诉患者为什么做测试。

读或复述附表上的单词。若患者有严重的失语，根据自发语言时发音的清晰度评分。若患者因气管插管或其他物理障碍不能讲话，跳过此测试，同时注明原因。

0 = 正常

1 = 轻到中度构音障碍，至少能含糊地念一些词，虽有困难，但至少能被理解

2 = 严重构音障碍，言语不清以致不能被理解

un = 气管插管或其他物理障碍，解释：_____

11. 忽视

通过检验患者对左右侧同时发生的皮肤感觉和视觉刺激的识别能力来判断患者是否存在忽视。若患者有严重视力障碍以致无法进行视觉双侧同时刺激，并且皮肤刺激正常，记为正常（0 分）。若患者失语，但确实关注双侧，记为正常（0 分）。

通过检验患者对左右侧同时发生的皮肤感觉和视觉刺激的识别能力来判断患者是否有忽视。把标准图展示给患者，要求其描述。检查者鼓励患者仔细看图，识别图中左右侧的特征。如果患者不能识别一侧图的部分内容，则记为异常。然后，检查者请患者闭眼，分别测上或下肢针刺觉来检查双侧皮肤感觉。若患者有一侧感觉忽略则记为异常。

0 = 正常

1 = 视、触、听、空间觉：某一种刺激模式下对一侧的忽视

2 = 严重偏侧忽视：在一种以上的刺激模式中对同一侧忽视

TICI 血管灌注分级系统

1. 脑血管造影侧支循环灌注分级表现

0 级：缺血区无侧支循环形成。

Ⅰ级：缺血区周边可见缓慢的侧支循环灌注，但仍可见充盈缺损区。

Ⅱ级：缺血区周边可见快速的侧支循环充盈，缺血区内部分血流灌注。

Ⅲ级：静脉晚期可见缺血区有缓慢但完全的侧支循环血液充盈。

Ⅳ级：侧支循环快速而完全地充盈缺血区域。

2. TICI 血管灌注分级系统血管造影表现

0 级（无灌注）：血管闭塞远端无顺向血流。

Ⅰ级（弥散无灌注）：对比剂部分通过闭塞部位，但不能充盈远端血管。

Ⅱ级（部分灌注）：对比剂完全充盈动脉远端，但充盈及清除的速度较正常动脉延缓。

Ⅱa 级（对比剂充盈 < 2/3 受累血管的供血区）。

Ⅱb 级（造影剂完全充盈，但排空延迟）。

Ⅲ级（完全灌注）：对比剂完全、迅速充盈远端血管，并迅速清除。